扫描二维码即可观看全套高清手术视频

（一次微信扫描绑定后，其他微信号无法再次绑定，一书一码）

减重代谢外科手术图谱

The Atlas of Bariatric and Metabolic Surgery

主 编：梁 辉

副主编：管 蔚 林士波

东南大学出版社
SOUTHEAST UNIVERSITY PRESS

·南京·

图书在版编目（CIP）数据

减重代谢外科手术图谱/梁辉主编. -- 南京：
东南大学出版社, 2024.5
 ISBN 978-7-5766-1130-4

Ⅰ.①减… Ⅱ.① 梁… Ⅲ.①肥胖病—外科手术—图
谱②代谢病—外科手术—图谱 Ⅳ.①R659-64

 中国国家版本馆CIP数据核字（2023）第250704号

减重代谢外科手术图谱

Jianzhong Daixie Waike Shoushu Tupu

主　　　编　梁　辉
责 任 编 辑　褚　蔚
责 任 校 对　张万莹　　**封面设计**　王玥　　**责任印制**　周荣虎
出 版 发 行　东南大学出版社
社　　　址　南京市四牌楼 2 号（邮编：210096）
出 版 人　白云飞
网　　　址　http://www.seupress.com
经　　　销　全国各地新华书店
印　　　刷　上海雅昌艺术印刷有限公司
开　　　本　889 mm×1194 mm　1/16
印　　　张　17.25
字　　　数　472千字
版　　　次　2024年5月第1版
印　　　次　2024年5月第1次印刷
书　　　号　ISBN 978-7-5766-1130-4
定　　　价　298.00元

《减重代谢外科手术图谱》编委会

序 一

在我国，减重代谢外科还是一门很年轻的学科，近十年来，医学界共同见证了我国减重代谢外科的飞速发展。现在，减重及代谢外科的理念已经被广泛接受和认可，并成为治疗病态性肥胖及其相关代谢性疾病最有效的选择方案。

我国拥有世界上最大规模的肥胖人群，巨大的肥胖人口对人民健康、经济发展、社会保障方面都提出了挑战。如何治疗肥胖患者，帮助他们从病态性的，甚至是致残性的肥胖泥潭中脱身出来，是医务工作者必须面对也必须解决的问题。而在对比了各种治疗方法以后，手术成了最有效的手段。

二十年前，国内减重代谢外科的先行者们就开始了减重代谢外科的探索工作，与国外的同行不同，我国减重代谢外科的发展跳过开腹手术的过程，直接进入了微创时代，几乎所有手术均是在腹腔镜下完成。目前常规开展的减重代谢外科术式，如胃旁路术、袖状胃切除术、胆胰转流术以及各种改良术式，每个术式都有其特定的手术适应证以及手术规范。减重代谢外科现在已经可以为广大肥胖患者提供"量身定做"的解决方案。

越来越多的临床证据证实了减重代谢手术的可行性与可靠性，但同时，我们必须要清醒地认识到，手术干预可能会带来潜在的相关并发症。面对这些危险，外科医生需要承担最大的责任。如何实现减重代谢外科手术的规范化和标准化，如何缩短学习曲线，避免那些潜在的并发症，是临床迫切需要完善的问题。

有鉴于斯，在南京医科大学第一附属医院梁辉教授的带领下，国内十余家减重代谢外科专业团队齐心协力，编纂了这本《减重代谢外科手术图谱》。该书借助翔实的手术插图和完整的手术视频，对手术标准和技术上的各个方面给予了详细的描述。本书的主要编撰者均是临床一线的专业精英，为本书带来了专深的真知灼见和珍贵的经验体会。无论是广大减重代谢外科的初学者，抑或是富有经验的专科医生，都可以从这本书中汲取到宝贵的信息和指导。

在此，谨向本书的面世表示祝贺，相信本书一定可以成为减重代谢外科医师的良师益友、肘后备急，同时也祝愿我国的减重代谢外科事业蒸蒸日上！

首都医科大学附属北京友谊医院　**张忠涛**

2023 年 10 月

序 二

工业时代开启了人类新的生活方式，热量摄入与消耗的不平衡带来了体重的增加和脂肪的积累。肥胖及其相关代谢合并症在所有发达国家和发展中国家中肆意蔓延，过多的脂肪破坏了人们的健康，同时也破坏了他们的生活以及尊严。对于病态性肥胖患者，目前唯一有效的治疗手段就是减重代谢手术。

近十年来，我国的减重代谢外科迅速发展，已经逐渐从一个边缘学科进步成为腹部外科新的亚专业学科。减重代谢手术的初衷是通过改变胃肠道以减少能量摄入。自 20 世纪 50 年代开始的空回肠旁路术以来，减重代谢外科的前辈们开始了艰苦的探索。大浪淘沙，如胃旁路术、袖状胃切除术、胆胰绕道术等数个术式已经成熟，一些术式仍在完善和进步，而更多的术式只是喧嚣一时，终又逐渐淡出视野。现在，减重代谢外科的理论基础已经大为扩展，整个专业呈现出一股昂扬朝气。

减重代谢外科医生面对着一个特殊的群体，这个群体充满勇气，充满对未来生活的期盼与向往，每一位医生在面对他们的时候都需要谨遵那句格言"voluntas aegroti suprema lex"——"病人的愿望至高无上"。但是，他们又是如此的脆弱，过度的脂肪积累破坏了身体健康，增加了手术风险，也使手术操作空间受限，灵活性降低，这些都给外科医生带来了巨大的工作压力。减重代谢外科医生需要充分与患者沟通，并且严格遵守手术标准，对每一位患者的治疗都必须慎之又慎。现在，越来越多的外科医生开始学习和实践减重代谢手术，他们需要对此领域手术要求、标准化流程与手术技术有更深入的了解。

由南京医科大学第一附属医院牵头，在国内多个减重代谢外科专业团队的共同努力下，《减重代谢外科手术图谱》终于付梓了。本书全方位涵盖了所有常见的减重代谢外科手术，记录每种术式的手术步骤以及行之有效的操作技术，并辅以手术视频截图，以提高读者的认识。本书的另一个特点是提供配套的手术视频，这无论对新手或是对专科医师都有价值。对于所有减重代谢外科医师以及对这一领域感兴趣的同行或学生，这本书都会是学习和实践中的宝贵财富。

本书详细介绍目前常用的减重代谢外科术式，对这些手术的操作流程，手术标准以及相关技术进行详细描述。对于出现严重手术并发症的二次手术，针对复胖患者的"修正手术"，以及针对特殊患者的"修回手术"，本书都专门辟出章节进行讨论。最后几章则集中讨论了减重代谢手术中的一些比较热门的话题，诸如食管裂孔疝的修补、手术技巧的一些精微之处等等。希望本书能够成为减重代谢外科医务工作者的必备参考书。

中国医科大学附属第四医院　刘金钢

2023 年 10 月

序 三

肥胖是我国最重要的公共卫生问题之一。超重和肥胖分别影响着 34.3% 和 16.4% 的成年人。从病理角度分析，肥胖涉及遗传、激素、精神心理、生活方式和环境因素之间复杂的相互作用，肥胖及其相关的代谢合并症会对患者的生活质量和寿命产生严重的负面影响。

传统饮食行为疗法治疗肥胖症的效果不佳，临床上也缺乏长期有效的减重药物。目前，手术是治疗病态肥胖的唯一有效方法。我国减重代谢外科发展了二十多年，目前已经进入快速发展阶段。越来越多的医院和外科医生加入减重外科的行列，减重代谢手术急剧增加。如何做好每一台减重代谢手术，是我们每一位外科医生最关心也是最重要的问题。但是，在减重代谢外科手术学领域，相应的专著还非常有限。

由梁辉教授团队负责的这本专著非常具有特色，专著汇集了国内各个减重中心开展的多种术式，将手术图片和文字说明逐一对照，对各种术式的操作流程、特点与难点都进行了详细阐述。在了解手术术式的基础上，再配上相对应的手术视频，对于术式的认识会再上一个台阶。我认为，这是一本非常难能可贵的专著。

希望减重代谢外科医师都能读到这本有价值的书，以增强他们对减重代谢手术的理解和实践。

暨南大学附属第一医院　**王存川**

2023 年 8 月 16 日于广州

前　言

PREFACE

近十年来，减重代谢外科在中国获得了蓬勃发展，无论是理论研究还是操作技术，都得到了长足进步，但是我国的减重代谢外科仍存在治疗不规范、手术不标准以及技术参差不齐的现象，同时，不断出现的新的术式正成为临床的热点，而且随着减重手术例数的增加，术后复胖、减重不足以及由于并发症需要修正手术的患者也越来越多，因此需要进一步提高减重代谢外科整体技术水平。本手术图谱就是应运而生的指导性书籍。

本书编委会成员来自全国十余家减重中心，他们开展减重手术早、手术规范、临床研究较多，还参与指南制定，在减重代谢手术方面积累了相当的经验。各位作者都拿出了代表性的手术视频无私奉献给读者，并且通过详细的图文解说对手术细节和注意事项进行细致指导，相信这对于大家提高手术技能具有重要的帮助作用。我们同时邀请到张忠涛教授、刘金钢教授和王存川教授进行审稿并撰写序言。

本书几乎涵盖了目前所有的手术方式，以及修正手术的各种情境。书中所述的术式既有目前指南推荐的标准手术，也有临床探索性手术，同时也分享了减重手术操作的经验。但是必须认识到，手术技术不是减重代谢外科唯一的内容，更要强调患者的选择以及随访、教育的重要意义。

本书虽然尽量在体例上统一，但是由于各位作者表达方式的不同以及操作习惯的差异，因此可能会出现章节体例以及截图的清晰度等方面的差异，在手术适应证和禁忌证的把握上可能也稍有不同。参与编写的各位作者都是利用繁重的临床工作之余，挑选手术视频、审图截图、配发文字，主编进行了反复校对，但仍可能出现错漏疏忽，在此恳请同道及时指出，以俟再版时修订。读者扫码可以观看原始手术视频，但由于录制条件以及手术设备的差别，手术视频可能在清晰度等方面会有差异，敬请理解。此外，由于本书涵盖减重代谢外科几乎所有术式，所涉及的参考内容较广，囿于篇幅所限，文献就不一一列举了。

再次感谢各位编者的辛勤付出，感谢张忠涛教授、刘金钢教授、王存川教授的大力支持，也感谢田娜女士的精心绘图，为本书增光添彩。

梁辉

2023 年 9 月

目录

CONTENTS

第一篇

减重代谢手术基础

第一章　减重代谢外科手术的演进

随着社会经济发展、生活方式改变，肥胖以及相关的代谢性疾病日益成为社会、家庭的负担。肥胖从最初的富裕和权威的象征逐渐被现代人们接受为一种疾病状态，肥胖的治疗逐渐受到重视，从一开始人们就意识到肥胖与吃得多，消耗少有密切关系，虽然有很多减肥的药物，但"管住嘴，迈开腿"至今依然是内科减肥的六字箴言，大量的事实证明对于重度肥胖患者来说几乎都不能坚持，即使体重减下来几乎都会反弹。

20世纪50年代，以美国为代表的西方世界，肥胖日益成为严重的社会问题，不仅影响健康，增加社会负担，也影响社会生产，成为亟需解决的医疗问题。外科医生首先从短肠综合征临床结果受到启发，让患者吸收减少是否能达到减重的目的呢？

一、限制营养吸收的术式

1952年，Henrickson首次报道了对1例肥胖女性实施减重手术，切除105 cm小肠，该患者术后生活质量得到改善。1953年，Varco实施了第一例空回肠旁路（Jejunoileal Bypass, JIB），将近端空肠与远端回肠吻合，使营养物质只与小部分肠段接触，大幅度减少吸收。1954年，Kremen等将40 cm空肠与末端回肠10 cm处吻合，旷置了绝大部分的小肠，使吸收不良，从而达到显著减重的效果。Scott等为减少回流导致的小肠重吸收，提出了JIB改良术式，包括空肠回肠端端吻合，旁路的小肠吻合到横结肠或乙状结肠等。1963年，Payne等报道了空肠结肠旁路术，旷置部分空肠、回肠以及升结肠，行空肠横结肠端侧吻合。以改善术后腹泻症状，但是空肠结肠旁路术后发生脂肪便、严重腹泻及肛门并发症极高，同时存在维生素吸收不良、矿物质水平降低、水电解质失衡、严重肝硬化和肝功能衰竭等问题，这导致空肠结肠旁路术被弃用，转为JIB。

无论是Payne的"端－侧"方式还是Scott的"端－端"空回肠旁路，逐渐成为20世纪70年代的最重要的减重术式。由于不管采用何种手术方式，减肥效果均远远优于非手术方式，所以空回肠旁路手术不仅奠定了减少吸收性手术的基础，而且开辟了减重外科的先河，也形成了减重外科发展的第一个高潮。

20世纪70年代，JIB及其改良术式流行，减重效果令人满意，但该类手术的并发症十分明显，其中最严重的并发症是蛋白质缺乏引起的肝脏疾病，严重的可发展为肝功能衰竭和死亡；其他并发症还包括维生素和营养素吸收不良、电解质失衡、肾结石、关节炎、严重腹泻、胆石症、结肠假性梗阻和骨软化等，因此，在北美，到70年代后期JIB逐渐被淘汰。减少吸收的理念被意大利的医生Scopinaro沿用，设计了一种小肠旁路手术，称之为胆胰转流术（Biliopancreatic Diversion, BPD）。

最初人们认为空回肠旁路是通过腹泻以及吸收减少达到减肥的目的，随着研究的深入，逐渐认识到造成体重下降的主要原因是患者为了缓解其腹泻症状而主动减少热量摄入。减少热量摄入成为关注的热点。

二、减少摄入的术式

从胃溃疡手术后患者难以复胖受到启示，1966 年 Edward Mason 首先报道了袢式胃空肠吻合术，Mason 将容积约 100～150mL 上部胃囊与袢式空肠进行胃空肠吻合术，类似于毕 Ⅱ 式吻合，剩余 90% 的胃远端被保留在腹腔内。到 20 世纪 70 年代把毕 Ⅱ 式吻合改成 Y 型吻合，具有抗胆汁反流的作用。至 1979 年 Mason 进一步缩小胃囊，胃横断，空肠 Y 型吻合，形成经典的胃旁路手术。

针对限制摄入的术式不断探索，1973 年 Printen 等首次报道了胃成形术，将胃水平横断，并在上、下胃囊之间留一 1.0～1.5 cm 的狭窄通道，意图限制食物流入远端胃，但这一狭窄通道可因进食过多而拉长、变宽。胃成形术没有能成为主流，但是它具有操作简单、相对安全的优点。20 世纪 80 年代初，Laws 和 Mason 等分别报道了垂直胃间隔束带手术（VBG）。该术式通过建立垂直的隔断，形成容积少于 50 mL 的胃囊，并捆绑胃小弯侧以保持出口大小的稳定，到 80 年代成为最流行的手术方式。但是随着与 Roux-en-Y 胃旁路的对照研究，证明胃旁路手术比 VBG 具有更优的减重效果，因此到了 90 年代，Roux-en-Y 胃旁路手术成为主流。

在限制出口的思维基础上，在上世纪 80 年代末出现了胃束带手术，从最初不可调节的硅胶束带到后来内侧带水囊以及连接注射泵的可调节胃束带，该类手术操作简单，对消化道没有切割和改变。不可调节束带很难创造大小合适的胃囊，并且由于梗阻导致二次手术率很高；可调节胃束带手术曾经一度认为是最理想的减重手术。随着随访时间的延长，发现胃束带术后患者体重反弹率很高，并发症相对比较多，包括反流性食管炎，束带的移位、侵蚀、溃疡，甚至滑动到小肠，出现肠梗阻的症状，最重要的是体重下降需要患者较高的自律性以及频繁的随访。到 2010 年以后可调节胃束带手术逐渐减少，在部分国家和地区该术式已经被淘汰。

袖状胃切除术（Sleeve Gastrectomy, SG）最初被应用于超级肥胖患者的初期手术，超级肥胖患者或者心肺功能差的病人先接受 SG，6～12 个月体重稳定后再进行第二阶段 BPD，即胆胰转流十二指肠转位术（Biliopancreatic Diversion with Duodenal Swith, BPD/DS）或 Roux-en-Y 胃旁路术（Roux-en-Y Gastric Bypass, RYGB）。SG 包括胃大弯部分的切除，沿着胃小弯留一狭窄的胃腔。随访发现，许多接受 SG 作为第一阶段手术的病人减轻了足够的体重，以致于不需要或不愿意再进行第二阶段手术。研究表明，SG 不单纯是一个限制性手术，减少了饥饿素（Ghrelin）的产生，促进饱腹感。2000 年以后，袖状胃切除逐渐被接受为独立的术式。

在过去的几年中，SG 应用越来越多，2003 年以后已经成为最常见的减重术式。SG 的优点为：不改变生理结构；技术要求相对低于 RYGB 或 BPD；无异物植入；安全性较高；并发症较少，主要是反流性食管炎和复胖。

三、限制摄入和减少吸收联合术式

1967 年，Mason 等首次提出综合限制和吸收不良的手术 RYGB，该术式本质上是对 Billroth Ⅱ 式吻合手术的修改，胃水平分割并行胃空肠袢式吻合。1977 年，Griffen 等将袢式吻合转变为 Roux-en-Y 吻合。

由于食物和消化液分开，从而形成了部分肠管不参加吸收营养。此后出现远端胃旁路，进一步延长食物支，从而缩短远端的共同通道长度，达到减少吸收的目的。但其仍存在减重手术常见的并发症，如倾倒综合征、狭窄、梗阻、内疝、溃疡形成、出血、吻合口漏、维生素缺乏及贫血等。

1979 年，Scopinaro 等报道了 18 例病人接受 BPD 并随访 1 年的结果，手术包括胃大部切除，关闭十二指肠残端，在 Treitz 韧带以远 20 cm 处横断空肠，其远端行胃空肠吻合，近端与远端回肠吻合，并形成一 50 cm 的共同通道，保留末端回肠。该报道认为，BPD 是 JIB 的一种安全的替代方法。但是该术式以减少吸收为主要目的，营养并发症也很明显。

1998 年，Hess 等报道了 BPD/DS，在此术式中，胃大弯被切除，留下一类似袖状胃的管型胃，同时保留幽门。BPD/DS 的优势在于保留幽门，降低了术后反流、吻合口狭窄、倾倒综合征等发生率。

四、新型减重代谢手术

（一）单吻合口（迷你）胃旁路术（OAGB/ MGB）

迷你胃旁路术是 Rutledge 在 20 世纪 90 年代为克服早期胃旁路术胆汁反流、胃囊扩张等不足而提出的。具体手术操作为：切割形成胃小弯侧较长的胃囊，胃底被旷置，胃小囊与空肠袢式吻合，空肠环位于胃下部，靠近幽门环，相较于 RYGB 手术操作简单，被称为迷你胃旁路（Mini Gastric Bypass，MGB）手术。此后部分术者对该术式进行了抗胆汁反流的技术改进，称之为单吻合口胃旁路手术（One Anastomosis Gastric Bypass，OAGB），该术式具有操作简单、手术时间短、围手术期并发症发生率低的优点，有报道显示能达到和 RYGB 相似或者略优的结果。

（二）袖状胃切除附加术式（SG Plus）

袖状胃切除手术具有限制摄入的作用，同时具有保留幽门和贲门的优势，在此基础上，通过增加肠吻合，从而达到减少吸收或旷置十二指肠、改变胃肠道激素的目的，因此出现了一系列的减重降糖术式。目前应用较多的有以下几种术式：

胃袖状切除加十二指肠空肠旁路术（Duodenojejunal Bypass with Sleeve Gastrectomy，SG-DJB）：该手术在袖状胃切除的基础上，在十二指肠球降部离断，从屈氏韧带测量 200 cm 的空肠和球部近端进行袢式吻合，LSG 对减重和控制食欲有良好效果，同时，由于阻断了小肠近端与营养物质的接触，并使其更快地通过小肠到达远端，可提高葡萄糖耐量。研究表明可以达到类似 RYGB 的降糖效果。当然也可以行空肠的 Roux-en-Y 吻合。

在西方有类似于 SG-DJB 的术式，称为单吻合口十二指肠回肠旁路并袖状胃切除术（Single Anastomosis Duodeno-ileal Bypass with Sleeve Gastrectomy，SADI-S）：2007 年 Sánchez-Pernaute 等 首 先 报 道 了 SADI-S，即先行 SG，闭合十二指肠近端，在距盲肠近端 250 cm 处建立回肠与十二指肠近端袢式吻合，结果类似于 BPD/DS，可明显减轻体重及改善糖尿病。与传统的 DS 相比，SADI-S 少一次吻合，没有肠系膜分离，有助于减少内疝的发生。其并发症包括 SG 固有的并发症（漏、出血、狭窄）以及十二指肠回肠吻合口漏。同期还有一些技术指标略有区别的手术方式命名比较多，如 SIPS、OADS 等等。目前该术式已经被西方减重外科推荐。

袖状胃切除加双通道吻合（Sleeve Gastrectomy with Transit Bipartition, SG+TB）：早期 SG 加双通道吻合多采取 Roux-en-Y 吻合，减重效果优于 SG，主要缺点为吻合口较多，且需要关闭肠系膜裂孔及 Petersen 间隙，因而手术难度较大 。此后，Mui 等将吻合方式修改为袢式吻合，也被称为单吻合袖状胃回肠旁路术（Single Anastomosis Sleeve Ileal, SASI）。

袖状胃切除加空肠旷置（SG +JJB/JIB）：该术式是基于袖状胃切除的基础上，在距屈氏韧带 20 cm 处离断，向远端测量 200/300 cm 空肠，行端侧吻合，从而旷置一部分肠管，减少吸收，远端肠管至少保留 200 cm 以上。该手术操作相对简单，梁辉团队报道可以达到类似于 RYGB 的减重效果，而营养并发症低于 RYGB。

袖状胃切除并回肠间置术（Diverted Sleeve Gastrectomy with Ileal Transposition，DSIT）：DSIT 是一种使营养物质更快到达回肠末端的手术，即在行 SG 的同时将一段末端回肠移植至胃肠道近端，该手术理论上可以使未消化食物尽早接触末端回肠，但是手术复杂。

按照术式的演进，减重代谢外科的发展大致可分为三个时期：第一阶段（1950—1970 年）：见证了减重手术的诞生，为专科发展奠定基础；第二阶段（1970—1990 年）：各种术式不断发展和演变，是减重外科探索阶段；第三阶段微创时代（1990 年至今）：微创技术应用和完善，减重代谢生理机制研究成果出现，减重代谢术式逐渐达成共识。

迄今，在减重手术发展过程中有 6 种占据过主导地位的手术，按时间顺序分别为：空肠回肠旁路术（JIB）、Roux-en-Y 胃旁路术（RYGB）、垂直绑带胃成形术（VBG）、胆胰转流术（BPD）及十二指肠转位术（DS）、可调节胃束带术（AGB）和胃袖状切除术（SG）。

目前还有一些探索性的手术方式，比如纵行胃夹、袖状胃切除加胃底折叠以及贲门下磁珠环等在临床上有一些报道，但仍然有待长期数据支持。

五、内镜减重技术

随着内镜技术的进步，有一些内镜下减重手术技术出现。

（一）十二指肠空肠套管

在全身麻醉下放置于近端小肠。套管被固定于十二指肠壁上，摄入的营养物质在套管内，而胆汁和胰液在屏障和小肠黏膜之间流动，在远端混合。该装置的主要用途是隔绝十二指肠，改善糖尿病，从临床结果看长久效果并不理想，而且还会有扭结等并发症。

（二）胃内球囊置入术

球囊经内镜放置，或者口服吞入，可以是水囊或者气囊，可以是单球也可以是多个球囊，一般放置3～6个月后取出。这为有治疗期望但不愿意或者不能接受减重代谢手术的肥胖病人提供了一种暂时的、可逆可重复的治疗。研究发现，胃内球囊短期虽然有效，但取出后体重反弹，胃内球囊置入术不能彻底解决肥胖问题，且需要多次放置球囊才能长期控制肥胖，高达30%左右接受胃球囊置入术的肥胖患者最终还是接受了减重手术。

（三）袖状胃成形术

在内镜操作系统下从胃腔内施行前后壁缝合的技术，从而缩小胃容积，达到类似袖状胃切除的原理，研究发现短期有一定的效果，但是长期效果尚不理想。

其次胃壁的胃起搏术、肉毒素注射术，以及胃腔外的迷走神经阻滞或调节等。此外，基于对胃肠道激素的认识，催生出胰高血糖素样肽（GLP-1）类似物等一系列减重降糖的新药物。认识的加深同样也为术式的改进提供指导，使其在保留手术有效性的基础上，进一步提高手术的易操作性，控制并减少并发症。

（梁辉）

第二章　减重代谢外科术式选择

理想的减重代谢术式是什么样的？理想的减重代谢手术应当首先是安全的，减重以及代谢并发症的控制效果最好，手术难度不大，近期和远期并发症发生率最低，对患者的生活干扰最小，不需要长期精心的维护，可以长期控制进食量以及营养吸收功能，也许还需要容易被逆转等等。

当然，这样的完美术式现在并不存在，减重代谢外科医生仍在孜孜不倦地比较各种术式的优劣，并对现有的术式进行改良。在临床工作中，我们需要做的是：**以完美术式的各项愿景作为参考标准，为每一位患者挑选出适合个人的术式**，以帮助他们得到最大获益。

本章主要介绍目前最常用减重代谢术式的患者选择，包括腹腔镜下胃旁路术（RYGB）、腹腔镜下袖状胃切除术（SG）、腹腔镜下袖状胃切除联合单吻合口十二指肠转位术（SADIS）、腹腔镜下单吻合口胃旁路手术（OAGB）、腹腔镜下胆胰分流加十二指肠转位术（BPD-DS）以及腹腔镜下袖状胃切除加空肠旷置术（SG+PJB）。

一、手术适应证与禁忌证

我国将体重指数（Body Mass Index，BMI）大于 28 kg/m² 定义为肥胖。根据《中国肥胖及 2 型糖尿病外科治疗指南（2019 版）》制定的标准，单纯肥胖患者的手术适应证为：① BMI ≥ 32.5kg/m² 或 27.5 kg/m² ≤ BMI < 32.5 kg/m²，经改变生活方式和内科治疗难以控制，且至少符合 2 项代谢综合征组分，或存在合并症，综合评估后可考虑手术；②建议手术年龄为 16～65 岁。2 型糖尿病患者（T2DM）的手术适应证为：① T2DM 病人仍存有一定的胰岛素分泌功能；② BMI ≥ 27.5 kg/m² 或 25 kg/m² ≤ BMI < 27.5 kg/m²，经改变生活方式和药物治疗难以控制血糖，且至少符合 2 项代谢综合征组分，或存在合并症，慎重开展手术；③对于 25 kg/m² ≤ BMI < 27.5 kg/m² 的病人，男性腰围≥ 90 cm、女性腰围≥ 85 cm 及参考影像学检查提示中心型肥胖，经 MDT 广泛征询意见后可酌情提高手术推荐等级；④建议手术患者年龄为 16～65 岁。

手术禁忌证为：①明确诊断为非肥胖型 1 型糖尿病。②以治疗 T2DM 为目的的病人胰岛 B 细胞功能已基本丧失。③对于 BMI < 25.0 kg/m² 的病人，目前不推荐手术。④妊娠糖尿病及某些特殊类型糖尿病病人。⑤滥用药物或酒精成瘾或患有难以控制的精神疾病。⑥智力障碍或智力不成熟，行为不能自控者。⑦对手术预期不符合实际者。⑧不愿承担手术潜在并发症风险者。⑨不能配合术后饮食及生活习惯的改变，依从性差者。⑩全身状况差，难以耐受全身麻醉或手术者。⑪术前合并胃食管反流病（GERD）的病人术后可能导致症状加重，故术前须进行充分评估。

伴随着手术例数的不断增加，长期的临床数据已经证明，减重代谢手术是重度肥胖及其相关代谢合并症最有效，也是最持久的治疗方案，治疗效果远优于非手术疗法；同时手术安全性也得到了肯定。因此，减重代谢手术的手术适应证也在逐渐扩大。2022 年，ASMBS/IFSO 更新了临床操作指南，该指南推荐：只要 BMI 达到 35 kg/m² 即可考虑代谢减重手术。对于 BMI 在 30～34.9 kg/m²，伴有代谢性疾病，或者适当选择的儿童或青少年，均可考虑手术治疗。该指南还指出，即使没有代谢性疾病，BMI 达到 30 kg/m²，经非手术治疗，未获得明显或持久体重下降，或肥胖相关疾病缓解，亦可考虑减重手术。该指南推荐根据不同区域人群调整肥胖阈值定义，指出亚洲人群 BMI>25 kg/m^2 为临床肥胖，BMI 在 25～27.5 kg/m^2 可以考虑减重代谢手术。

二、影响术式选择的因素

尽管目前手术适应证是根据 BMI 标准制定的，但患者个人的肥胖情况各异，手术必须按照患者的具体情况开展。术前对患者的评估在手术术式选择方面至关重要，患者的合并症、既往病史、手术史、用药情况、年龄、饮食习惯、家族史等都在考虑范围之内。

患者有时会出现与肥胖无关的疾病，但这些疾病会影响到手术选择。如对于有贫血或维生素缺乏病史的患者，应当尽量选择限制性手术（袖状胃切除术），而不要选择吸收不良性手术。有炎性肠病病史的患者也是如此。而一些药物对于药物剂量的敏感性很高，如抗癫痫药、精神药物、华法林和免疫抑制剂，如果患者需要长期使用此类药物，也应当优先选择限制性术式，以避免术后药代动力学产生不可预测的改变。而对于存在 Barrett 食管或反流性食管炎（C 级以上）的患者，则应当尽量避免选择袖状胃切除术。

指南提出了对患者进行术前心理评估的重要性。肥胖患者常伴有不同程度的焦虑、抑郁等精神障碍，不同的手术方式会对患者造成不同程度的心理压力。精神心理因素与肥胖相互作用，可能带来严重后果。因此，对于这些有心理障碍的患者，需要谨慎选择手术。

此外，术式选择可能会受到患者和手术者的双重限制。一方面，患者可能会基于朋友或者家人的经验来选择术式；另一方面，很少有中心可以为病人提供完整的减重代谢手术选择方案，有些中心的外科医生常对某一种手术方式存在偏好，而某一些中心只为患者提供单一的手术选择方案，这些情况都会影响到术式的选择。这些情况可能会给患者或手术医师带来强迫感，从而带来潜在的医学伦理风险。因此，减重外科医师应当至少可以为患者提供两种基本术式选择，如袖状胃切除术和胃旁路术，并保证术前与患者进行充分沟通。

（一）袖状胃切除术

袖状胃切除术（SG）是目前最常用的减重代谢术式，其手术要求切除胃大弯，沿小弯做一个周径 32～40Fr 的套筒状狭长胃囊。SG 术后 5 年总体重减少率在 18.6%～28.4% 左右，对于肥胖相关代谢合并症也有较好的治疗效果。但术后 5 年体重反弹的发生率较高，这与术后胃囊扩张有关。有文献报道，术后 5 年需要行修正手术的比例接近 20%。

该术式主要起到限制饮食的作用，同时伴有饥饿素（Ghrelin）水平的下降。虽然保留了正常的解剖结构，但术后维生素和微量元素的补充也是必须的。VitB$_{12}$ 和铁剂的补充尤其需要注意。但相比于其他术式，如果临床观察到 SG 术后患者维生素和微量元素缺乏，通过加强教育，给予口服补充均能得到满意的治疗效果。

此外，SG 术后一个常见的并发症是反流性食管炎（GERD）。由于诊断标准的差异，目前报道 SG

术后 GERD 发病率在 6%~34% 之间，虽然有报道认为术中做好食管裂孔疝的探查与修补，可以将术后 GERD 发病率降至 2.6%，但术前患者如果明确诊断有 C 级以上的反流性食管炎，或合并有 Barrett 食管病变，仍考虑是 SG 的禁忌证。

（二）胃旁路术

胃旁路术（RYGB）是经典的减重代谢术式，在临床开展的时间超过 60 年。RYGB 包括在贲门下方建立一个 15~30mL 的胃囊，通过胃囊与空肠的吻合，绕过近端消化道，通过空肠–空肠吻合重新恢复消化道的连续性。

RYGB 同时具有控制摄入和减少吸收的作用，曾作为减重代谢外科"金标准"术式被广泛开展。术后 10 年患者多余体重减少率可以达到 50%，对于肥胖的相关代谢合并症，如 2 型糖尿病、高脂血症等，也有理想的治疗效果。此外，如有必要，可以通过二次手术恢复正常解剖结构。

该手术对患者的营养吸收干扰相对较大，患者术后需要终身补充维生素和微量元素并进行定期监测。不能坚持的患者存在较高的营养不良风险，甚至会导致严重并发症，如重度贫血、韦尼克脑病等。此外，由于手术带来的胃肠道解剖改变，胃旁路术后如出现铁、铜、维生素 B_1 和维生素 B_{12} 等缺乏，单纯通过口服补充常常效果不佳，需要定期静脉用药才能有效逆转。

RYGB 会隔绝远端胃囊，导致术后胃镜无法观察。因此，对于存在萎缩性胃炎、胃溃疡以及胃癌家族史的患者，建议慎重选择 RYGB。术后胃肠吻合口边缘溃疡是另一个潜在的并发症，因此 RYGB 术后患者建议避免使用水杨酸盐以及非甾体类消炎药，并需注意鼓励患者戒烟。此外，虽然术中常规关闭系膜裂孔，RYGB 术后患者仍存在 Petersen 裂孔疝的风险。

（三）单吻合口十二指肠转位术

经典的胆胰转流十二指肠转位术（BPD/DS）对减重和相关代谢合并症的治疗有最佳效果，但早期和远期术后并发症发生率也最高。因此，在该手术的基础上进行改良，形成了袖状胃切除联合单吻合口十二指肠转位术（SADI-S）。该手术由两部分组成：第一步是常规的袖状胃切除操作；第二步是在十二指肠球降部交界处离断后，在十二指肠和回肠之间行侧侧或端侧吻合，恢复消化道连续性，远端营养支长度为 3 米。

从现有的资料分析，SADI-S 手术对肥胖及相关代谢合并症的治疗效果与 BPD-DS 相当，且避免了隔绝胃囊的风险，对存在胃癌风险的人群尤为适用。但是，该手术在技术方面要求较高，手术后早期并发症发生率相对较高。同 RYGB 术式类似，该手术对患者的营养吸收干扰大，患者术后长期容易出现维生素、矿物质以及蛋白缺乏，需要终身补充并定期监测。

类似术式：在袖状胃切除的基础上，从 Treitz 韧带测量 2 米空肠作为胆胰支，行十二指肠空肠侧侧吻合，远端共同通道保留 3 米以上，称为袖状胃切除加十二指肠空肠转流术（Sleeve Gastrectomy Plus Duodenojejunal Bypass，SG+DJB）。该术式的治疗效果与 RYGB 相当。

（四）单吻合口胃旁路术

单吻合口胃旁路术（OAGB）最初是基于 RYGB 的改良术式，该手术也包括两部分操作，首先是沿胃小弯侧制作一个细长的小胃囊，包括贲门、胃体小弯、胃角以及胃窦小弯近端，容积约 60 mL；接着在 Treitz 韧带远端 150～200 cm 处将空肠与小胃囊吻合。

OAGB 除了有降低 RYGB 技术难度、缩短手术时间等优点外，避免了 RYGB 术式潜在的胃肠吻合口张力问题以及内疝风险，是一种安全的术式。此外，现有的临床证据表明，OAGB 在体重减轻和血糖控制效果方面均不亚于 RYGB。

但是，OAGB 手术设计中，胆胰袢与胃囊直接吻合，尽管有种种抗反流措施，但仍存在胆汁反流，特别是胆汁反流入食管的风险，对于存在有反流性食管炎或食管裂孔疝的患者，选择 OAGB 术式需要慎重。此外，与 RYGB 类似，OAGB 术式存在远端隔绝的胃囊，对于存在潜在胃癌风险的患者，不建议选择。吻合口边缘溃疡是 OAGB 术后的另一个风险，术后必须严格避免使用水杨酸盐和非甾体类抗炎药，并要求患者严格戒烟。与 RYGB 术式相同，术后必需坚持维生素和矿物质的长期补充。

（五）袖状胃切除附加术式

SG 是目前减重代谢外科最常用的术式，但 SG 术后远期存在复胖、胃食管反流、代谢合并症复发等诸多问题。因此，近年来在 SG 基础上出现了多种改良术式（SG plus），旨在提高疗效，减少合并症的发生。其中 SADI-S 手术已被广泛接受，另外两种术式：袖状胃切除加空肠旷置术和胃袖状切除术加双通路吻合术尚处于临床研究阶段。

袖状胃切除加空肠旷置术的名称尚未统一，根据肠肠吻合位置的不同，目前包括了 SG+PJB（Sleeve Gastrectomy plus Proximal Jejunal Bypass）, SG+JJB（Sleeve Gastrectomy plus Jejunojejunal Bypass）和 SG+JIB（Sleeve Gastrectomy plus Jejunoileal Bypass）三种。该术式是在 SG 手术的基础上，在 Treitz 韧带远端 20～30 cm 处离断，向远端测量 200/300 cm 空肠，行近远端肠管侧侧吻合，远端营养支肠管需保留 200 cm 以上。SG+PJB 术式是一种快速安全的术式，现有的临床随访数据显示，对于 BMI>40 kg/m² 的患者，该术式在体重控制方面与 RYGB 相当，优于 SG 术式。该术式对营养吸收的影响介于 RYGB 与 SG 之间，且易于通过口服获得足够的补充。

胃袖状切除术加双通路吻合术（SG-TB）是在 SG 手术的基础上，在距回盲部约 250～300 cm 处进行胃肠吻合，吻合口直径约 3 cm，距幽门约 3 cm。吻合方式可选择胃肠袢式吻合或 Roux-en-Y 吻合，如果选择袢式吻合，也可距胃肠吻合口 20 cm 处行 Braun's 吻合。现有的临床资料认为 SG-TB 的减重及降糖效果与 RYGB 相当。但关于双通路食物分流的机制和影响尚不清楚，需要进一步的研究和探讨。

SG+PJB 和 SG-TB 均是探索性术式，需要进一步的高质量临床研究进行评估。

具体到某一患者，我们很难在术前预测其术后的减重效果以及相关代谢合并症的缓解程度。将每一位患者与正确的术式进行匹配，是减重代谢外科医师最大的挑战。每一位外科医师需要对自己开展的术式有充分的了解，并与患者进行充分沟通。必要时，一次多学科的 MDT 讨论可以带来更好的解决方案。

（管蔚）

第三章　减重代谢外科手术操作技巧及训练

腹腔镜减重代谢手术，由于患者的特殊性，在操作方法以及要求上有别于传统的腹腔镜胃肠手术。因患者腹腔空间大，前后距离远，加上腹内脂肪多、腹壁厚，操作受限；此外，减重手术操作时由于网膜宽厚，左半肝肥厚，术者左右手在操作时往往不能同时调控持针或者暴露，有时甚至只能一只手操控缝合。因此减重手术的操作有其自身规律，在普通腔镜模拟训练器上获得的经验可能不能直接用于减重手术。掌握减重手术的一些操作技巧，可以快速有效完成缝合、切割、游离等操作，做到视野暴露清晰，切割标准，重建可靠。下面以最常见的几种减重术式可能遇到的操作进行总结。

一、减重手术视野的暴露

减重手术视野的暴露尤其重要，由于肥胖患者的腹腔内容物多，腹围大，剑脐距离远，腹壁厚，穿刺孔与操作部位距离远等原因，因此术野暴露的重要一步就是穿刺孔部位的选择。

1. 穿刺孔的选择

首先需要说明的是：穿刺孔的多少不一定代表技术的优劣，穿刺孔少也不能说明一定就是更微创，术中暴露、损伤、创面，以及夹持、牵拉、缝合等情况都是表面看不见的可能损伤。由于患者腹壁厚、张力大，减重手术的穿刺孔的位置对操作的影响更大，选择 Trocar（戳卡）的位置既影响操作距离也影响角度。

一般来说，减重手术的站位有两类：一类是术者站在患者右侧，一类是术者站在患者两腿之间，在具体手术的时候有个别术者可能会术中更换位置。

从穿刺孔的个数来分类，一般来说标准的术式是 5 ~ 6 孔，当然在此基础上会有各种减孔手术，比如四孔法、三孔法、二孔法，甚至单孔手术。在有的术者，无论采取什么术式穿刺孔的部位都是类似的，而有的术者在不同术式时可能采取不同的穿刺孔。

以标准的五孔法为例，在江苏省人民医院减重代谢外科中心，除了做单孔手术，术者都是站在患者右侧，穿刺孔的位置基本不变，具体为：

T1：脐部或脐上偏左切口作为镜头孔。

T2：剑突下偏左切口作为挡肝操作孔。

T3：右锁骨中线肋缘下 6 ~ 7 cm、腹直肌外缘作为主操作孔。

T4：右肋下肝缘与肝圆韧带夹角处作为辅助操作孔。

T5：左腋前线与 T3 平行作为助手操作孔。

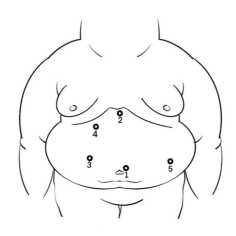

标准穿刺孔位置

对于肥胖患者来说第一个穿刺孔建立比较重要而困难，建立观察孔可以在可视穿刺下直接进行，然后注入二氧化碳气体。可视穿刺技术需要首先选择强生的 12 mm 内芯可视的穿刺器，该方法在西方比较常用。需要注意的是：腹部建立气腹以后原来标注的位置会变低位，离目的地更远，此外，可视穿刺的损伤发生率虽较低，但是更严重。

另外一种选择是先建立气腹再建立穿刺孔，相对安全性更高。先建立气腹，可以选择 Veress 气腹针进行穿刺，最常见有效的穿刺位置是经脐部，以江苏省人民医院减重外科中心的实践经验，超 5000 例减重手术中只有 3 例患者未能成功经脐建立气腹。经脐建立气腹达到 15 mmHg 后，从剑突向脐部测量 20 cm，如果剑脐距离在 20 cm 左右，可以在脐孔上缘切开穿刺置入 10 mm 的观察孔；如果剑突到脐部距离很远，则在左腹直肌内缘距剑突 20 cm 处置入 10 mm 穿刺器作为观察孔，腹腔观察后在相当于剑突处置入 5 mm 穿刺器，辅助抬举肝脏，或者此处不置放戳卡，而是采取悬吊肝脏。主操作孔的定位尤其重要，从左侧锁骨中线和肋骨下缘的交汇点向右侧测量 20 cm，两点的连线与纵轴成 45° 夹角；4 号辅助孔一般位于腋前线圆韧带外侧。

由于每个患者的腹部形态不同，解剖定位有所差异，因此穿刺孔的部位可能会略有不同。另外，是否使用加长腹腔镜也影响观察孔的位置，一般来说加长腹腔镜往往可以把观察孔的位置定位更远，放在脐部更适当。

对于减孔，比如采用三孔法或者单孔法，可能需要不同的穿刺定位方法。单孔减重手术切口几乎都选择位于脐部；三孔法往往是对称三个位置，脐部作为 10 mm 的观察孔，左右两侧腋前线位置分别置入 12 mm 的穿刺器，术者往往需要站在两腿中间。减孔法的一项暴露技术就是左半肝的抬举，由于左半肝肥厚宽大，可以采取 5 号孔的器械挡肝，在减孔手术中可以采取各种肝脏穿刺悬吊，或者在食管前方膈肌处缝线托起肝脏，也有的术者以针孔器械穿刺抬举。总之，合理的暴露术野是安全手术的第一步，不要因为减孔而增加手术的难度、增加并发症、降低术后效果。

减重手术患者腹腔空间大，准备加长的常用器械是必须的，包括加长版的切割吻合器、能量器械以及加长的穿刺器。在腹壁肥厚的患者，穿刺器活动度受限，因此穿刺时尽可能与腹壁的弧度垂直，尽量增大活动度，便于器械的操作；个别情况下也可以利用同一个穿刺部位，穿刺向不同的方向作为补救措施。

2.手术野的暴露

肥胖患者的肝脏肥大,特别是左半肝往往肥厚宽大,影响胃的暴露,影响手术操作,增大手术的难度,也增加肝脏损伤的几率。虽然有的术者采取术者间断抬举,观察,进行操作,不断落下的肝脏还是会引起视野的模糊,增加术者的烦躁,因此抬举起肝脏成为暴露出胃的手术野重要手段。

针对肝脏的术野暴露可以分为肝脏抬举、肝脏牵拉两大类。肝脏的抬举可以是使用器械阻挡肝脏落下,一般在剑突的位置使用无损伤钳阻挡,或者使用三叶肺挡等类似的器械。该方法准备过程短,暴露清晰可靠,还可以协助暴露胃底。主要的缺陷是需要多一个穿刺孔,另外在阻挡肝脏的过程中可能会导致肝脏的淤血。另外也可以使用荷包线或者较粗的缝合线缝合食管前方膈肌或者使用锁扣夹固定,两端线从腹壁穿出,通过三角形的缝线牵拉托举起肝脏。肝脏的牵拉最常用的是穿刺左半肝的边缘进行前腹壁的牵拉,可以采用独立的两针法(见图1-3-2至图1-3-4),也可以采取一根软管两针法,缝线穿出前壁牵拉固定。该类方法相对复杂一些,需要穿刺肝脏,并在缝线的尾端做支撑管或者纱布团,以避免损伤肝脏。也有术者使用强力胶水把左半肝与前腹壁粘合暴露,另有术者使用针形器械,或者使用操作器械的内芯从剑突置入进行阻挡,术后几乎看不出有穿刺孔。

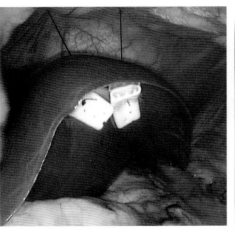

图1-3-1 肝脏穿刺悬吊

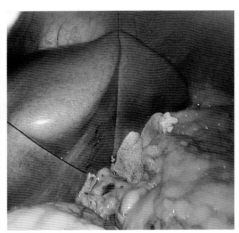

图1-3-2 缝线托起肝脏

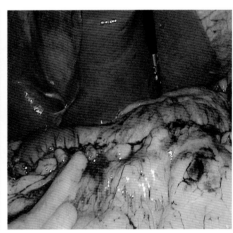

图1-3-3 器械抬举肝脏

抬举肝脏以暴露手术视野,对于减重手术来说是比较重要的,在操作胃底部位的时候暴露尤其重要。无论采取哪种暴露方法,都需要注意避免肝脏的损伤。有肝脏穿刺的,在手术结束前一定要妥善处理肝脏穿刺孔,可靠电凝止血。有的术者可能会自己间断抬举观察或者让对侧的助手抬举肝左叶,这样做相对来说暴露效果不是很可靠,还有可能导致肝损伤。

二、减重手术的缝合技巧

减重手术的缝合要求比胃肠外科更高,主要是因为操作距离比较远、暴露困难、支撑部位腹壁厚、器械活动自由度受限,以及缝合时有时左手无法辅助调针等,增加了缝合的难度。另外,减重手术的操作难度很难通过"时间换空间"实现操作的完成。在胃肠手术遇到困难的时候可以通过降低速度、仔细解剖或者先做其他部位操作，从而换取该手术部位的难度下降；而在减重手术中难度往往是体现在空间上、距离上以及角度上。因此除了前面介绍的合适的穿刺孔位置对操作影响巨大外，腹腔镜下的手术操作技巧，特别是缝合技巧，也是做好减重代谢手术的关键环节。

1. 梁氏滑结的制作与应用

腹腔镜下减重手术的缝合材料主要选择可吸收薇乔线或者倒刺线，以及不可吸收的带针线等，缝合后如何打第一个结往往是重要而困难的，特别是在左手无法帮助的情况下。江苏省人民医院减重代谢外科中心梁辉主任从 2013 年起创新方法，在线尾做滑结，通过针持在体外穿过滑结，进入体内缝合后直接牵拉针端缝线，形成自动打结。

梁氏滑结的制作与使用：薇乔线剪短后保留 25 cm，针持夹针固定。左手牵引线尾，右手持血管钳顺时针绕线 3 圈，夹取距针 20 cm 处缝线，左手拉出线结，在缝线上形成一个线环，此时可以剪短线尾，保留 0.5 ~ 1 cm，至此滑结完成。使用时，腔镜下持针器从线环内穿过，夹持近针尾处约 2 cm 部位，进入腹腔内，缝合后牵拉针侧缝线，使针穿过线环，收紧尾线，再收紧缝线，形成缝合结，不易松弛。具体见以下分解操作图（图 1-3-5 至图 1-3-8）。

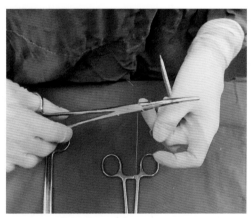

图 1-3-4 左手牵引线尾，右手持血管钳顺时针绕线 3 圈

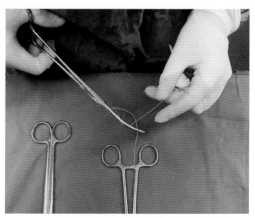

图 1-3-5 血管钳夹取距针 20 cm 处缝线

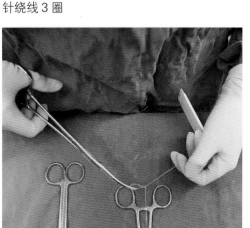

图 1-3-6 左手拉出线结，在缝线上形成一个线环

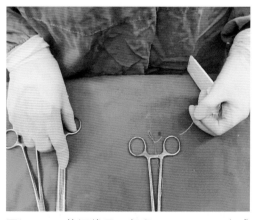

图 1-3-7 剪短线尾，保留 0.5 ~ 1cm，完成滑结制作

类似于梁氏滑结的用法，在使用倒刺线等具有尾环的缝线，都可以在体外先行穿针，形成尾环，腔镜下持针器穿过尾环，即可以达到类似的缝合牵拉效果，特别是在做荷包缝合或者左手无法帮助的情况下，能提供便利。

2. 腹腔镜下持针技术

腹腔镜下缝合技术在许多著作中都有介绍，对于减重手术来说难度更大，结合腹腔镜减重手术的具体操作总结如下：

持针：在引入缝针的时候，建议体外把针放在针持有弧度的一侧，这样进腹腔后不需要再次放针重新加持，腹腔内夹持针的位置在中后 1/3 处，是否需要垂直持针则根据缝合的平面弧度以及角度决定，有时需要平行持针或者大于 90° 持针甚至反针。最初也有把缝线折叠夹持引入腹腔的操作，减重手术的缝合几乎都是使用弧度针，以及使用尾环圈套针持的方式，因此，几乎统一夹持距针尾 2 cm 左右的缝线引入，需要注意：使用类似薇乔自断线时候要防止操作过程中针线脱离。枪式持针器使手腕处于生理休息位，但同时操作显得笨拙，还可能导致皮神经损伤，因此很多时候都被同轴指环式的持针器所代替，后者旋转更为方便。同轴持针器使术者能毫无阻碍地进行更为精细的操作，持针器几乎都有锁止功能，但是在缝合时建议适度夹持，而不需要每次上锁夹持弧度针，这样操作灵活、力度适中，而且可以随时调整进针的角度和深度。左手辅助器械的弯曲尖端有利于体内打结时绕线，且不会阻碍术区视野，逐渐平滑变细的钳尖可以防止线圈卡在钳杆上，一般可选用分离钳或者针持，左手使用针持或者分离钳注意不要过度用力夹持以避免损伤缝线，同时选用钳口后部缺口不要过大。需要注意：锐利的钳尖可能损伤肝脏和脾脏，过于锋利的钳嘴也可能损伤缝线。

调针：调针的方法可以分为双手调针和单手控针。所谓双手调针是指以左手夹起缝针或者缝线，帮助右手调整持针的位置和角度；或者右手夹持缝针，左手器械协助调整角度和位置。单手控针是指只用右手针持进行调整夹持缝针，是相对来说比较高难度的操作，但更灵活。

双手调针：可以分为几种情况：①左手器械夹起缝针的中前部，在术野相对固定，等待右手针持夹持中后 1/3 处，此时针持含而不锁，左手可以通过牵拉、推拧，与针持形成对抗力来旋转缝针，达到合适的角度，或者翻转。此种方法也可以在右手靠近针尾提起缝线，左手夹针，然后如上操作。②右手夹针，在左手器械帮助下作为支点进行调整方向，可以左手器械辅助夹持，也可以只是作为刮、擦、扭、顶的支点，此时右手夹针要含住，维持一定摩擦力，而不能夹持过紧或者过松。另外，此种操作右手夹持时候要提前把针的左右顺序调好。③右手夹持针，左手器械通过牵拉缝线进行调针。此种方法下首先针持夹针的方向要正确，含住缝针的中后 1/3 处，左手通过牵拉、推远以及上提缝线等动作，使缝针在针持中形成支点进行旋转和角度调整。此种操作也可以在左手靠近针尾 2 cm 左右提起缝线情况下操作，右手针持利用缝针的重力作用，正确夹持缝针方向，左手牵引缝线进行调针。④缝合时左右协调。夹持调整进针出针方向时候，左右手协调操作可以缩短调整的时间，出针时就有计划调针并放置在便于操作的位置。一般来说出针时候左手拔针，必要时候左右手可以帮助收线，需要收紧缝线的时候可以右手器械压组织，也可以是左手器械压组织，主要看操作的便利以及角度、力度等因素。

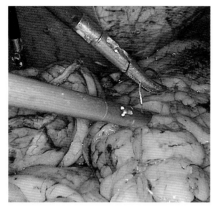
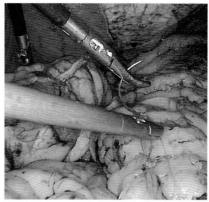
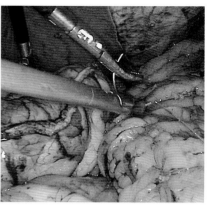

图 1-3-8 双手控针：左手夹针　　　　图 1-3-9 双手控针：右手调针　　　　图 1-3-10 双手控针：右手夹针

单手控针：是指调针以及夹持都由右手操作完成，可以分为夹持、调整两个步骤，但往往一气呵成。夹持针的时候首先要看针所指的方向，保持针尖在针持弧度的内侧即持针器的左侧，便于缝合操作。有时需要反手调整针持再夹持缝针，或者夹持针尾处缝线，把缝针摆放在合适位置。夹持针的中后 1/3 处，根据针的前倾还是后仰，手上的操作略微不同，针尖向前时针持的上钳口向下压，同时针持向前有一个轻微的推力，利用针持的摩擦力以及针的重心位置就可以把针和针持形成近 90°。当缝针弧度向前，针尖对向术者侧，可以上钳口向前下推，整体向后轻拉，使针在摩擦中利用重心竖起。单手控针要利用下方的软组织使针持在操作的时候可以下压，形成凹陷，最好找相对平整的网膜、胃肠的表面等部位进行操作，有时也可借助周围的软组织进行角度调整。

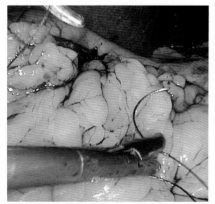
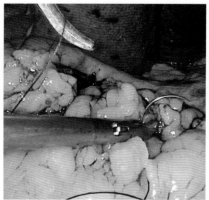
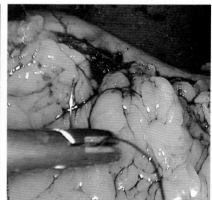

图 1-3-11 单手控针：夹针　　　　　图 1-3-12 单手控针：调整角度　　　　图 1-3-13 单手控针：夹针缝合

持针以及调整角度需要反复练习，特别是单手控针需要强化训练，形成肌肉记忆，在手指和手腕的细微操作中调整到位。同时要总结心得体会，不同的缝合角度、不同的术者站位等，可能在控针的力度和角度上都有所不同。

3. 缝合技巧

腹腔镜下减重手术缝合类型主要是全层缝合、浆肌层缝合、内翻缝合以及网膜固定和系膜关闭，同时由于倒刺线在减重手术的应用日益广泛，简化了缝合操作，也使缝合技术更接近统一。缝合的技术包含持针、出针、做结以及流程控制等，缝合时持针的角度需要根据缝合组织的角度及出针的位置需求调整，可能需要非垂直夹持，有时需要反针缝合，一次缝合时分两步走还是通过两次进针一次拔针完成，要看缝合部位的张力、距离、角度以及夹针的部位等。一般来说，一次缝合出针再缝合另一侧相对而言进针更精准，增加了拔针的次数。

腹腔镜下缝合和开放手术的要求类似，在一般情况下针和针持呈90°垂直，缝合时进针要垂直，出针要根据距离、角度、位置等进行调整。传统上腹腔镜下共有三种不同曲率的缝针——直针、雪橇针、弯针，减重外科主要用到的都是带线弯针，Endo Stitch使用的是专用的带线直针，国产企业也有带弧度针的自动缝合器，其他类型的缝针现在很少用到，个别术者可能会根据需要把弯针扳成不同角度使用。现在腹腔镜下弯针可以完成几乎所有角度的缝合，弯针的优点在于缝合组织时与开放手术时的习惯相同。通过旋转手腕，弯针可以很明确穿过组织而不造成撕裂。引入缝针有夹持针尾或者针尖的方法，但现在几乎都距针尾至少1.5~2 cm左右夹线引入。

打结：腹腔镜下器械做结根据两手的作用可以分为单手打结和双手打结，在腹腔镜下要充分利用左手主动绕线，根据做结的类型可以分为单结、方结、外科结等。体外打结推送的技术缺点明显限制了其应用，现在减重外科由于需要连续缝合，已少有术者体外打结进行推送。

术者在缝合打结操作时要处于放松状态，在腹腔镜缝合过程中，肘部和肩部下沉，适当外展，以减少疲劳。手术台的高度和位置应该调整到术者最舒适的程度，所以减重手术台要能灵活调整倾斜角度和高度。尽管有一定难度，体内器械缝合打结仍是减重外科医生必不可少的重要技能。做结的类型：①方结：体内打方结类似于开放手术中的"器械打结"，由两个不同方向的单结组成。缝线的长度大约15~20 cm，过长或过短的线都会使得器械牵拉及绕线变得复杂。缝过组织后，线尾最好保留在1 cm左右并置于线结附近容易抓持到的地方。要意识到组织蠕动以及网膜等移动可能缩短尾线。做第一个单结时候尽量做成顺结，拉线方向正确，在有张力或者蠕动的情况下第一个单结可能会松解，而影响第二个方结的完成。当缝合的两面都是软组织的时候以及一面是相对软组织的时候容易做成单结，有几种防止第一个结松解的方法，比如改变牵线的方向、助手夹持线结、或者第一个结做外科结。②外科结：第一个单结时绕线两次有利于锁紧结，首先将线绕器械两圈，类似传统的做外科结，接下来做单结或者外科结就比较容易。尽量反方向绕线以及正确拉线才能打成方结，当然在第一个结不松解的情况下，大多数腹腔镜医生不太在意第二个结的方向，根据缝线的性质需要做三重结甚至四重结，滑线可能需要做更多的单结。③带尾环操作：按照梁氏滑结或者倒刺线针持穿过尾环，在体内缝合后牵拉近针尾处的缝线，收紧两个环即可完成做结，有时需要左右手协助收紧线圈。

腹腔镜下绕线的难度往往缘于器械进入腹腔的角度，以及左右手器械的夹角，尤其在腹腔空间巨大的减重患者中，以接近垂直的角度进入腹腔绕线时候相对更困难。正确选择穿刺孔的位置对于减重手术操作至关重要，增加一个戳卡或将镜头换个戳卡置入也可能会有所帮助，常用30°角度的镜头以及三维视频（3D）腹腔镜可以改善视野和方向感。常用左手器械抓持缝针末端，再用持针器正向或者反向绕线，其技巧主要有：左右手器械的弧度相对，这样可使绕线的空间变大；左手器械可以主动绕线，降低右手主动操作的难度；也可以左手推动或者牵拉缝线使之形成较大的弧度并且与组织脱离，便于右手针持的刮擦绕线；也可以用针持直接插入缝线形成的弧度，一上一下类似编织的经纬，再用左手绕线形成外科结。具体见图 1-3-14 至图 1-3-16。

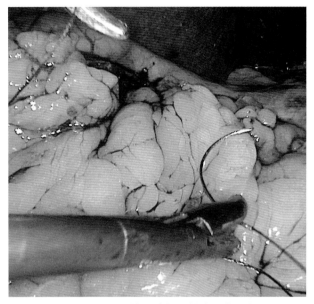

图 1-3-14 针持直接插入缝线形成弧度

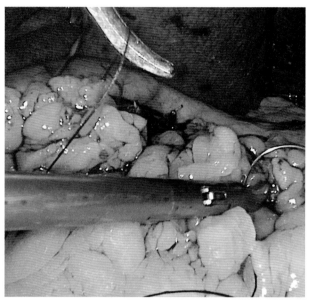

图 1-3-15 左手绕线形成外科结

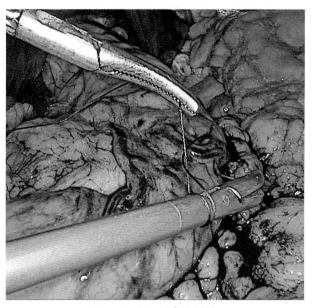

图 1-3-16 完成外科结

　　Endo Stitch 是一种半自动缝合器械，在缝合的过程中缝过组织后不需要第二把器械来接针，单手完成缝合操作。因为无需人工调整针在器械里夹持的位置，所以即使是没有大量腹腔镜手术经验的医生也很容易学会使用。Endo Stitch 的不足之处在于其使用的是一种短直针，难以确认缝合的深度，缝线附着在缝针的中部，对组织损伤相对较大，同时专用缝线的费用也是需要考虑的因素。

国内有一种自动缝合器（Smartsuture），使用带线弧度针，通过挤压手柄一次，缝针穿过组织，再挤压手柄一次缝针归位，可以准备下一针缝合，缝线带尾环，便于做结，缝合操作简单。其缺陷是缝合角度及宽度受限，需使用专用的缝合针。未来可吸收线缝针上市，可更多用于胃肠道手术。

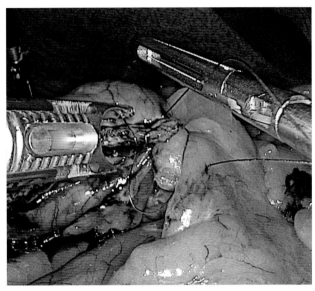

图 1-3-17　国产自动缝合器 Smartsuture

手术技巧和减重手术并发症密切相关，通过流程优化，提高操作技巧，度过学习曲线，可以明显降低手术相关并发症。手术技巧需要训练，通过大量的练习以及经验总结，使腹腔镜操作在困难的情况下能依然做到可靠、稳定、准确、快捷。

三.减重手术操作的时间统筹

提高安全性以及效率是在复杂的切割缝合情况下的必然要求，减重手术如何缩短操作时间？做好时间统筹是除了熟能生巧的技术以外有效的管理措施。

所谓时间统筹是指在不同操作进行时或者顺序操作时，通过编排顺序，制定操作流程，对时间进行优化统筹。我们的经验是：

①操作的时空重叠。同一时空的操作进行并联或平行操作。例如等待护士装钉仓的时候，进行切缘的止血或者夹出游离的钉子；在超声刀夹持工作的时候，调整左手器械夹持胃的部位；左、右手的同时操作，交替操作；以及术者与助手的同时操作，都是此类形式。

②操作顺序衔接。减少操作停顿时间，比如调整床的位置，支撑胃管的置入，游离，切割，缝合等按步骤操作时制定操作顺序流程。比如在游离即将完成时，护士已准备好切割吻合器，在缝合即将完成时助手的剪刀已经提前靠近，切割完成时护士递过带针的持针器等等情况。

③按操作难易程度编排先后顺序。针对每一种手术进行操作分解，按照难易程度以及是否需要更换体位以及术中的角度等进行操作流程的优化，例如胃旁路手术包含胃小囊制作、胆胰支确认、胃肠吻合、食物支确认以及系膜裂孔和 Petersen 间隙关闭，江苏省人民医院减重代谢外科中心根据 Cleveland 的操作流程进行优化，明显缩短了手术时间以及降低了手术难度，提高了安全性及效率。对于相对复杂的 SADI-S、OAGB 等，都进行了类似的优化过程。

④复杂的手术进行术前推演。对于修正手术或者复杂的手术需要术前讨论，进行推演，做好各种情况的预设方案，做到有备无患，必要时列出清单及应急预案，包括加长器械准备，术中改变手术设计以及重建方式的选择等，做到术中不慌不乱，避免东奔西跑找物品等情况出现。

⑤形成自己固定的风格，包括夹持的角度、缝合的习惯、器械的选用，以及出血的处理顺序、是否使用腔镜纱布等，形成相对固定的习惯与流程，使手术团队做到配合天衣无缝，操作一气呵成，手术画面清晰而美观。

时间统筹有的是通过操作训练、团队配合获得的，有的是通过制定固定的流程化管理取得的，因此针对每一种手术制定操作流程以及护理麻醉的配合流程并固定下来，是行之有效的提高效率的途径。当然，手术做得快不是目的，也不是时间统筹的终点，而是通过顺滑的衔接、平行操作以及优化的手术步骤，使减重手术提高安全性，做到标准化、规范化，达到效率与安全的统一。

（梁辉）

第二篇

袖状胃切除术及相关术式

▶▶▶

第一章　四孔法袖状胃切除术
Laparoscopic Sleeve Gastrectomy

一、手术适应证和禁忌证

适应证：

符合《中国肥胖及 2 型糖尿病外科治疗指南（2019 版）》规定的手术适应证。

禁忌证：

① 反流性食管炎（洛杉矶分级：C 级及以上）；

② 食管裂孔疝，需使用补片修补；

③ Barrett 食管。

二、手术站位

患者取平卧位，呈头高脚低倾斜 20°~ 30° 。头下置一软枕；两侧上肢外展，固定于托手板上，外展角度需小于 90° ，避免神经损伤。腘窝处用半圆形硅凝胶垫垫高 20° ；双脚踝用硅凝胶垫垫高；在膝关节上 5 cm 处用宽 10 ~ 15 cm 的约束带固定。

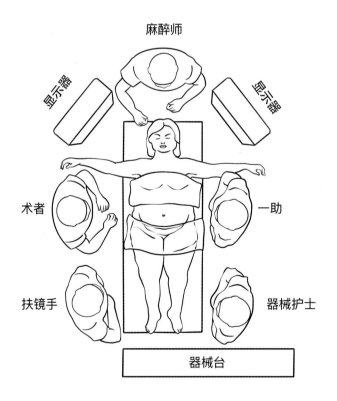

手术站位示意

三、准备物品和耗材

1. 敷料：剖腹包、剖腹被、手术衣、微创用锁边小纱布。

2. 器械：常规手术器械一套，常规腹腔镜器械一套，肠钳和无损伤钳各两把，分离钳、针持、电凝钩和吸引器各一把、加长气腹针一根。

3. 仪器：腹腔镜系统、结扎速血管闭合系统（LigaSure）或超声刀系统、电刀、手术高清录像设备。

4. 一次性用物：11#刀片、3M抗菌粘贴巾（60 cm×40 cm）、吸引管、保护套2个、导尿包、10 mm一次性穿刺器1个、5 mm一次性穿刺器3个（其中1个备用）、12 mm一次性穿刺器1个、加长12 mm一次性穿刺器1个（备用）、3-0带针可吸收缝线若干、3-0倒刺缝线2根、扁形引流管1根、LigaSure腔镜手控器械1把。

5. 特殊用物：腹腔镜下切割闭合器一把、60 mm黑钉仓（成钉高度2.3 mm）1个、60 mm绿钉仓（成钉高度2.0 mm）1个、60 mm蓝钉仓（成钉高度1.5 mm）3~5个、36 Fr矫正管（支撑胃管）1根。

6. 确认接送患者的转运床和手术台承重负荷超过患者体重。

四、手术步骤

使用加长气腹针经脐穿刺建立气腹，穿刺孔位置如下。

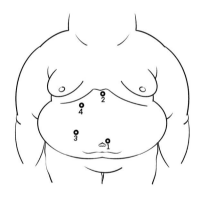

穿刺孔位置示意

T1：脐部或脐上偏左切口作为镜头孔。

T2：剑突下偏左切口作为挡肝操作孔。

T3：右锁骨中线肋缘下6~7 cm、腹直肌外缘作为主操作孔。

T4：右肋下肝缘与肝圆韧带夹角处作为辅助操作孔。

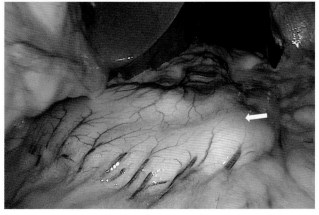

图 2-1-1　充分润滑支撑胃管，将之置入胃窦部，在接入负压点吸同时，缓缓后退至食管下段，吸尽胃内积气积液，方便术中暴露

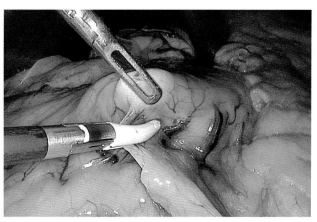

图 2-1-2　在胃角对侧贴大弯侧打开胃结肠韧带，可以使用超声刀或者 LigaSure 进行离断操作

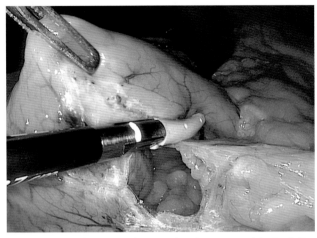

图 2-1-3　离断位置靠近胃壁，但需尽量避免胃壁损伤。首先进入网膜囊，然后沿大弯侧胃壁向头侧游离

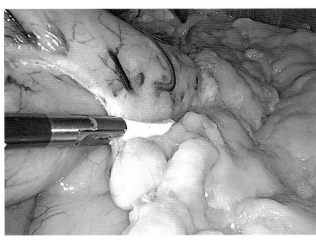

图 2-1-4　沿胃大弯侧向头侧游离胃结肠韧带至脾脏下缘水平

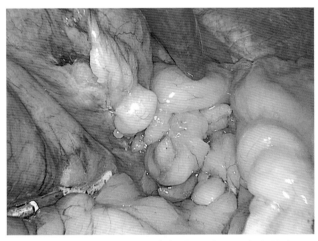

图 2-1-5　游离胃底是游离操作的难点，术者的左手无损伤钳夹持胃底后壁，向肝脏方向牵拉，将左侧膈肌脚与胃底间的组织绷紧，即可以暴露清楚

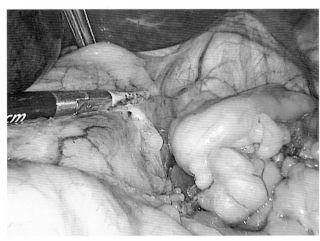

图 2-1-6　继续游离食管前方

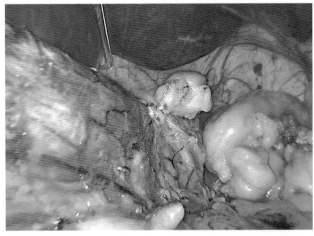

图 2-1-7　逐步完成胃底游离，暴露左膈肌脚是完成此操作的标志

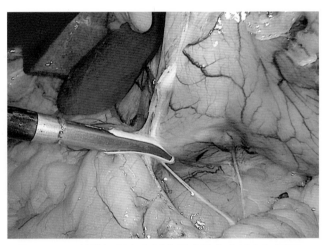

图 2-1-8　继续沿胃大弯侧向胃窦游离直至幽门平面。近幽门处分支血管较多，可分层离断，需注意充分游离胃后粘连

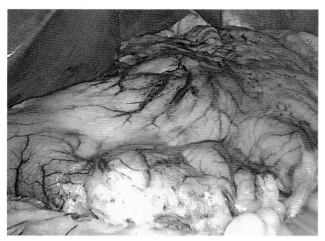

图2-1-9　完成胃的游离操作，此时胃囊已充分游离，方便明确切线方向，保证下一步切割操作的质量

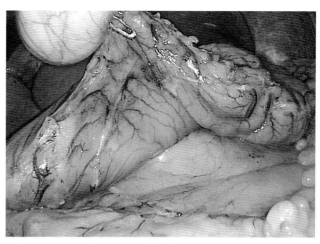

图2-1-10　将36 Fr支撑胃管置入胃窦部。先将支撑胃管放至幽门，然后在术者引导下缓慢后退，使其紧贴小弯侧，引导切割方向

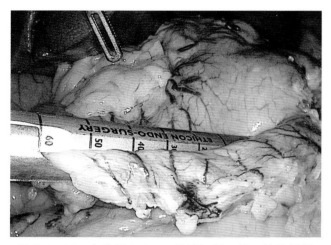

图2-1-11　自幽门上2 cm开始切割，第一枪选用黑钉，向下调整钉仓方向，切割线需注意与小弯侧平行

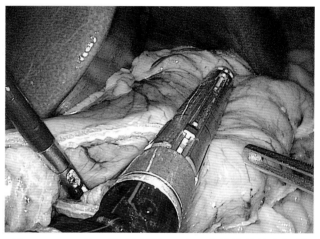

图2-1-12　第二枪选用绿钉，这一步操作是整个切割操作的难点，向上调整钉仓方向，使切割线与小弯平行的同时，适当远离胃角切迹，防止术后狭窄或梗阻

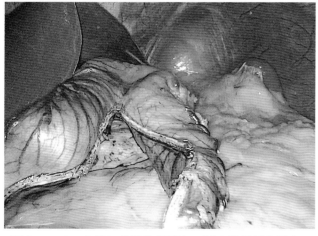

图2-1-13　自第三枪始选用蓝钉，以支撑胃管为导向，保持松紧适当

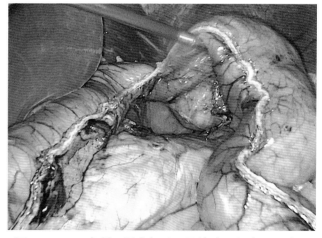

图2-1-14　离断至胃底部时，胃前壁面积小于后壁，需注意将后壁完全暴露，保证前后壁对称

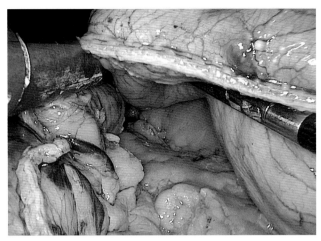

图 2-1-15 左手钳将胃底后壁完全牵向左侧，引导切割闭合器在距 His 角 1.5～2 cm 位置完整切除胃底，注意保护贲门及食管下段

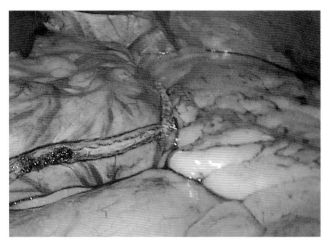

图 2-1-16 切胃操作完成后，切线应基本与胃小弯平行顺滑，胃前后壁对称，保证小胃囊形态无扭曲或旋转

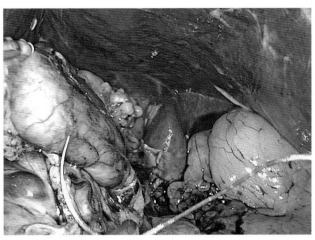

图 2-1-17 切缘止血后，3-0 倒刺线从近端开始加强缝合切缘

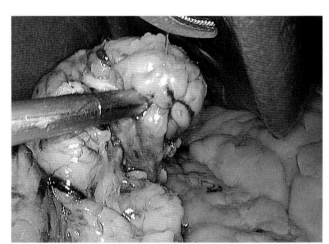

图 2-1-18 半荷包包埋胃切缘顶点

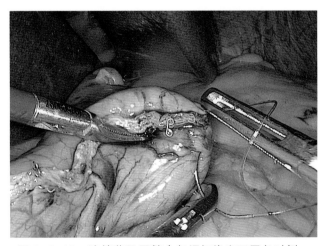

图 2-1-19 连续浆肌层缝合包埋切缘直至胃角对侧，注意防止过宽缝合或缝合扭曲

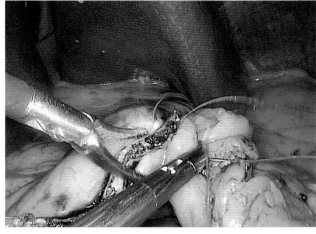

图 2-1-20 自胃角对侧始全层缝合加强切缘，并与胃结肠韧带切缘缝合固定直至切缘下端

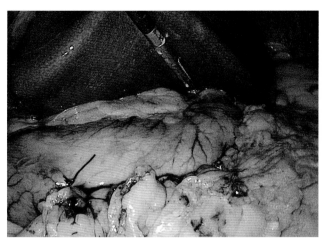

图 2-1-21　完成缝合操作，检查确定切缘无活动性出血，胃囊无扭曲、旋转，无明显狭窄

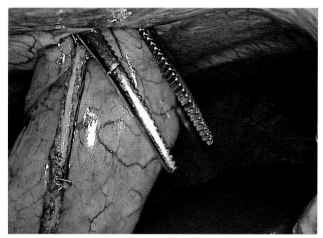

图 2-1-22　标本抓钳夹持胃标本远端，自 12 mm 穿刺孔取出可用血管钳扩张穿刺孔，左右旋转，牵拉出胃标本

五、总结

袖状胃切除术是目前全世界最常开展的减重手术方式。该术式通过沿小弯平行切割胃来限制胃的容积，并通过完全去除胃底以减少饥饿素（Ghrelin）的分泌。袖状胃切除术可以作为独立术式，也可以作为超级肥胖患者分步手术的一期手术。

袖状胃切除术是一个标准化的手术术式，根据《中国肥胖和 2 型糖尿病外科治疗指南（2019 版）》的要求，袖状胃切除术的操作要点包括以下几点：完全游离胃底和胃大弯，应用 32～38 Fr 胃管作为胃内支撑，距幽门 2～6 cm 处作为胃大弯切割起点，向上切割，完全切除胃底和胃大弯，完整保留贲门。术中如发现食管裂孔疝，应同期行修补处理。

术中可以减少左侧辅助孔，从而形成右侧位的四孔法；也可以进一步悬吊肝脏，减少剑突下穿刺孔，形成三孔法。但剑突下穿刺孔可以保证充分牵开肝脏，暴露 His 角，必要时可以协助牵拉胃底，协助游离操作，降低手术难度，更易达到标准化治疗的目的。在术中暴露困难时，选择五孔法有助于降低手术难度，保证安全。

（管蔚）

第二章 三孔法袖状胃切除术

Laparoscopic Sleeve Gastrectomy Procedure by Three-port Technique

一、手术适应证和禁忌证

适应证：

① 同经典袖状胃切除术，术前影像学检查排除肝脏（尤其是左肝叶）体积过大。

② 27.5 kg/m² ≤ BMI < 32.5 kg/m² 合并有糖尿病、高血压、高血脂、睡眠呼吸暂停综合征等或至少符合 2 项代谢综合征组分，经改变生活方式和内科治疗难以控制的。

禁忌证：

① 同经典袖状胃切除术；

② 既往有上腹部手术史者慎选；

③ 有重度脂肪肝者慎选。

二、手术站位

患者仰卧，呈"大字"分腿位，调整体位呈头高脚低倾斜 20°～30° 或左侧高 10°～15°。术者站在患者双腿之间，扶镜手站在患者的右侧，另一助手站在患者的左侧。器械护士在患者的左下肢旁，主显示器位于患者头部。

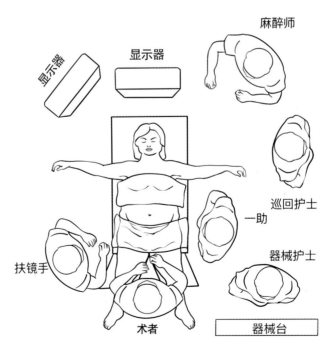

手术站位示意

三、准备物品和耗材

1. 敷料：常规手术用敷料。

2. 器械：常规手术器械及腹腔镜器械，无损伤钳 1 把，分离钳、针持、电凝钩和吸引器各 1 把、加长气腹针 1 根、疝修补器 1 套。

3. 仪器：腹腔镜系统、超声刀、电刀、手术高清录像设备。

4. 一次性用物：5 mm 穿刺器 1 个、10 mm 穿刺器 1 个、12 mm 一次性穿刺器 1 个、3-0 带针缝线若干、3-0 倒刺缝合线若干。

5. 特殊用物：腹腔镜下切割闭合器一把，绿钉仓（成钉高度 2.0 mm）及蓝钉仓（成钉高度 1.5 mm）若干，36 ～ 40Fr 矫正棒（支撑胃管）1 根。

四、手术步骤

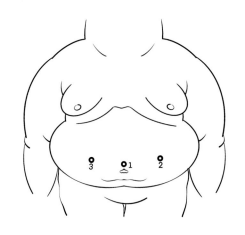

穿刺孔位置示意

T1：脐部切口作为镜头孔。

T2：左锁骨中线平脐交界处设 12 mm Trocar 作为主手术操作孔并用于切割闭合器的操作孔。

T3：右锁骨中线平脐交界处设 5 mmTrocar 作为辅操作孔。

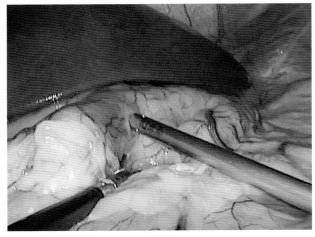

图 2-2-1 探查腹腔，将 36 ～ 40 Fr 胃导引管经口腔置入胃内

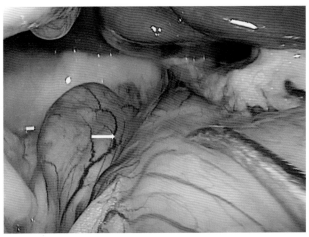

图 2-2-2 置入胃导引管时动作轻柔，切勿损伤食管或贲门。确认幽门及幽门环的位置

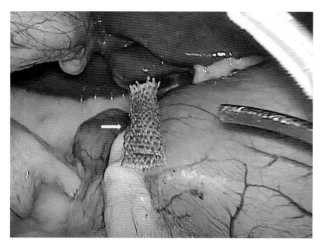

图 2-2-3　在距离幽门约 2～6 cm 处做标记
（2 cm 布带测量标记幽门上位置）

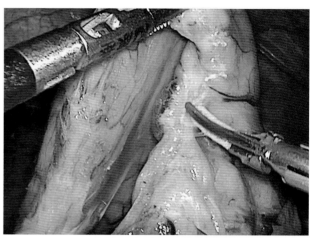

图 2-2-4　分离胃大网膜（胃结肠韧带）

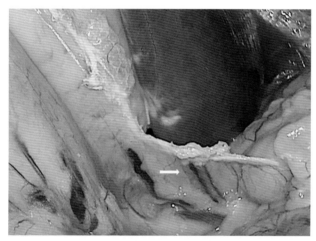

图 2-2-5　沿胃结肠韧带继续往上分离至脾胃韧带，
内有胃短动脉，附近有胃网膜左动脉及其伴行静脉
（箭头处为胃短血管）

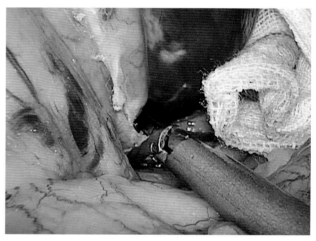

图 2-2-6　继续处理胃脾韧带至脾脏上极

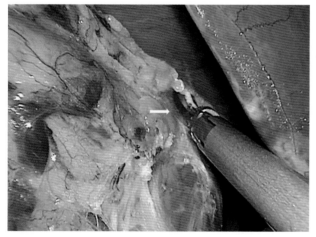

图 2-2-7　继续向上游离胃膈韧带，暴露胃食管交界
处和左膈肌脚（箭头示 His 角）

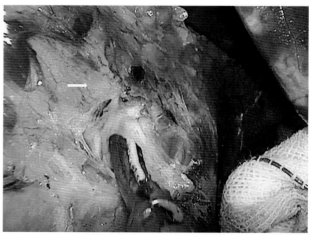

图 2-2-8　左膈肌脚的完全显露标志胃底的完全剥离
（箭头示胃底）

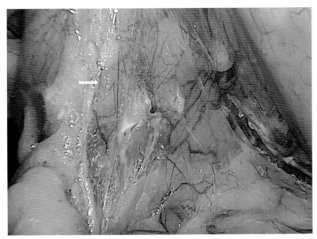

图 2-2-9　从胃大弯中部向幽门处进行胃后壁的分离（箭头示胃窦后壁）

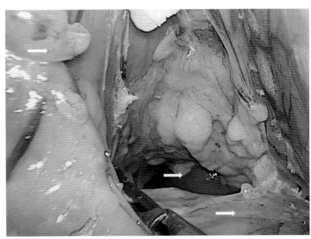

图 2-2-10　分离胃窦后壁时注意不要超过距离幽门的标记处（游离完状态，可视幽门、肝尾叶、胰）

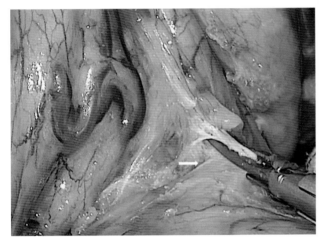

图 2-2-11　分离胃后壁和胰腺体之间的膜结构

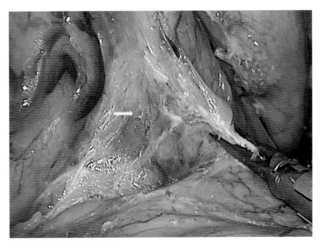

图 2-2-12　充分游离，防止在切割的过程中胃前壁和后壁切割不均匀（箭头处为胃左影）

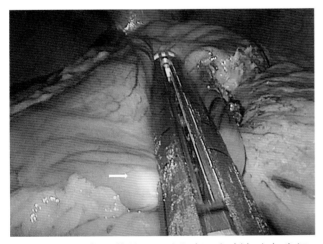

图 2-2-13　将胃管放入至幽门部，切割起点与幽门之间的距离为 2～6 cm 处（第一枪的位置，箭头示近幽门上 2 cm）

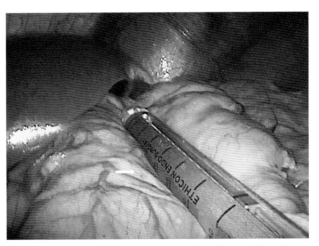

图 2-2-14　第二枪时，胃角切迹是术后最常见的狭窄部位。切割枪不能太靠近胃导引管

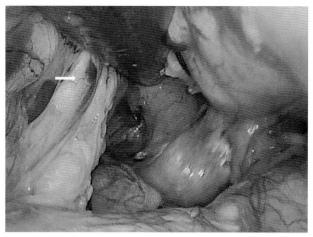

图 2-2-15　注意置入切割闭合器时保持胃前后壁对称牵引（箭头示胃后壁）

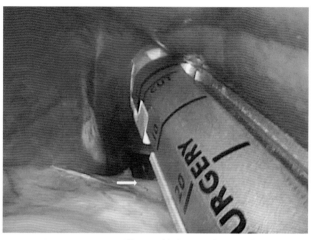

图 2-2-16　沿着胃导管向上切割胃大弯部（建议最后一个切割是在胃食管交界处的脂肪垫外 1 cm）

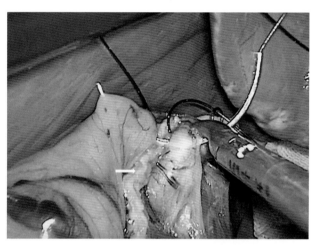

图 2-2-17　从胃底开始，用可吸收倒刺缝合线连续缝合胃肌浆层并包埋，至全部切缘加固完毕

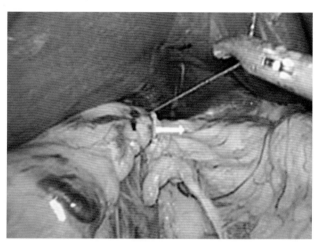

图 2-2-18　用普通可吸收线连续或者间断缝合胃与大网膜，调节胃窦部容积

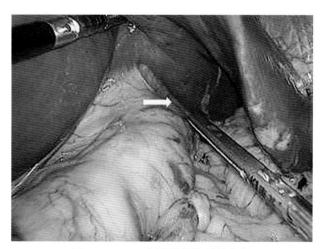

图 2-2-19　大网膜复位后的上部

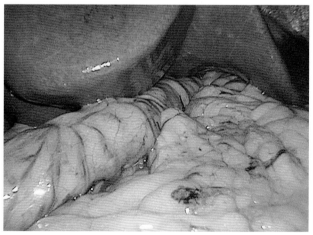

图 2-2-20　大网膜复位后的状态

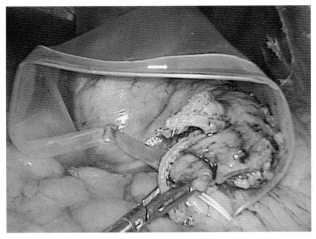

图 2-2-21　通过观察孔放进标本袋装好标本（箭头示标本袋）

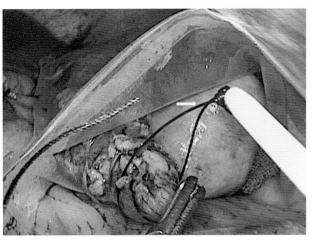

图 2-2-22　残胃角可用套扎线圈套扎，以便于牵拉取出标本

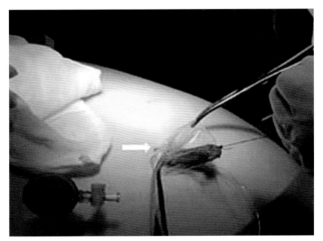

图 2-2-23　通过观察孔取出标本

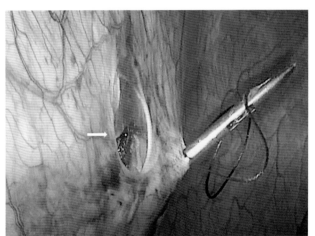

图 2-2-24　检查穿刺孔是否有出血，必要时保留腹腔引流管。用疝修补器缝合 12 mm 套管孔

五、总结

三孔法袖状胃切除术的优点是只有三个孔，比传统的四孔法少一个孔，可减少术后切口疼痛以及有助于腹部美容等优点；整个手术步骤清楚，一步一步进行，不容易出错，可减少术中并发症的发生，可操作，推广性强；手术过程流畅，减少多余动作，缩短手术时间。步骤清晰明确，按部就班，过程简化，便于初学者学习，有利于缩短学习曲线。

（董志勇）

第三章 单孔法袖状胃切除术

Laparoscopic Sleeve Gastrectomy Procedure by Single-port Technique

一、手术适应证和禁忌证

适应证：

① BMI ≥ 32.5kg/m²，建议 BMI ≤ 45kg/m²。术前影像学评估肝脏体积，尤其是左外叶体积不易过大（必要时可以悬吊肝脏）。

② 27.5 kg/m² ≤ BMI ≤ 32.5 kg/m² 合并有糖尿病、高血压、高血脂、睡眠呼吸暂停综合征等或至少符合 2 项代谢综合征组分，经改变生活方式和内科治疗难以控制的。

③ 病患者身高 ≤ 175 cm，对美容效果有额外要求。

禁忌证：

① 同经典袖状胃切除术；

② 既往有上腹部手术史为相对禁忌。

二、手术站位

患者仰卧，呈"大字"分腿位，调整体位呈头高脚低倾斜 20° ~ 30° 或左侧高 10° ~ 15°。术者站在患者双腿之间，扶镜助手站在患者的右侧，另一助手站在患者的左侧，器械护士在患者的左下肢旁。主显示器位于患者头部。

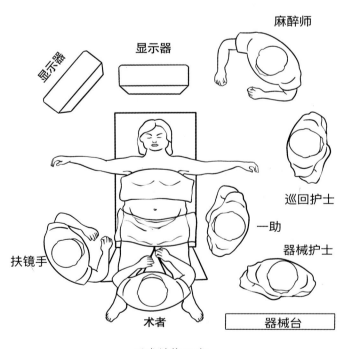

手术站位示意

三、准备物品和耗材

1. 敷料：常规手术用敷料。

2. 器械：开腹器械1套，Triport或国产单切口腹腔镜多通道系统，常规腔镜器械1套，5 mm腹腔镜镜头1支，肠钳和无损伤钳各1把，分离钳、针持、电钩和吸引器各1把。

3. 仪器：腹腔镜系统、超声刀、电刀、手术高清录像设备。

4. 一次性用物：5 mm穿刺器1个（备用）、10 mm穿刺器1个（备用）、12 mm一次性穿刺器1个（备用）、3-0带针缝线若干、3-0倒刺缝合线若干。

5. 特殊用物：腹腔镜下切割闭合器1把，黑钉仓（成钉高度2.3 mm）、绿钉仓（成钉高度2.0 mm）及蓝钉仓（成钉高度1.5 mm）若干，36～40 Fr矫正棒（支撑胃管）1根。

四、手术步骤

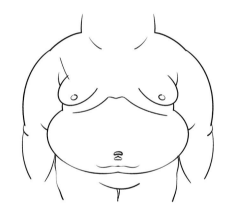

穿刺孔位置示意

Trocar位置：脐部切口单通道入口。脐部上缘弧形切口2.0～2.5 cm（直视下逐层进入腹腔，充分止血，切缘齐整有利于减少脐环破坏及缝合关闭）。

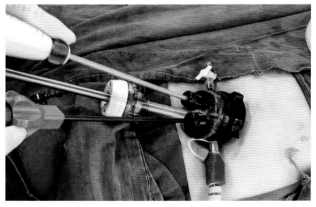

图2-3-1 置入Triport或国产单切口腹腔镜多通道系统，下方12 mm穿刺器为观察孔，上方5 mm分别为主操作孔和辅助操作孔。应用切闭时更换5 mm镜头，由右上方5 mm穿刺孔作观察孔，12 mm为主操作孔，左上5 mm穿刺孔为辅助操作孔

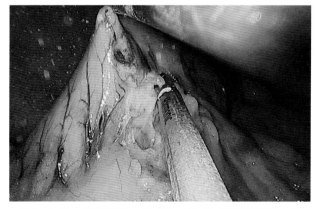

图2-3-2 探查腹腔：将36～40 Fr胃导引管经口腔置入胃内。大弯侧乏血管区打开胃结肠韧带，利用组织及器官重力提供对抗张力。垂直方向操作减少器械间干扰，主操作手可左右调整

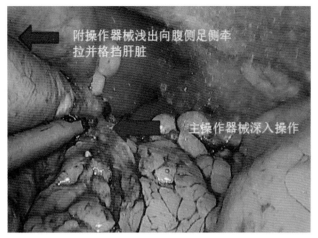

图 2-3-3　分离脾胃韧带：辅助操作孔操作器械向腹壁侧及足侧适当牵拉，并应用胃壁牵拉格挡肝左叶提供术野暴露。前后远近方向操作减少器械间干扰

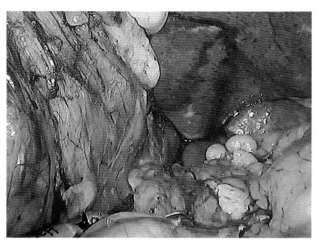

图 2-3-4　沿胃结肠韧带继续往上分离至脾胃韧带至脾脏上极。左侧膈肌脚显露完全游离胃底

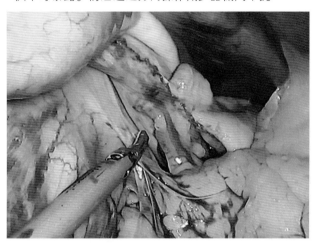

图 2-3-5　分离胰胃皱襞，充分游离胃后壁

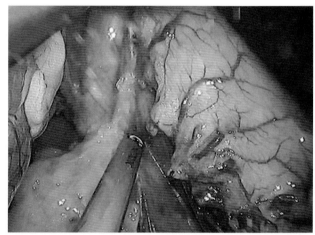

图 2-3-6　向十二指肠方向游离，完全分离大网膜使胃结构二维化。双手器械操作在垂直方向运动，减少干扰

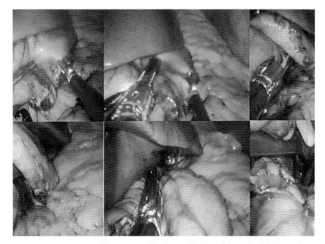

图 2-3-7　更换 5 mm 镜头，球囊支撑，切割起点与幽门之间的距离为 2～6 cm 处（第一枪的位置，箭头示近幽门上 4 cm），连续切割。胃角切迹是术后最常见的狭窄部位，此处切割线不能太靠近支撑管

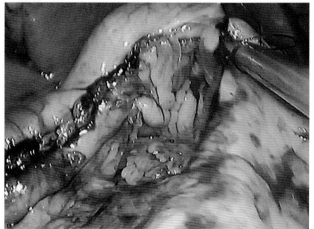

图 2-3-8　可选择切缘加缝（倒刺线或者可吸收缝线），可选择大网膜复位缝合

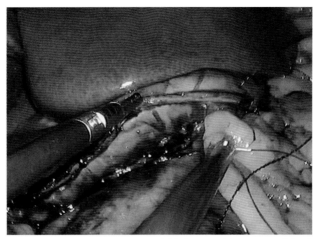

图 2-3-9　可选择大网膜复位缝合。经脐部切口取出标本

五、总结

经脐部单孔腹腔镜袖状胃切除手术（SILSG）是安全、有效、经济的。术后美观及减轻疼痛方面优于多孔腹腔镜胃袖状切除术。传统腹腔镜手术，术者左右手呈倒置等边三角形，单孔手术则存在明显的"筷子效应"。我们的经验是脐部切口最好 2.5 cm 左右（避免切口约束操作），选择的患者身高尽量不要过高，操作距离越远则"筷子效应"越明显。因单孔手术术野暴露不佳，我们建议合理应用重力对抗牵拉，术中适当调节患者体位。"筷子效应"带来的器械干扰：因主、副操作孔为左右（水平）分布，器械在垂直方向及前后方向上干扰较少，可加以利用。因单切口限制，熟练双手操作，可在必要时左右手交替操作，给手术带来便利。

（王勇）

第四章　袖状胃切除加空肠旷置术

Laparoscopic Sleeve Gastrectomy with Proximal Jejunal Bypass

一、手术适应证和禁忌证

适应证：

① 符合《中国肥胖及 2 型糖尿病外科治疗指南（2019 版）》规定的手术适应证；

② BMI>40kg/m^2

禁忌证：

① 同腹腔镜袖状胃切除术；

② 既往腹部手术史（相对禁忌证）。

二、手术站位

患者取平卧位，呈头高脚低倾斜 20°～30°。头下置一软枕；两侧上肢外展，固定于托手板上，外展角度需小于 90°，避免神经损伤。腘窝处用半圆形硅凝胶垫垫高 20°；双脚踝用硅凝胶垫垫高；在膝关节上 5 cm 处用 10～15 cm 的约束带固定。

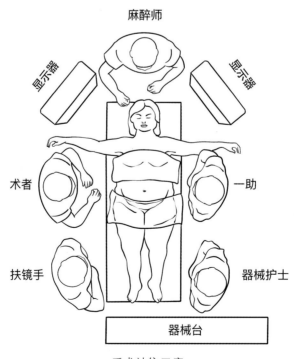

手术站位示意

三、准备物品和耗材

1. 敷料：剖腹包、剖腹被、手术衣、微创用锁边小纱布。

2. 器械：常规手术器械1套，常规腹腔镜器械1套，肠钳和无损伤钳各两把，分离钳、针持、电凝钩和吸引器各1把（备加长器械1套），加长气腹针1根。

3. 仪器：腹腔镜系统、超声刀、电刀、手术高清录像设备。

4. 一次性用物：11#刀片、3M抗菌粘贴巾（60 cm×40 cm）、吸引管、保护套2个、导尿包、10 mm一次性穿刺器1个、5 mm一次性穿刺器3个、12 mm一次性穿刺器1个、加长12 mm一次性穿刺器1个（备用）、3-0带针可吸收缝线若干、3-0倒刺缝线4根、扁形引流管1根。

5. 特殊用物：腹腔镜下切割闭合器1把、60 mm黑钉仓（成钉高度2.3 mm）1个、60 mm绿钉仓（成钉高度2.0 mm）1个、60 mm蓝钉仓（成钉高度1.5 mm）3~5个、60 mm白钉仓（成钉高度1.0 mm）2个、36 Fr矫正管（支撑胃管）1根。

6. 确认接送患者的转运床和手术台承重负荷超过患者体重。

四、手术步骤

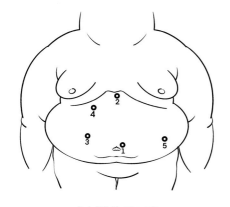

穿刺孔位置示意

T1：脐部或脐上偏左切口作为镜头孔。

T2：剑突下偏左切口作为挡肝操作孔。

T3：右锁骨中线肋缘下6~7 cm、腹直肌外缘作为主操作孔。

T4：右肋下肝缘与肝圆韧带夹角处作为辅助操作孔。

T5：左腋前线与T3平行作为助手操作孔。

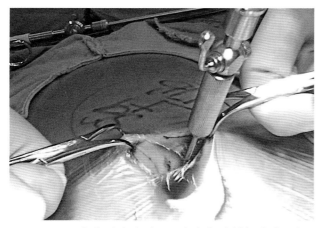

图2-4-1 提起脐上皮肤，以加长气腹针经脐建立气腹，气腹压力设定为15 mmHg

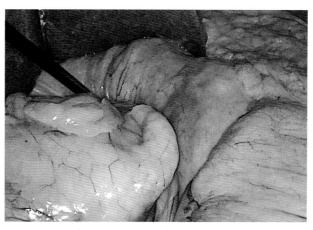

图2-4-2 经口置入支撑胃管至胃角，吸尽胃内积气和胃液，使胃保持空虚，便于手术暴露

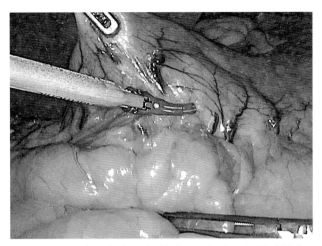

图 2-4-3　左手提起胃角前壁，以超声刀沿胃壁游离大网膜，进入胃网膜囊

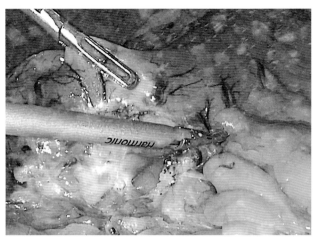

图 2-4-4　进入胃大网膜囊，先向近端游离大网膜，胃后粘连以及胃胰皱襞分别离断，对于血管可以采取慢凝或者"防波堤"技术

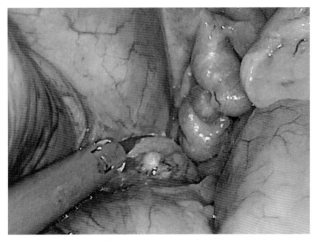

图 2-4-5　沿大弯侧游离至最高处，对于胃短血管可以采取"防波堤"技术，此时左手和助手提起胃底，开始离断胃底和贲门后方

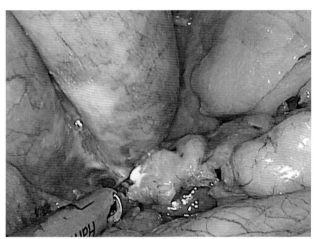

图 2-4-6　从贲门后方充分游离，暴露出左侧膈肌脚

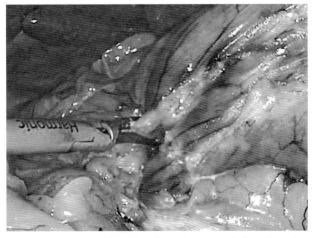

图 2-4-7　向远端继续游离至幽门环，注意胃窦后方需要充分游离

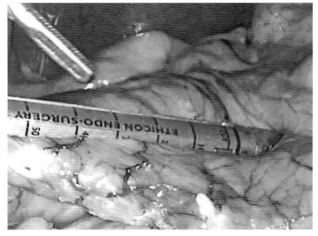

图 2-4-8　支撑胃管放至幽门处，距幽门环 2 cm 处开始切割，第一个钉仓建议选用黑钉，注意需要向下调整钉仓的方向，使切割线与小弯平行

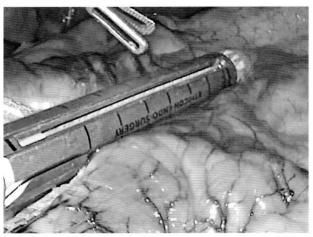

图 2-4-9　第二枪选用绿色钉仓，注意调整钉仓的方向，使第一第二钉仓在胃角处形成较宽的的夹角

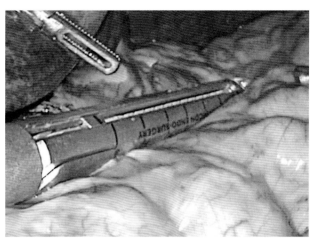

图 2-4-10　其余胃体及胃底选用蓝色钉仓，注意与支撑胃管之间的的间隙，可以通过钉仓以及左手牵拉胃小弯调整切割方向

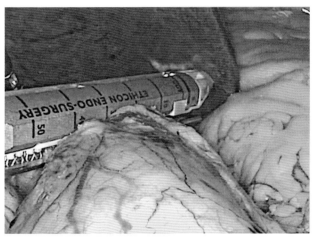

图 2-4-11　切割胃底的钉仓注意保护贲门括约肌和食管，距离 His 角约 1.5 cm

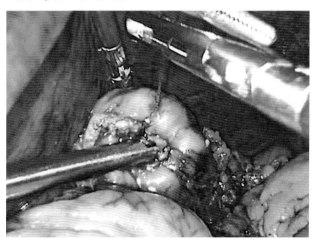

图 2-4-12　把切割下的胃大弯标本移至右上腹，使用 3-0 可吸收倒刺线在切割线最高处做荷包缝合

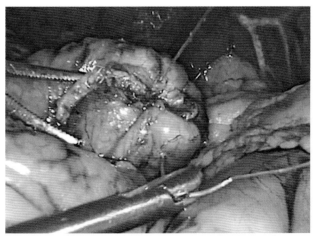

图 2-4-13　荷包包埋后，继续行浆肌层加强包埋切割线至胃体下部。建议不要大跨度缝合避免导致胃腔狭窄

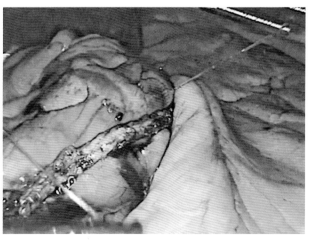

图 2-4-14　浆肌层加强至胃角，将切割线全层与大网膜缝合固定，直至切割线最远端

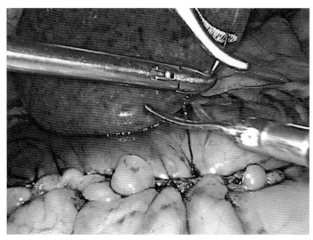

图 2-4-15　完成胃切缘固定后，查看有无旋转、扭转及出血

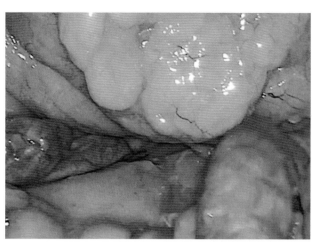

图 2-4-16　提起大网膜及横结肠系膜，助手夹持横结肠系膜，术者确认屈氏韧带附着点。向远端测量 30 cm 空肠

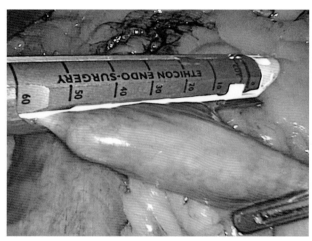

图 2-4-17　术者夹持近端，助手夹持远端肠管，钝性分离系膜，用白色钉仓离断肠管

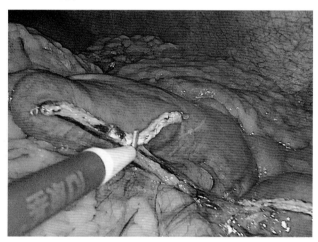

图 2-4-18　切缘电凝止血，在近端空肠对系膜缘开口备吻合用，助手夹持近端肠管

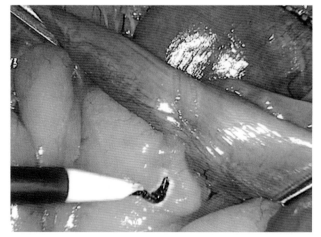

图 2-4-19　术者沿远端肠管计数 300 cm，术者夹持近端，助手夹持远端肠管，在近侧系膜电凝标记

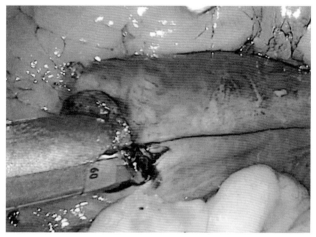

图 2-4-20　术者继续向远端测量肠管至回盲部，保证远端共同通道不低于 200 cm。在定位处肠管对系膜缘开口与近端进行吻合

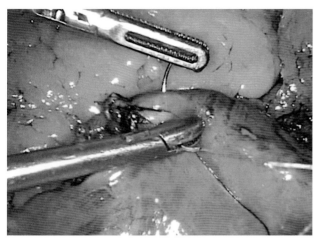

图 2-4-21 使用 3-0 倒刺线全层连续缝合关闭共同开口，浆肌层连续缝合加强

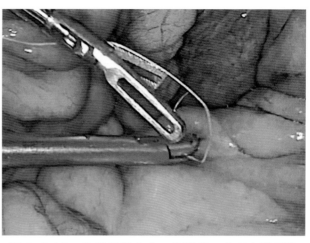

图 2-4-22 助手提起吻合口处肠管，术者牵出系膜裂孔内的肠管，完全暴露系膜裂孔，用不可吸收线从低处开始缝合关闭

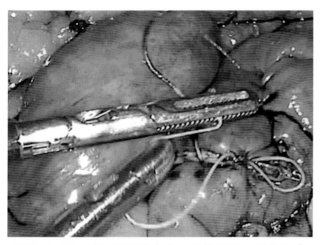

图 2-4-23 关闭至近端吻合口处浆肌层，至此完成系膜裂孔关闭

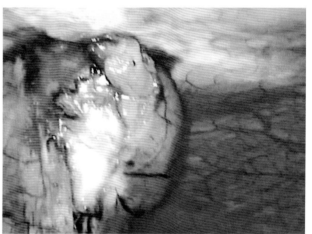

图 2-4-24 钝性扩张 12 mm 穿刺孔，切除的胃标本从此穿刺孔取出

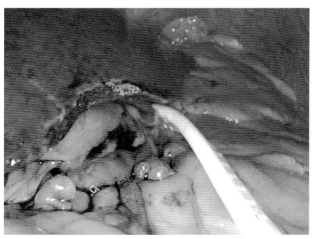

图 2-4-25 查无活动性出血，根据情况放置引流管，从左侧穿刺孔引出

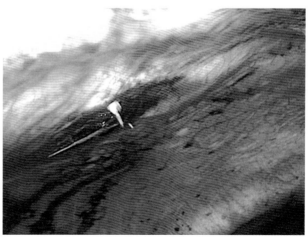

图 2-4-26 穿刺孔充分止血，排出腹腔 CO_2，退出腹腔镜，缝合皮肤

五、总结

在袖状胃切除基础上加旷置 200~300 cm 肠管，需要注意保证远端共同通道至少 200 cm 以上，测量远端肠管需要注意调整腹腔镜的角度，并注意避免牵拉损伤。通过助手夹持近端肠管断端，从而使肠管吻合更加容易；通过助手夹持定位处肠管，可以防止扭转、旋转等错误。缝合系膜裂孔注意防止撕裂，同时要有一定的密度，针距不能过大，要规划好缝合部位，尽量对称，保证肠肠吻合口的平整。

（梁辉）

第五章　袖状胃切除加十二指肠空肠转流术（祥式吻合）

Sleeve Gastrectomy plus Duodenojejunal Bypass（Loop Anastomosis）

一、手术适应证和禁忌证

适应证：

BMI ≥ 27.5kg/m^2 的 2 型糖尿病患者，血糖控制欠佳，且保留有一定的胰岛功能。

禁忌证：

① 十二指肠球部溃疡或反复发展溃疡致瘢痕形成；

② 反流性食管炎 C 级及以上；

③ Barrett 食管。

二、手术站位

患者仰卧，调整体位呈头高脚低倾斜 20°～30°。术者及扶镜手站在患者右侧，一助站在患者的左侧。器械护士在患者的左下肢旁，显示器位于患者头部两侧。

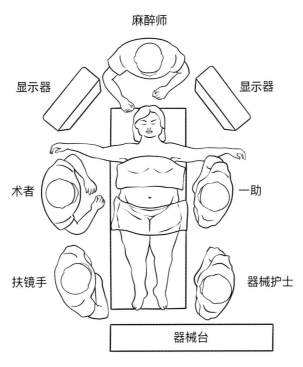

手术站位示意

三、准备物品和耗材

1. 敷料：剖腹包、剖腹被、手术衣、微创用锁边小纱布。

2. 器械：常规手术器械 1 套，常规腹腔镜器械 1 套，肠钳和无损伤钳各两把，分离钳、针持、电凝钩和吸引器各 1 把、加长气腹针 1 根。

3. 仪器：腹腔镜系统、结扎速（Ligasure）或超声刀系统、电刀、手术高清录像设备。

4. 一次性用物：11# 刀片、粘贴巾、吸引管、导尿包、5 mm 穿刺器 3 个、10 mm 穿刺器 1 个、12 mm 一次性穿刺器 1 个、3-0 带针缝线若干、3-0 倒刺缝合线若干。

5. 特殊用物：腹腔镜下切割闭合器一把，黑钉仓（成钉高度 2.3 mm）、绿钉仓（成钉高度 2.0 mm）及蓝钉仓（成钉高度 1.5 mm）若干，38 Fr 矫正棒（支撑胃管）1 根。

四、手术步骤

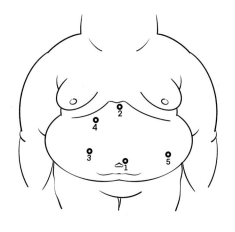

穿刺孔位置示意

T1：脐部或脐上偏左切口作为镜头孔。

T2：剑突下偏左切口作为挡肝操作孔。

T3：右锁骨中线肋缘下 6～7 cm、腹直肌外缘作为主操作孔。

T4：右肋下肝缘与肝圆韧带夹角处作为辅助操作孔。

T5：左腋前线与 T3 平行作为助手操作孔。

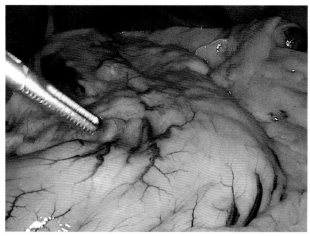

图 2-5-1　探查腹腔，将 38 Fr 胃管经口腔置入胃内，吸净胃腔内气体及液体后回退至食管上

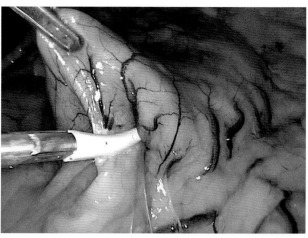

图 2-5-2　自胃角游离胃大弯侧，进入胃网膜囊，向上游离胃网膜及胃胰之间的粘连，操作类似袖状胃切除术

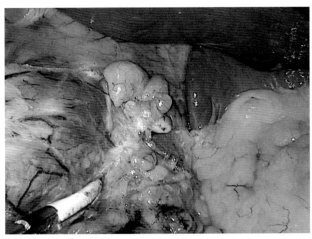

图 2-5-3　近端至 His 角处，完整暴露左侧膈肌角

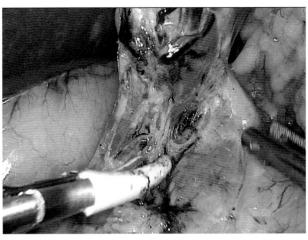

图 2-5-4　自胃角向远端游离，离断胃网膜右血管，显露十二指肠球部后壁及下壁，直至胃十二指肠动脉暴露

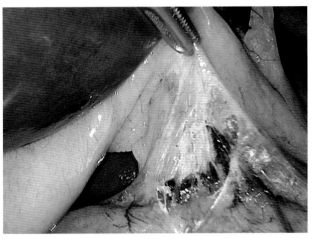

图 2-5-5　于胆总管上方打开肝十二指肠韧带浆膜，避免损伤胃右血管分支

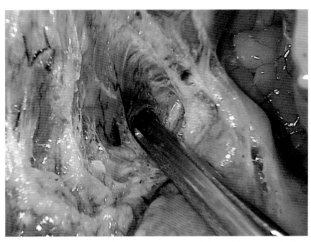

图 2-5-6　紧邻胰腺上方于十二指肠球部后壁向胆囊方向作隧道，注意贴近十二指肠壁，且避免损伤十二指肠壁及胃右血管。如隧道建立困难，可考虑使用"金手指"

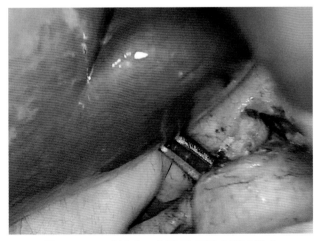

图 2-5-7　确认十二指肠球部后方隧道建立

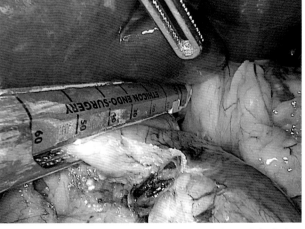

图 2-5-8　紧贴胰腺上缘自隧道置入蓝钉，准备离断十二指肠球部，避免钉仓远端夹到十二指肠韧带内组织

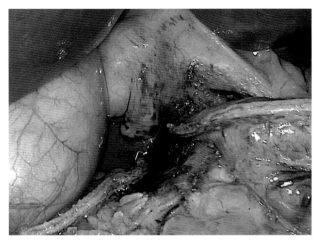

图 2-5-9　离断十二指肠球部，断面止血

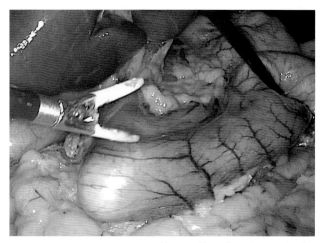

图 2-5-10　置入 38 Fr 胃管，调整远端至幽门，紧贴小弯侧

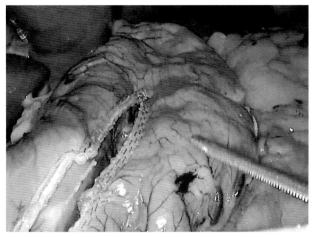

图 2-5-11　贴近胃管，制作袖状胃
（同"第二篇第一章"中）

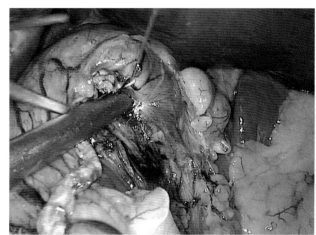

图 2-5-12　His 角荷包包埋

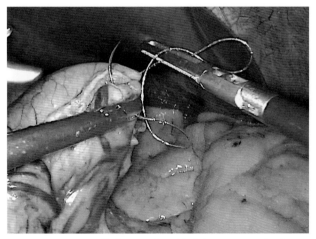

图 2-5-13　连续浆肌层内翻缝合加强近 1/2 切缘至胃角处

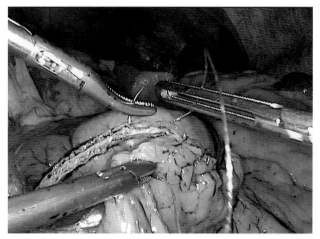

图 2-5-14　将大网膜连续缝合覆盖于胃角远端切缘

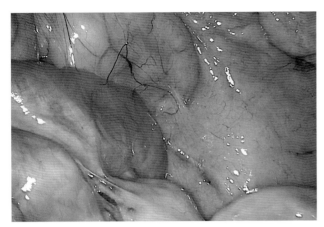

图 2-5-15　提起横结肠系膜，确认 Treitz 韧带

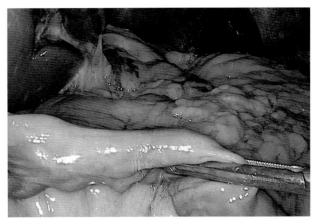

图 2-5-16　自 Treitz 韧带向远端测量 2m 小肠，上提至十二指肠球部并固定。注意避免近、远端肠管方向错误，近端置于患者左侧、远端置于患者右侧，确认小肠系膜无扭转

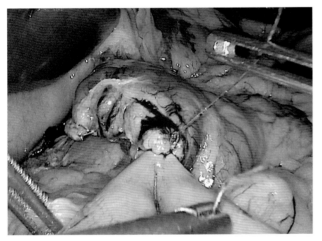

图 2-5-17　将小肠对系膜缘缝合固定于幽门下方

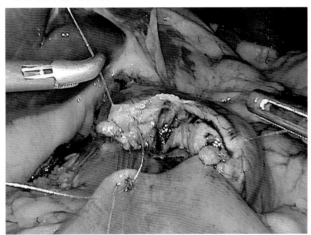

图 2-5-18　预估吻合口长度，并将小肠对系膜缘与球部下缘缝合固定

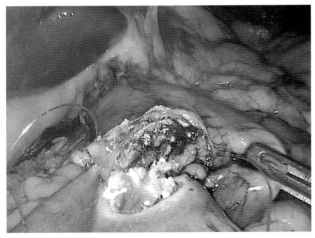

图 2-5-19　分别于球部下壁及对应的小肠对系膜缘开口，备行手工吻合

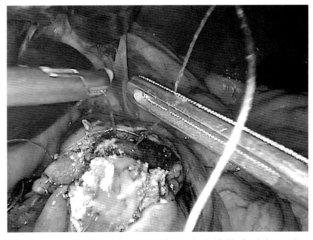

图 2-5-20　以幽门下方固定缝线连续缝合球部及小肠后壁

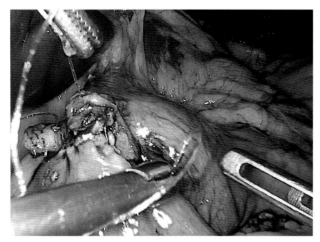

图 2-5-21 连续内翻缝合吻合口前壁

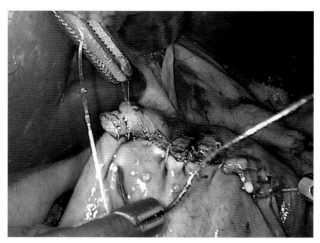

图 2-5-22 以球部断端固定缝线连续浆肌层缝合加强吻合口前壁，直至吻合口最上方

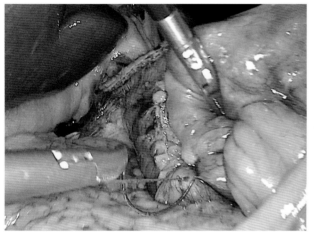

图 2-5-23 自吻合口后方牵出缝线

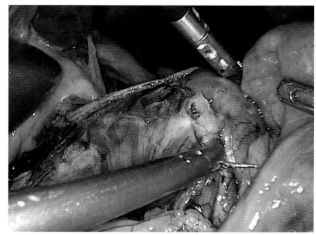

图 2-5-24 连续缝合加强后壁

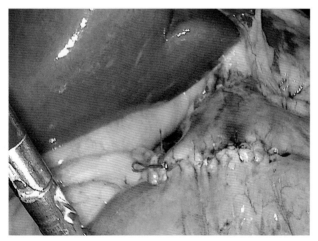

图 2-5-25 完成十二指肠空肠吻合

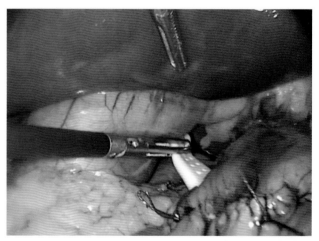

图 2-5-26 十二指肠断端止血，取出标本，并于十二指肠空肠吻合口后方放置引流管，远端放置于十二指肠残端

五、总结

袖状胃切除联合十二指肠空肠转流术目前国内主要用于治疗血糖控制较差的 2 型糖尿病患者，手术难度大，初期并发症多。十二指肠空肠吻合口因球部较短，吻合器使用困难，多采用手工缝合。端侧吻合时由于小肠与球部成角，吻合难度大，吻合后易导致胃窦部扭转。侧侧吻合相对更为简单，缺点在于离断胃网膜右血管，但发生球部缺血极为罕见，当属首选。虽然国人肠管平均长度约 5.5 m，但我们仍建议测量全小肠长度，确保共同支肠管长度不低于 3 m，以免发生严重营养不良或腹泻。

（林士波）

第六章　袖状胃切除加十二指肠空肠转流术（Roux-en-Y 吻合）

Sleeve Gastrectomy plus Duodenojejunal Bypass（Roux-en-Y Anastomosis）

一、手术适应证和禁忌证

适应证：

BMI ≥ 27.5kg/m² 的 2 型糖尿病患者，血糖控制欠佳，且保留有一定的胰岛功能。

禁忌证：

① 十二指肠球部溃疡或反复发展溃疡致瘢痕形成；

② 反流性食管炎 C 级及以上；

③ Barrett 食管。

二、手术站位

患者仰卧，调整体位呈头高脚低倾斜 20°～30°。术者及扶镜手站在患者右侧，另一助手站在患者的左侧。器械护士在患者的左下肢旁，显示器位于患者头部两侧。

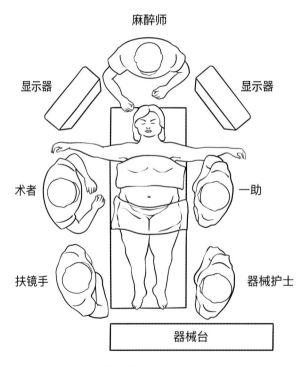

手术站位示意

三、准备物品和耗材

1. 敷料：剖腹包、剖腹被、手术衣、微创用锁边小纱布。

2. 器械：常规手术器械 1 套，常规腹腔镜器械 1 套，肠钳和无损伤钳各 2 把，分离钳、针持、电凝钩和吸引器各 1 把、加长气腹针 1 根。

3. 仪器：腹腔镜系统、结扎速（Ligasure）或超声刀系统、电刀、手术高清录像设备。

4. 一次性用物：11# 刀片、粘贴巾、吸引管、导尿包、5 mm 穿刺器 3 个、10 mm 穿刺器 1 个、12 mm 一次性穿刺器 1 个、3-0 带针缝线若干、3-0 倒刺缝合线若干。

5. 特殊用物：腹腔镜下切割闭合器 1 把，黑钉仓（成钉高度 2.3 mm）、绿钉仓（成钉高度 2.0 mm）及蓝钉仓（成钉高度 1.5 mm）若干，38 Fr 矫正棒（支撑胃管）1 根（国外多使用 40 ~ 50 Fr）。

四、手术步骤

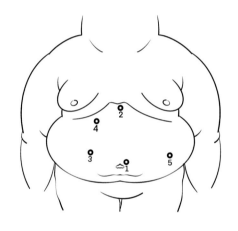

穿刺孔位置示意

T1：脐部或脐上偏左切口作为镜头孔。

T2：剑突下偏左切口作为挡肝操作孔。

T3：右锁骨中线肋缘下 6 ~ 7 cm、腹直肌外缘作为主操作孔。

T4：右肋下肝缘与肝圆韧带夹角处作为辅助操作孔。

T5：左腋前线与 T3 平行作为助手操作孔。

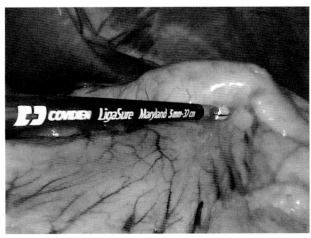

图 2-6-1　探查腹腔，将 38 Fr 胃管经口腔置入胃内，吸净胃腔内气体及液体后回退至贲门上

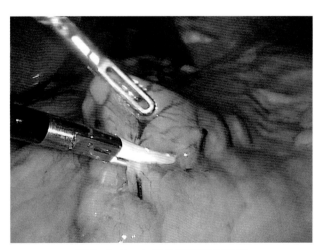

图 2-6-2　自胃角游离胃大弯侧

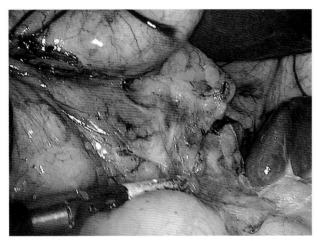

图 2-6-3　近端至 His 角处，完整暴露左侧膈肌角

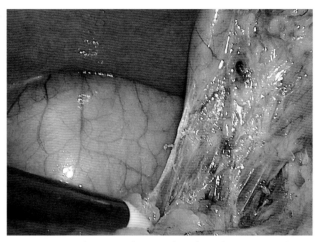

图 2-6-4　自胃角对侧向远端游离，离断胃网膜右血管，显露十二指肠球部后壁及下壁，直至胃十二指肠动脉暴露

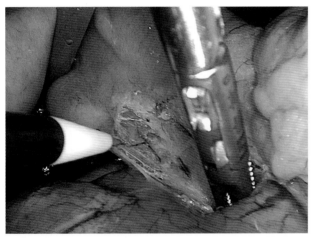

图 2-6-5　于胆总管上方打开肝十二指肠韧带浆膜，避免损伤胃右血管分支

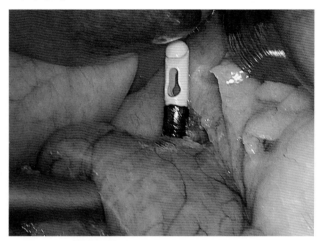

图 2-6-6　紧邻胰腺上方于十二指肠球部后壁向对侧作隧道，注意贴近十二指肠壁，避免损伤十二指肠壁及胃右血管。如隧道建立困难，可考虑使用"金手指"

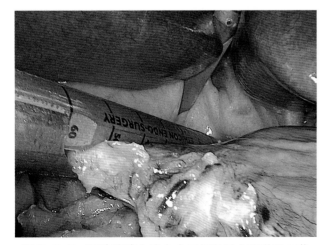

图 2-6-7　紧贴胰腺上缘自十二指肠后方隧道置入蓝钉，准备离断十二指肠球部，避免钉仓远端夹到十二指肠韧带内组织

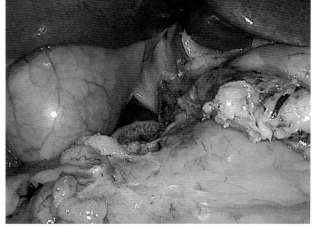

图 2-6-8　离断十二指肠球部，断面止血，并确认成钉情况

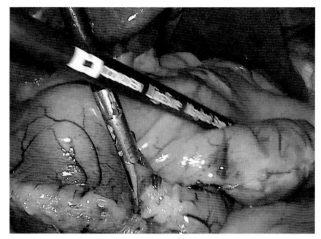

图 2-6-9 置入 38 Fr 胃管，调整远端至幽门，紧贴小弯侧

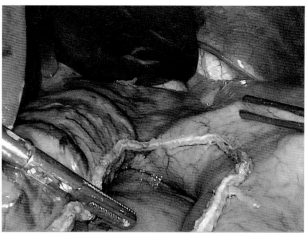

图 2-6-10 贴近胃管，制作袖状胃
（同"第二篇第一章"中）

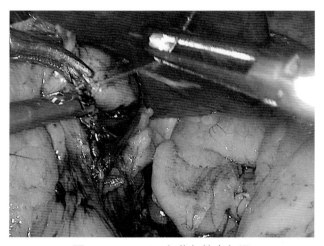

图 2-6-11 His 角荷包缝合包埋

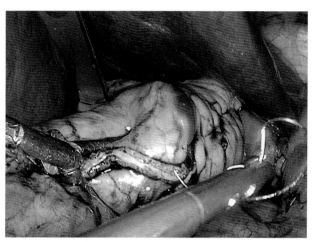

图 2-6-12 连续浆肌层内翻缝合加强近 1/2 切缘至胃角处

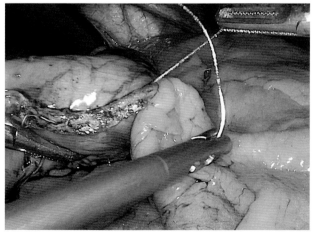

图 2-6-13 将大网膜连续缝合覆盖于胃角远端切缘

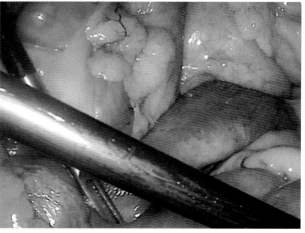

图 2-6-14 提起横结肠系膜，确认 Treitz 韧带

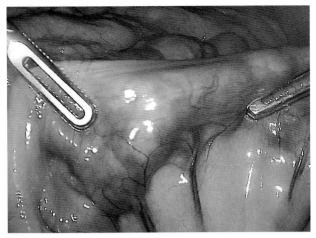

图 2-6-15 自 Treitz 韧带向远端测量 1m 小肠，上提至十二指肠球部并固定

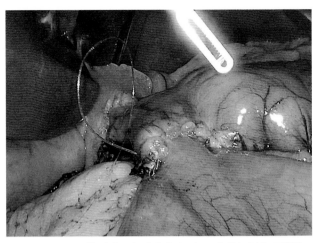

图 2-6-16 将小肠对系膜缘与十二指肠球部下壁连续缝合。如球部下壁结缔组织较多，应予剔除

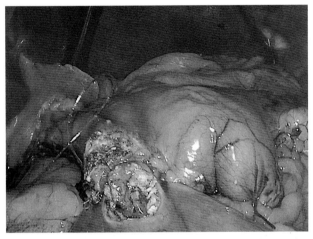

图 2-6-17 分别于球部下壁及对应的小肠对系膜缘开口，备行手工吻合

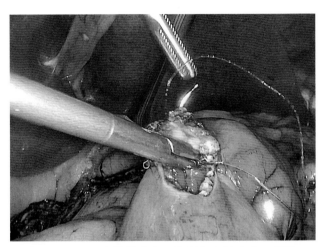

图 2-6-18 连续缝合十二指肠与小肠吻合口后壁

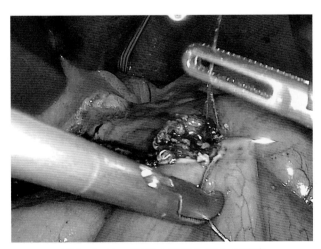

图 2-6-19 连续内翻缝合吻合口前壁

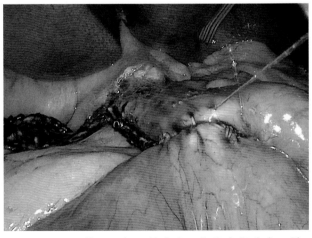

图 2-6-20 浆肌层加强缝合十二指肠空肠吻合口前壁。注意吻合口上下两角处需仔细加强

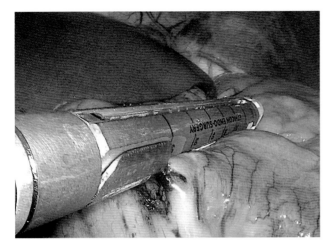

图 2-6-21　与十二指肠空肠吻合口近端 1 cm 处白钉离断空肠。断端确切止血

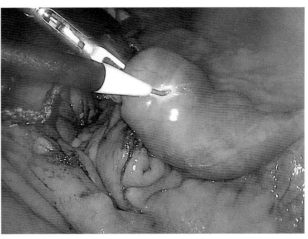

图 2-6-22　近端小肠距离断端 1 cm 处开口，备行吻合

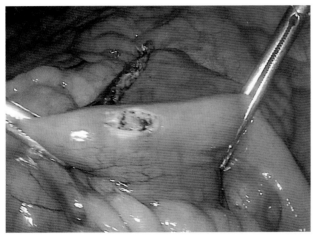

图 2-6-23　自十二指肠空肠吻合口向远端测量 1m 小肠，并开口，备行肠 – 肠吻合

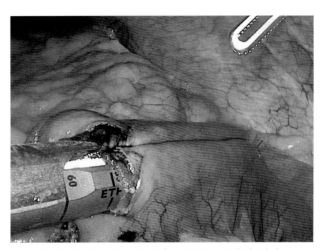

图 2-6-24　置入白钉仓，行肠 – 肠侧侧吻合

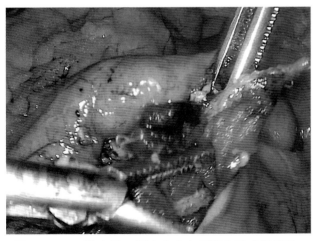

图 2-6-25　检查肠 – 肠吻合内有无出血及成钉情况

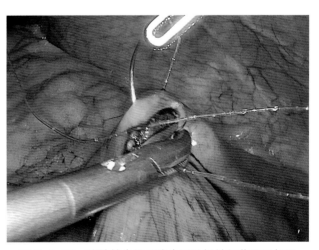

图 2-6-26　连续缝合关闭吻合口缺损并行浆肌层加强

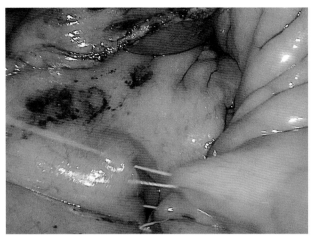

图 2-6-27　不可吸收线连续缝合关闭肠系膜裂孔

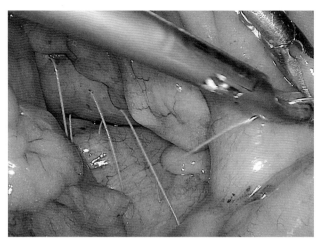

图 2-6-28　不可吸收线连续缝合关闭 Petersen 间隙

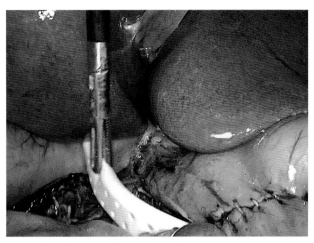

图 2-6-29　彻底检查手术创面并妥善止血，取出标本，并于十二指肠空肠吻合口后方放置扁管引流

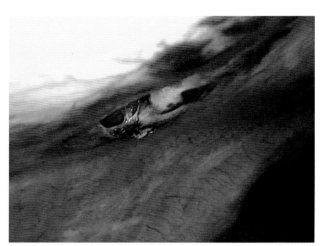

图 2-6-30　检查穿刺孔有无活动性出血，结束手术

五、总结

　　袖状胃切除联合 Roux-en-Y 十二指肠空肠转流术是 BPD-DS 的改良术式。与经典的 BPD-DS 手术相比，该手术减少了胃容积，且缩短了旷置肠管的长度，总体上手术难度与 BPD-DS 相当，但手术后营养并发症发生率显著降低。由于其手术难度依然较大，临床开展较少。江苏省人民医院减重代谢外科中心将其与袢式 DJB-SG 对比研究，发现该术降糖效果相当，减重效果略低，手术安全性及并发症发生率类似，但手术时间及花费更多，因此，其总体临床应用价值较袢式 DJB-SG 低。需要指出的是：对于伴有十二指肠转流的术式，建议测量患者全小肠的长度，共同支至少保留 3m，以免术后发生严重的营养及消化道并发症。

（林士波）

第七章　袖状胃切除加单吻合口十二指肠转位术

Single Anastomosis Duodeno‑ileal Bypass with Sleeve Gastrectomy（SADIS）

一、手术适应证和禁忌证

适应证：

① 国内多用于 BMI ≥ 27.5kg/m² 的 2 型糖尿病患者，血糖控制欠佳，且保留有一定的胰岛功能。

② 国外多用于病态肥胖（BMI>40 kg/m²）患者。

禁忌证：

① 十二指肠球部溃疡或反复发展溃疡致瘢痕形成；

② 严重反流性食管炎；

③ Barrett 食管。

二、手术站位

患者仰卧，调整体位呈头高脚低倾斜 20° ~ 30°。术者及扶镜手站在患者右侧，另一助手站在患者的左侧。器械护士在患者的左下肢旁，显示器位于患者头部两侧。

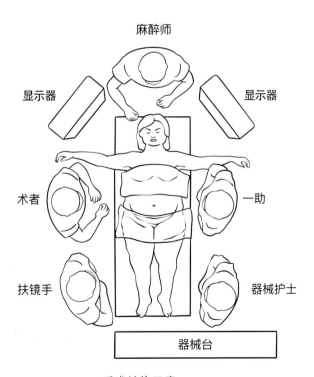

手术站位示意

三、准备物品和耗材

1. 敷料：剖腹包、剖腹被、手术衣、微创用锁边小纱布。

2. 器械：常规手术器械 1 套，常规腹腔镜器械 1 套，肠钳和无损伤钳各 2 把，分离钳、针持、电凝钩和吸引器各 1 把、加长气腹针 1 根。

3. 仪器：腹腔镜系统、结扎速（Ligasure）或超声刀系统、电刀、手术高清录像设备。

4. 一次性用物 11# 刀片、粘贴巾、吸引管、导尿包、5 mm 穿刺器 3 个、10 mm 穿刺器 1 个、12 mm 一次性穿刺器 1 个、3-0 带针缝线若干、3-0 倒刺缝合线若干。

5. 特殊用物：腹腔镜下切割闭合器 1 把，黑钉仓（成钉高度 2.3 mm）、绿钉仓（成钉高度 2.0 mm）及蓝钉仓（成钉高度 1.5 mm）若干，矫正棒（支撑胃管）1 根（国外多使用 40 ~ 50Fr）。

四、手术步骤

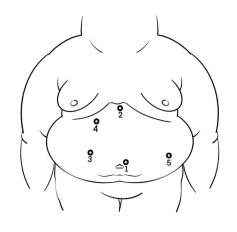

T1：脐部或脐上偏左切口作为镜头孔。

T2：剑突下偏左切口作为挡肝操作孔。

T3：右锁骨中线肋缘下 6 ~ 7 cm、腹直肌外缘作为主操作孔。

T4：右肋下肝缘与肝圆韧带夹角处作为辅助操作孔。

T5：左腋前线与 T3 平行作为助手操作孔。

穿刺孔位置示意

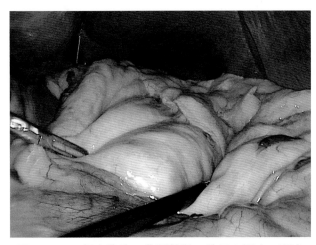

图 2-7-1　探查腹腔，将胃管经口腔置入胃内，吸净胃腔内气体及液体后回退至贲门上

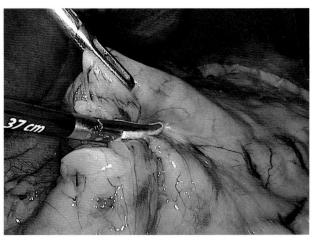

图 2-7-2　自胃角游离胃大弯侧

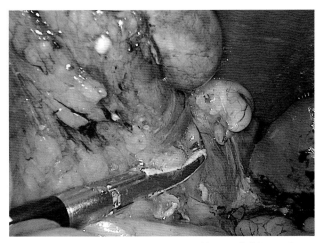

图 2-7-3　近端至 His 角处，完整暴露左侧膈肌角

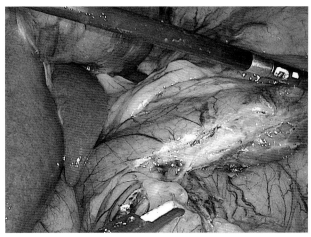

图 2-7-4　自胃角对侧向远端游离，离断胃网膜右血管，显露十二指肠球部后壁及下壁，直至胃十二指肠动脉暴露

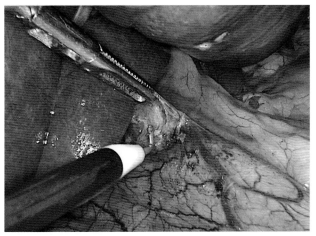

图 2-7-5　于胆总管上方打开肝十二指肠韧带浆膜，避免损伤胃右血管分支

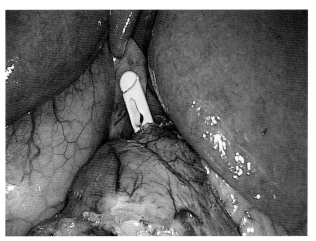

图 2-7-6　紧邻胰腺上方于十二指肠球部后壁向对侧作隧道，注意贴近十二指肠壁，避免损伤十二指肠壁及胃右血管。如隧道建立困难，可考虑使用"金手指"

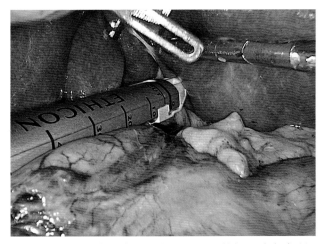

图 2-7-7　紧贴胰腺上缘自隧道置入蓝钉，准备离断十二指肠球部，避免钉仓远端夹到十二指肠韧带内组织

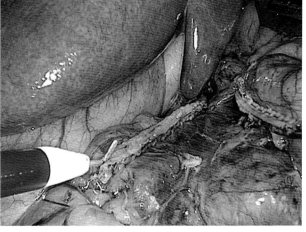

图 2-7-8　离断十二指肠球部，断面止血

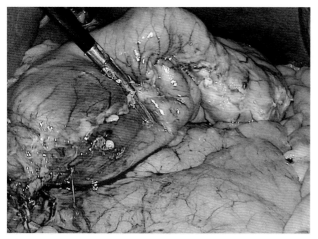

图 2-7-9 置入胃管，调整远端至幽门，紧贴小弯侧。SADI-s 多选择 50Fr 胃管，SIPS 多选择 40Fr 胃管

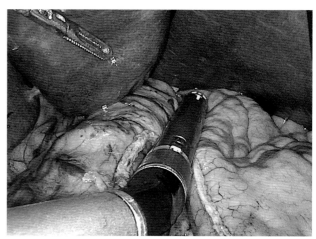

图 2-7-10 贴近胃管，制作袖状胃（同第二篇第一章中）

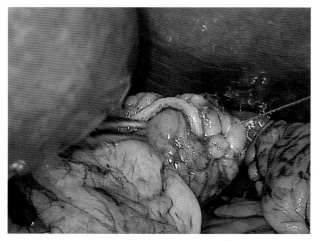

图 2-7-11 His 角荷包包埋

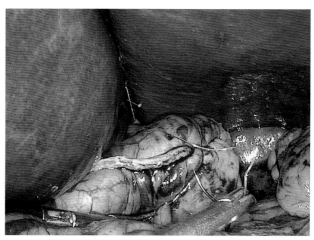

图 2-7-12 连续浆肌层内翻缝合加强近 1/2 切缘至胃角处

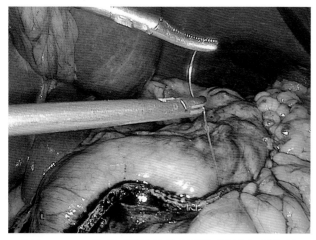

图 2-7-13 将大网膜连续缝合覆盖于胃角远端切缘

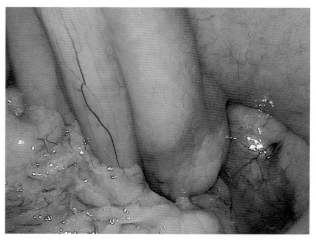

图 2-7-14 提起末端回肠，确认回盲部

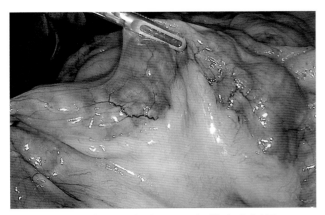

图 2-7-15 自回盲部向 Treitz 韧带方向测量 2.5m（SADI-s）或 3m（SIPS）小肠，上提至十二指肠球部并固定。注意避免近、远端肠管方向错误，近端置于患者左侧、远端置于患者右侧，确认小肠系膜无扭转（另一种简单可行的方法为：自 Treitz 韧带测量全小肠长度后，计算保留远端 2.5m 或 3m 小肠后近端需旷置肠管长度，再次测量近端小肠）

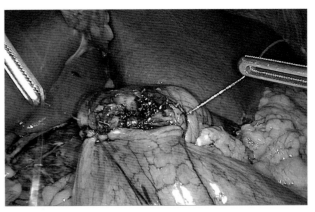

图 2-7-16 将小肠对系膜缘缝合固定于幽门下方。预估吻合口长度，并将小肠对系膜缘与球部断端缝合固定

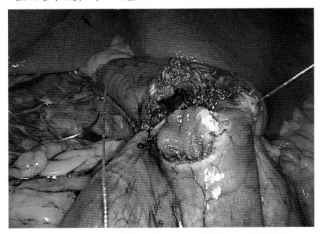

图 2-7-17 分别于球部下壁及对应的小肠对系膜缘开口，备行手工吻合。如球部下壁结缔组织较多，应予剔除

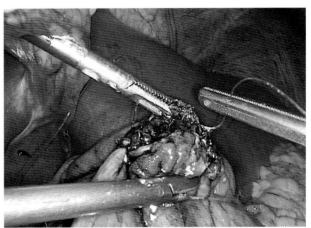

图 2-7-18 以幽门下方固定缝线连续缝合球部及小肠后壁

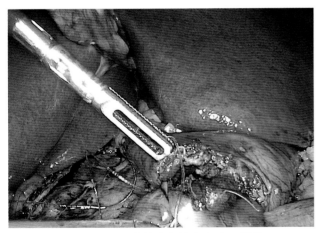

图 2-7-19 连续内翻缝合吻合口前壁

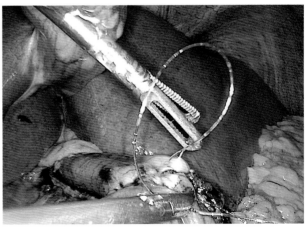

图 2-7-20 以球部断端固定缝线连续浆肌层缝合。加强吻合口前壁，直至吻合口最上方

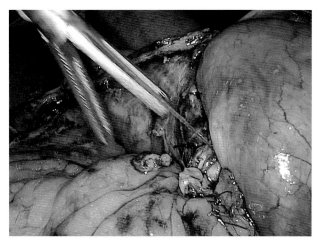

图 2-7-21　自吻合口后方牵出缝线

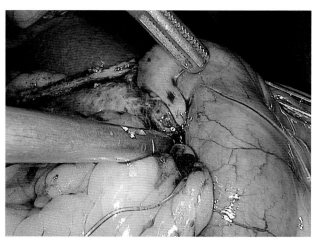

图 2-7-22　连续缝合加强后壁

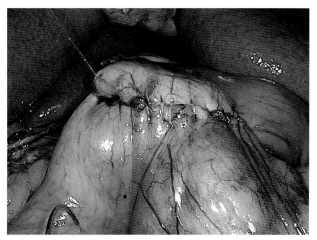

图 2-7-23　完成十二指肠小肠吻合

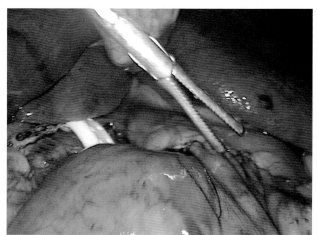

图 2-7-24　十二指肠断端止血，取出标本，并于十二指肠小肠吻合口后方放置引流管，远端放置于十二指肠残端

五、总结

　　袖状胃切除联合单吻合口十二指肠转位术国际上主要用于治疗病态肥胖患者，减重效果基本与BPD/DS相当，营养及消化道并发症较 BPD-DS 少。其与袖状胃切除联合十二指肠空肠转流术主要区别在于：袖状胃保留略大且保留远端 3m 小肠，而非旷置近端 2m 小肠。由于国人小肠平均约 5.5m，因此，两者区别并不大。SADI-S、SIPS 及 SG-DJB 手术方式基本类似，不同点在于袖状胃的大小、旷置近端空肠还是保留远端小肠以及肠管长度。在初期，SADI-S 和 SIPS 之间在名称和技术上相互重叠交叉，目前，IFSO 及 ASMBS 统称为单吻合口十二指肠转流术（SADI-S）。

（林士波）

第八章 袖状胃切除加双通路吻合术

Laparoscopic Sleeve Gastrectomy with Transit Bipartition

一、手术适应证和禁忌证

适应证：

① BMI ≥ 27.5kg/m², 合并 2 型糖尿病或轻 – 中度反流性食管炎。

② 中、重度肥胖合并代谢综合征者。

禁忌证：

① 同袖状胃切除术。

② 既往有腹部手术史，腹腔肠管粘连严重者。

③ 年轻、未孕女性（相对禁忌证）。

二、手术站位

患者仰卧，呈"大字"分腿位。做袖状胃切除时术者站在患者右侧，扶镜手站在双腿之间，助手站在患者左侧。做胃肠吻合与肠肠吻合时，术者与助手交换位置，扶镜手位置不变。器械护士在手术床尾。显示器 1 位于患者头部，显示器 2 位于患者右上方。

袖状胃操作时，调整体位呈头高脚低倾斜 20°～30° 及左侧抬高 10°～15°。双通路胃 – 肠/肠 – 肠吻合操作时，调整体位呈平卧位，在进行测量肠管距离和进行胃肠吻合操作时，可根据实际情况将身体分别向左或右侧抬高 10°～15°。

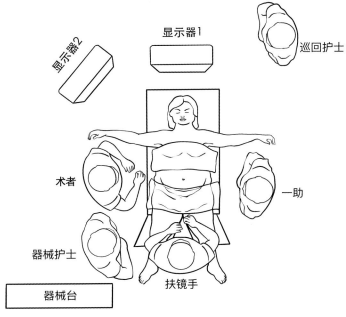

手术站位示意

三、准备物品和耗材

1. 敷料：常用手术敷料。

2. 器械：常规手术器械 1 套，减重专用腹腔镜器械 1 套（加长肠钳、普通肠钳各 1 把，加长分离钳、普通分离钳各 1 把，加长针持、普通针持各 1 把，加长无损伤抓钳、普通无损伤抓钳各 1 把，加长吸引器 1 把、加长气腹针 1 根）。

3. 仪器：腹腔镜系统、超声刀、电凝钩、手术高清录像设备。

4. 一次性用物：11# 尖刀片、吸引器管 3 根、保护套 3 个、导尿包、5 mm 穿刺器 2 个、10 mm 穿刺器 1 个、12 mm 一次性穿刺器 2 个、3-0 带针缝线若干、3-0 倒刺缝合线若干。

5. 特殊用物：腹腔镜下直线切割闭合器一把，黑钉仓 / 绿钉仓（成钉高度 2.3/2.0 mm）、金钉仓（成钉高度 1.8 mm）、蓝钉仓（成钉高度 1.5 mm）及白钉仓（成钉高度 1.0 mm）若干，36-40 Fr 矫正管（支撑胃管）1 根。

四、手术步骤

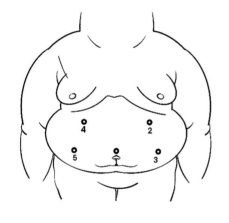

穿刺孔位置示意

T1：脐部上缘切口作为镜头观察孔。

T2：左锁骨中线肋缘下 2～3 cm 处置入 12 mmTrocar 作为左侧主操作孔。

T3：左锁骨中线平脐外上方 2～3 cm 处置入 5 mmTrocar 作为左侧副操作孔。

T4：右锁骨中线肋缘下 2 cm 置入 5 mmTrocar 作为右侧副操作孔。

T5：距右副操作孔下方约 5 cm 腹直肌外缘处置入 12 mmTrocar 作为右侧主操作孔。

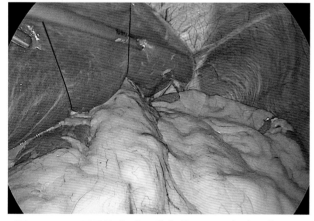

图 2-8-1　悬吊肝左叶：荷包线悬吊肝左叶，充分暴露胃体与胃底

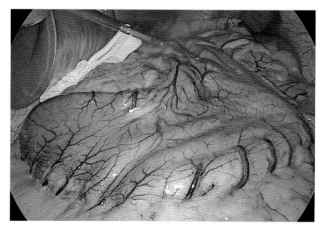

图 2-8-2　探查腹腔：探查腹腔并将 36 Fr 支撑胃管经口腔置入胃内，吸尽胃内气液体

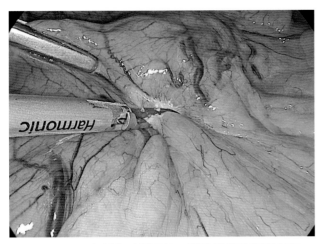

图 2-8-3 自胃角对侧开始，紧贴胃壁游离胃大弯

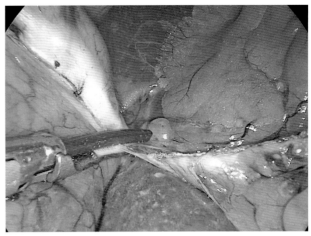

图 2-8-4 逐步游离脾胃韧带直至脾上极

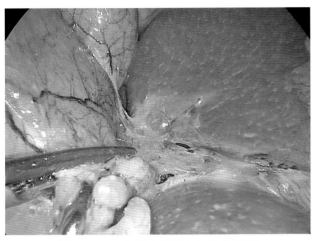

图 2-8-5 自胃底后壁开始游离胃底

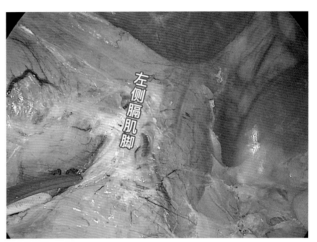

图 2-8-6 充分显露左侧膈肌脚

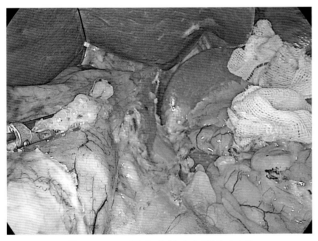

图 2-8-7 游离食管左侧壁与前壁

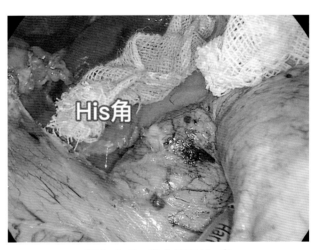

图 2-8-8 完全显露 His 角

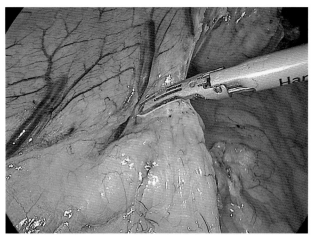

图 2-8-9　自胃角对侧继续向远端游离至胃窦部

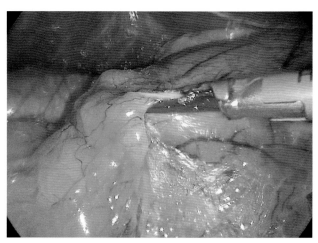

图 2-8-10　继续游离至幽门平面

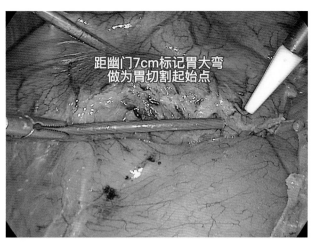

图 2-8-11　标记胃切割点：距幽门处约 7 cm 以细红尿管标记胃切割起始点

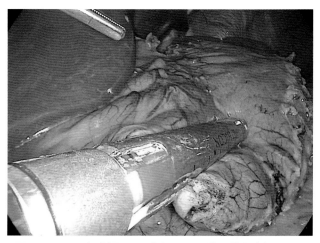

图 2-8-12　切割胃：距幽门 7 cm 处开始切割（第一枪选择绿钉，胃壁厚者也可选择黑钉。第一枪不放置支撑胃管，切缘距胃角至少 2.5 cm，防止过近靠近胃角引起管状胃狭窄）

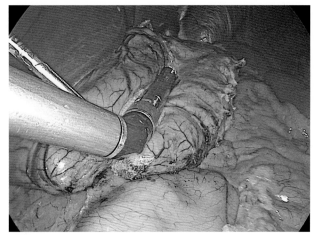

图 2-8-13　切割胃：将支撑胃管插入胃腔内，第二枪、第三枪选择金钉，沿支撑胃管边缘继续切割

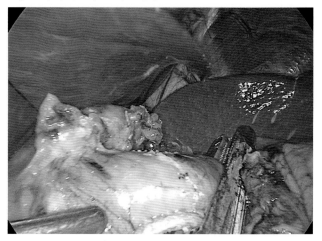

图 2-8-14　切割胃：第四枪切割选择蓝钉，距 His 角左侧约 1.0 ~ 1.5 cm（一般 4 枪可完成胃切割，个别需要 5 枪，第五枪依然选择蓝钉）

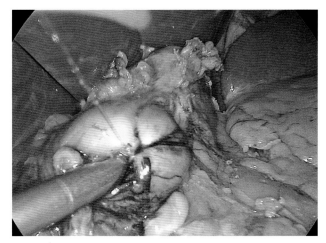

图 2-8-15　从胃底切缘开始，用 3-0 可吸收倒刺缝合线连续缝合胃浆肌层并包埋，切缘顶端选择半荷包包埋

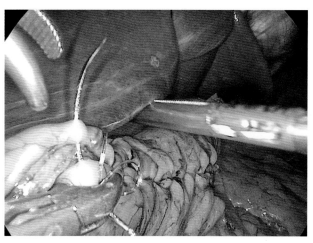

图 2-8-16　余切缘继续浆肌层缝合加固至全部切缘加固完毕

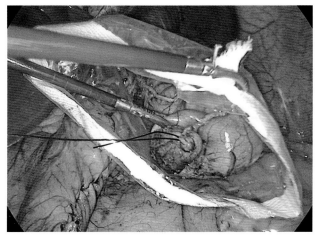

图 2-8-17　通过右侧主操作孔取出切除的胃标本

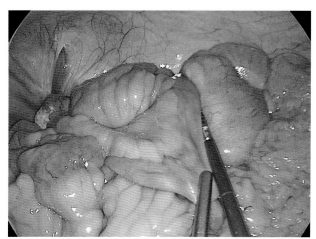

图 2-8-18　自回盲部开始测量小肠肠管长度

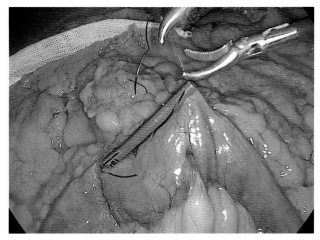

图 2-8-19　至距回盲部约 2.5～3.0m 处，以红尿管缝线标记

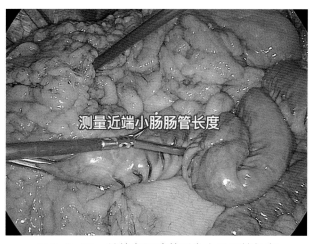

测量近端小肠肠管长度

图 2-8-20　继续自近端数剩余小肠肠管长度（如全小肠长度 >6m, 选择距回盲部 3.0m 处做胃肠吻合；如全小肠长度 ≤5m，则选择距回盲部 2.5m 处做胃肠吻合；如全小肠长度在 5.0～6.0m 之间，则选择全小肠 50% 处做胃肠吻合）

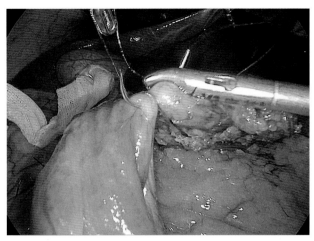

图 2-8-21　胃肠吻合（手工缝合吻合）：自幽门处用 3-0 倒刺线连续浆肌层缝合胃肠后壁直至胃切缘最下端处

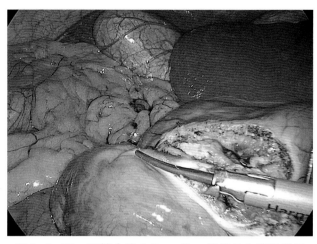

图 2-8-22　距缝合线 0.5 cm 处、缝线最上端开始切开胃壁、肠壁约 3 cm（吻合口大小约 3 cm，吻合口下缘距幽门约 3 cm）

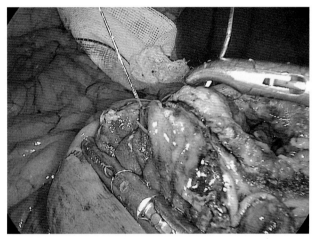

图 2-8-23　3-0 倒刺线连续全层缝合胃肠后壁，完成后壁吻合

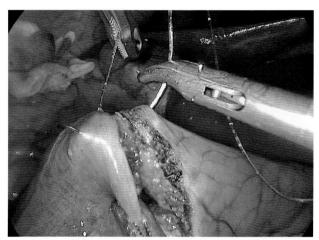

图 2-8-24　继续 3-0 倒刺线连续全层缝合胃肠前壁，完成前壁吻合

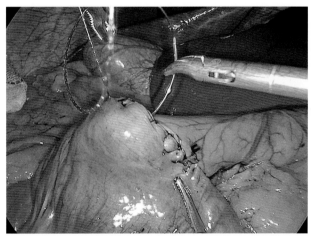

图 2-8-25　3-0 倒刺线连续浆肌层缝合加固胃肠吻合口前壁
（缝合起点可靠近幽门处开始，以减轻胃肠吻合口张力）

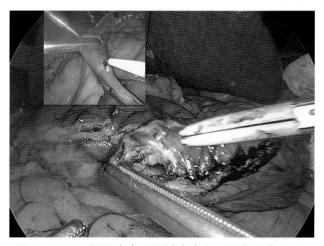

图 2-8-26　胃肠吻合（器械吻合）：距幽门约 7 cm 处近管状胃下切缘及拟行吻合小肠肠管处分别切开胃 / 肠壁约 0.5 cm

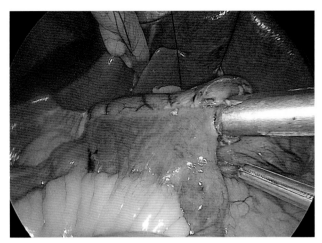

图 2-8-27　以直线切割闭合器行胃肠全口（金钉）
侧侧吻合

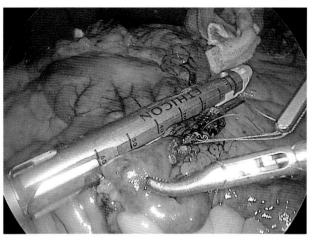

图 2-8-28　继续以直线切割闭合器（金钉）关闭胃
肠共同开口
（注：肠 – 肠吻合可采用 Roux-en-Y 吻合方式。如肠 –
肠吻合拟用 Braun 吻合，胃肠共同开口处可缝线缝合关闭）

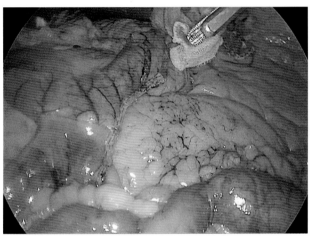

图 2-8-29　注意保留胃肠吻合口直径约 3 cm

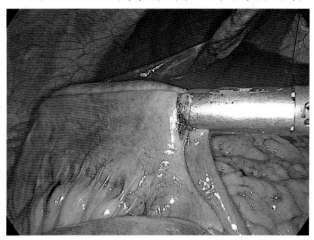

图 2-8-30　肠 – 肠吻合：距胃肠吻合口约 20 cm 处
近远端小肠以直线切割壁合器（白钉）行侧侧吻合

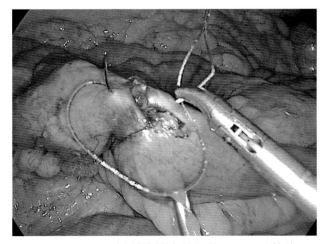

图 2-8-31　3-0 倒刺线缝合关闭共同开口（缝线可
从缝合前壁浆肌层开始直至关闭完共同开口）
（本术式是肠 – 肠 Braun 吻合，亦可采用 Roux-en-Y
吻合方式）

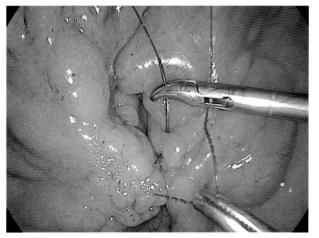

图 2-8-32　3-0 倒刺线缝合关闭小肠系膜裂孔
（注意缝合进针深度，进针过浅容易撕裂，进针过深
易损伤血管导致系膜血肿）

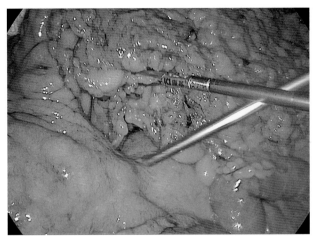

图 2-8-33 探查 Petersen 裂孔
（一般不常规关闭 Petersen 裂孔，如 Treiz 韧带距 Petersen 裂孔过近或术中发现已有小肠肠管疝入，则建议关闭 Petersen 裂孔）

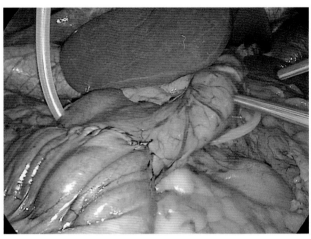

图 2-8-34 放置腹腔引流管：拔除支撑胃管。自胃肠吻合口后方至胃切缘上方放置引流管一根

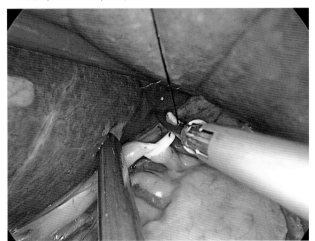

图 2-8-35 剪掉肝脏悬吊线，将肝脏复位

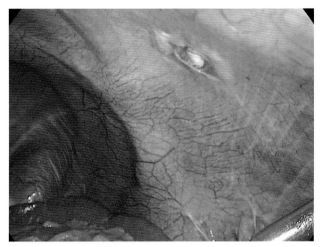

图 2-8-36 拔除各戳卡，检查穿刺孔是否有出血

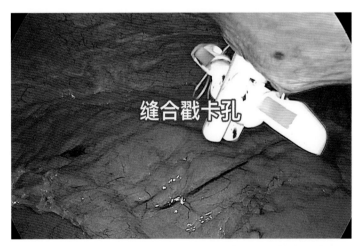

缝合戳卡孔

图 2-8-37 10 mm 及 10 mm 以上戳卡孔使用缝合器缝合
（亦可用疝腹壁穿刺针缝合）

五、总结

腹腔镜袖状胃切除＋双通路手术有如下三个优点：①可使食物经过两条通路，在达到满意治疗效果同时可减少术后营养不良及食管反流的发生率；②不离断十二指肠，胃肠吻合口在胃窦部，操作简单，术后并发症少，易于掌握；③不存在胃肠道盲袢，不影响术后内镜对上消化道系统的检查和治疗。

术中行胃肠吻合可根据个人习惯选择器械吻合或手工缝合吻合。如用器械吻合，可参考以上步骤。笔者早期胃肠吻合应用器械吻合，后改用手工缝合吻合，原因是器械吻合吻合口大小不易控制，吻合口有时还需缝合加强；而手工缝合吻合熟练后并不增加时间，且吻合口大小容易控制。

（朱孝成　姚立彬）

第九章　袖状胃切除术后再次袖状胃切除

Revision of SG to Re-SG

一、手术适应证和禁忌证

适应证：

袖状胃切除术后超过 2 年，经生活方式改善或系统内科治疗半年后，仍满足手术适应证，年龄 18 ~ 65 岁，BMI ≥ 32.5kg/m² 并符合以下条件之一者：

① 术后体重下降不理想，多余体重减少百分比（EWL%）< 25%；

② 首次手术后体重下降满意，EWL% > 50%，但随后体重进行性增加。

禁忌证：

① 十二指肠球部溃疡或反复发展溃疡致瘢痕形成；

② 反流性食管炎 C 级及以上；

③ Barrett 食管。

二、手术站位

患者仰卧，调整体位呈头高脚低倾斜 20° ~ 30°。术者及扶镜手站在患者右侧，另一助手站在患者的左侧。器械护士在患者的左下肢旁，显示器位于患者头部两侧。

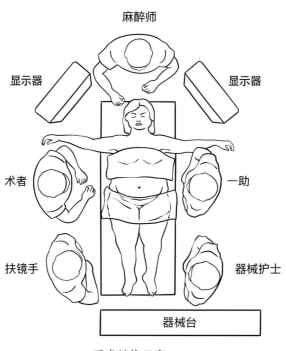

手术站位示意

三、准备物品和耗材

1. 敷料：剖腹包、剖腹被、手术衣、微创用锁边小纱布。

2. 器械：常规手术器械 1 套，常规腹腔镜器械 1 套，肠钳和无损伤钳各 2 把，分离钳、针持、电凝钩和吸引器各 1 把、加长气腹针 1 根。

3. 仪器：腹腔镜系统、超声刀、电刀、手术高清录像设备。

4. 一次性用物：11# 刀片、粘贴巾、吸引管、导尿包、5 mm 穿刺器 3 个、10 mm 穿刺器 1 个、12 mm 一次性穿刺器 1 个、3-0 带针缝线若干、3-0 倒刺缝合线若干。

5. 特殊用物：腹腔镜下切割闭合器一把，黑钉仓（成钉高度 2.3 mm）、绿钉仓（成钉高度 2.0 mm）及蓝钉仓（成钉高度 1.5 mm）若干，38 Fr 矫正棒（支撑胃管）1 根。

四、手术步骤

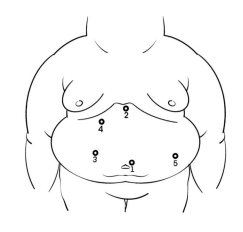

穿刺孔位置示意

T1：脐部或脐上偏左切口作为镜头孔。

T2：剑突下偏左切口作为挡肝操作孔。

T3：右锁骨中线肋缘下 6～7 cm、腹直肌外缘作为主操作孔。

T4：右肋下肝缘与肝圆韧带夹角处作为辅助操作孔。

T5：左腋前线与 T3 平行作为助手操作孔。

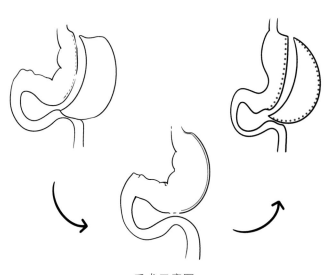

手术示意图

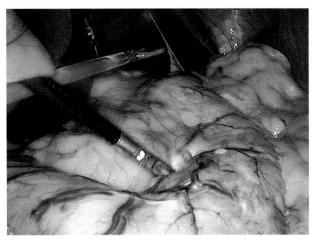

图2-9-1 探查腹腔，将38 Fr胃管经口腔置入胃内，吸净胃腔内气体及液体后回退至食管下段

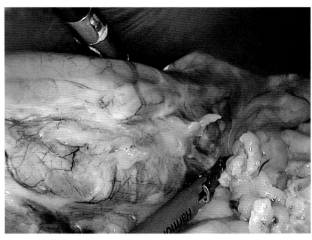

图2-9-2 自胃角对侧打开网膜与残胃缝合处，松解粘连进入网膜囊，并沿胃切缘游离胃大弯侧，近端至His角处，完整暴露左侧膈肌角。游离过程中需注意脾脏上极位置，避免损伤

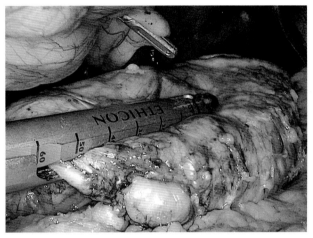

图2-9-3 将校正胃管置入胃窦部，使其贴紧小弯侧，自幽门上2 cm开始，根据胃壁厚度，选择黑钉、绿钉及蓝钉，沿胃管切割扩张的胃体及残留的胃底部

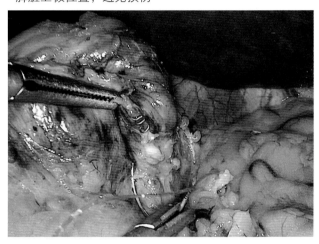

图2-9-4 His角处切缘荷包包埋

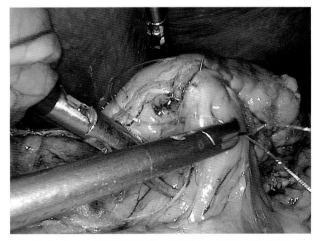

图2-9-5 连续浆肌层内翻缝合加强近1/2切缘

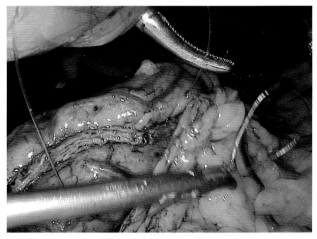

图2-9-6 将大网膜连续缝合覆盖于胃角远端切缘

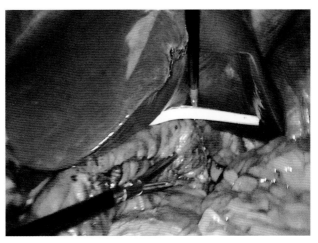

图 2-9-7　于胃脾间隙放置引流管

五、总结

术后的复胖是所有类型减重代谢手术的自然进程，其不仅影响减重效果，同时也是肥胖相关代谢疾病复发的危险因素。随着 SG 的普及，术后复胖者逐渐增加，SG 术后复胖可能跟所用矫正管过粗、残胃扩张、胃底切除不够、饮食不能依从等有关，针对 SG 术后复胖的手术方式选择显得尤为重要。对胃体及胃底扩张的患者或初次 SG 不规范的手术，可行 Re-SG。

（梁辉　沈佳佳）

第十章　袖状胃切除术修正为袖状胃切除加十二指肠空肠转流术

Conversion of SG to Re-SG+DJB

一、手术适应证和禁忌证

适应证：

① 袖状胃切除术后超过 2 年，年龄在 20 ~ 60 岁。

② BMI ≥ 32.5kg/m² 并符合以下条件之一者：

　　a. 术后体重下降不理想，多余体重减少百分比（EWL%）< 25%；

　　b. 首次手术后体重下降满意，EWL% > 50%，但随后体重进行性增加。

　　c. 经生活方式控制或系统内科治疗半年后，仍满足 a 或 b。

禁忌证：

① 十二指肠球部溃疡或反复发展溃疡致瘢痕形成；

② 反流性食管炎 C 级及以上；

③ Barrett 食管。

二、手术站位

　　患者仰卧，调整体位呈头高脚低倾斜 20° ~ 30°。术者及扶镜手站在患者右侧，另一助手站在患者的左侧。器械护士在患者的左下肢旁，显示器位于患者头部两侧。

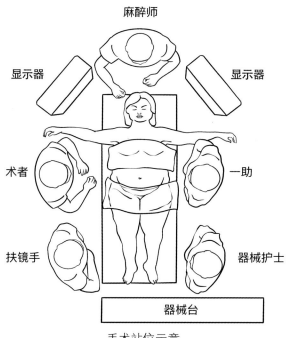

手术站位示意

三、准备物品和耗材

1. 敷料：剖腹包、剖腹被、手术衣、微创用锁边小纱布。

2. 器械：常规手术器械 1 套，常规腹腔镜器械 1 套，肠钳和无损伤钳各 2 把，分离钳、针持、电凝钩和吸引器各 1 把、加长气腹针 1 根。

3. 仪器：腹腔镜系统、结扎速（Ligasure）或超声刀系统、电刀、手术高清录像设备。

4. 一次性用物：11# 刀片、粘贴巾、吸引管、导尿包、5 mm 穿刺器 3 个、10 mm 穿刺器 1 个、12 mm 一次性穿刺器 1 个、3-0 带针缝线若干、3-0 倒刺缝合线若干。

5. 特殊用物：腹腔镜下切割闭合器 1 把，蓝钉仓（成钉高度 1.5 mm）若干，36 Fr 矫正棒（支撑胃管）1 根。

四、手术步骤

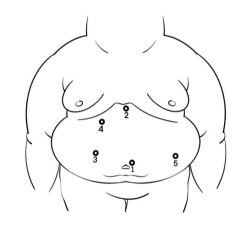

穿刺孔位置示意

T1：脐部或脐上偏左切口作为镜头孔。

T2：剑突下偏左切口作为挡肝操作孔。

T3：右锁骨中线肋缘下 6～7 cm、腹直肌外缘作为主操作孔。

T4：右肋下肝缘与肝圆韧带夹角处作为辅助操作孔。

T5：左腋前线与 T3 平行作为助手操作孔。

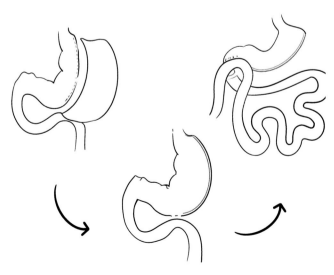

手术示意图

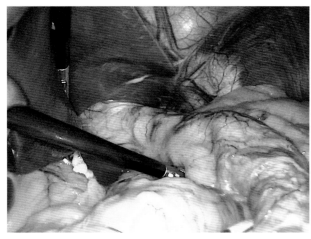

图 2-10-1　探查腹腔，将 38 Fr 胃管经口腔置入胃内，吸净胃腔内气体及液体后回退至贲门上

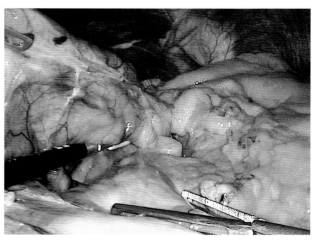

图 2-10-2　自胃角游离胃大弯侧粘连，近端至 His 角处，完整暴露左侧膈肌角

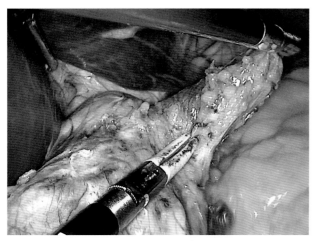

图 2-10-3　分离胃底，游离扩张胃底部分

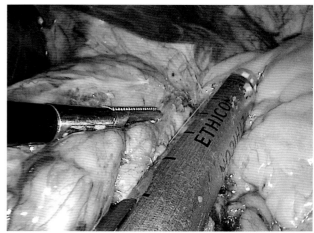

图 2-10-4　置入蓝钉，切除扩张的胃底

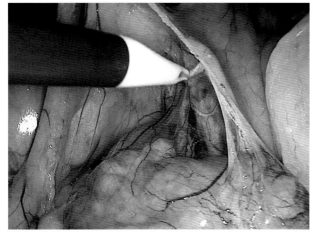

图 2-10-5　自胃角向远端游离，离断胃网膜右血管，显露十二指肠球部后壁及下壁，直至胃十二指肠动脉暴露，于胆总管上方打开肝十二指肠韧带浆膜，避免损伤胃右血管分支

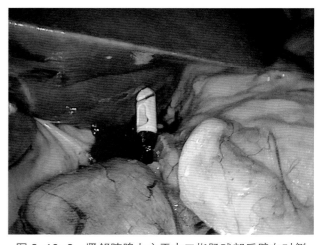

图 2-10-6　紧邻胰腺上方于十二指肠球部后壁向对侧作隧道，注意贴近十二指肠壁，避免损伤十二指肠壁及胃右血管。如隧道建立困难，可考虑使用"金手指"

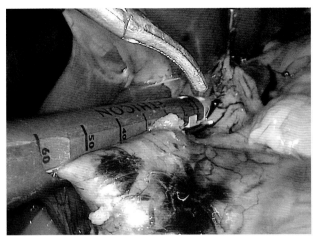

图 2-10-7　紧贴胰腺上缘自隧道置入蓝钉，准备离断十二指肠球部，避免钉仓远端夹到十二指肠韧带内组织

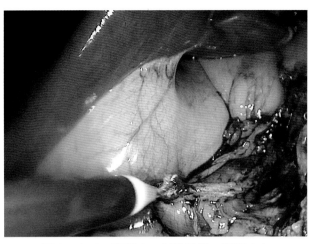

图 2-10-8　离断十二指肠球部，断面止血

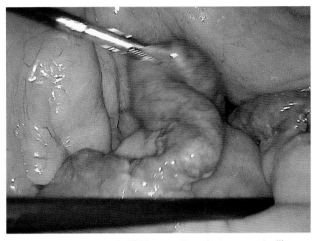

图 2-10-9　提起横结肠系膜，确认 Treitz 韧带

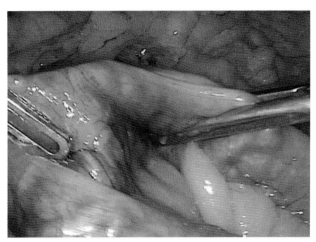

图 2-10-10　自 Treitz 韧带向远端测量 2m 小肠，上提至十二指肠球部并固定。注意避免近、远端肠管方向错误，近端置于患者左侧、远端置于患者右侧。确认小肠系膜无扭转

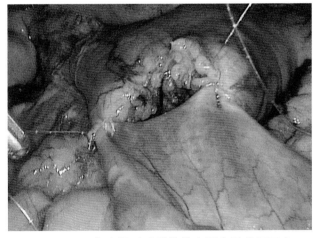

图 2-10-11　将小肠对系膜缘缝合固定于幽门下方。预估吻合口长度，并将小肠对系膜缘与球部断端缝合固定

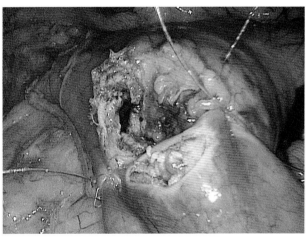

图 2-10-12　分别于球部下壁及对应的小肠对系膜缘开口，备行手工吻合

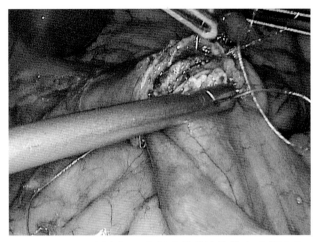

图 2-10-13　以幽门下方固定缝线连续缝合球部及小肠后壁

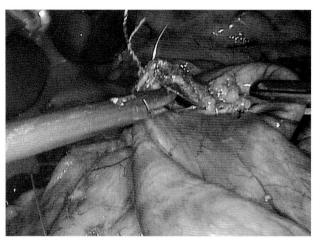

图 2-10-14　连续内翻缝合吻合口前壁

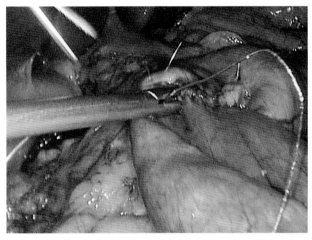

图 2-10-15　以球部断端固定缝线连续浆肌层缝合加强吻合口前壁，直至吻合口最上方

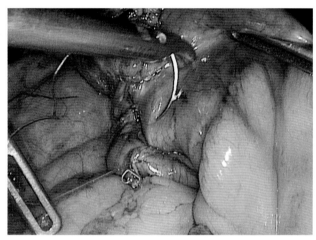

图 2-10-16　助手提起肠管，充分暴露后壁后，连续缝合加强后壁

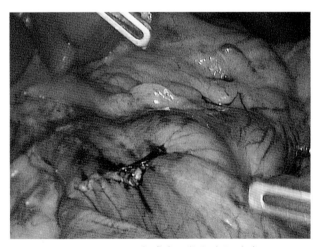

图 2-10-17　完成十二指肠空肠吻合

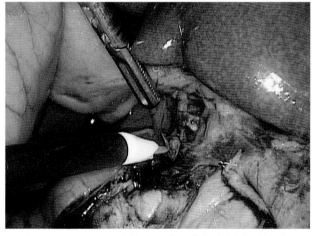

图 2-10-18　再次检查，十二指肠断端充分止血

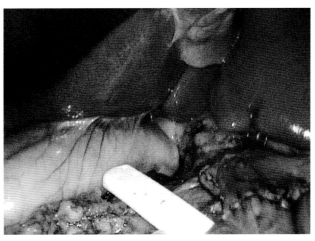

图 2-10-19　取出标本，并于十二指肠空肠吻合口后方
放置引流管，远端放置于十二指肠残端

五、总结

SG 术后复胖是 SG 手术远期的常见并发症，发生率超过 20%，部分患者需要接受二次修正手术。在术式选择方面，SADIS 目前在减重效果、并发症发生率方面优于 Re-SG，对于 2 型糖尿病缓解率具有较大优势，但是相对而言，其手术难度较大，十二指肠空肠吻合口多采用手工缝合。虽然国人肠管平均长度约 5.5 m，但我们仍建议测量全小肠长度，确保共同支肠管长度不低于 3 m，以免发生严重营养不良或腹泻。

（梁辉　沈佳佳）

第十一章　袖状胃切除术后狭窄切开成形

Stricturoplasty for Sleeve Stenosis

一、手术适应证和禁忌证

适应证：

① 袖状胃术后胃通道狭窄；

② 经内镜治疗效果不佳。

禁忌证：

① 狭窄位置合并缺血；

② 术前 CT 三维成像提示存在螺旋形畸形并合并急性轴向成角。

二、手术站位

患者取平卧位，呈头高脚低倾斜 20°～30°。头下置一软枕；两侧上肢外展，固定于托手板上，外展角度需小于 90°，避免神经损伤。尾骨位置贴上水凝胶垫，腘窝处用半圆形硅凝胶垫垫高 20°；双脚踝用硅凝胶垫垫高；足跟使用脚垫保护；在膝关节上 5 cm 处用 10～15 cm 的约束带固定。防止患者移位。

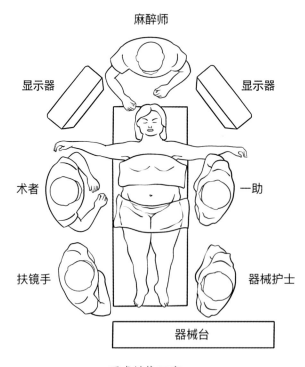

手术站位示意

三、准备物品和耗材

1. 敷料：剖腹包、剖腹被、手术衣、微创用锁边小纱布。

2. 器械：常规手术器械 1 套，常规腹腔镜器械 1 套，肠钳和无损伤钳各两把，分离钳、针持、电凝钩、吸引器各 1 把、五爪肝脏拉钩 1 把、加长气腹针 1 根。

3. 仪器：腹腔镜系统、超声刀、电刀、手术高清录像设备。

4. 一次性用物：11# 刀片、3M 抗菌粘贴巾（60 cm×40 cm）、吸引管、保护套 2 个、10 mm 一次性穿刺器 2 个、5 mm 一次性穿刺器 2 个、12 mm 一次性穿刺器 1 个、加长 12 mm 一次性穿刺器 1 个（备用）、3-0 带针可吸收缝线若干、扁形引流管 1 根。

5. 特殊用物：36 Fr 支撑胃管 1 根。

四、手术步骤

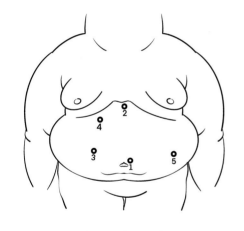

穿刺孔位置示意

T1：脐部或脐上偏左切口作为镜头孔。

T2：剑突下偏左切口作为挡肝操作孔。

T3：右锁骨中线肋缘下 6~7 cm、腹直肌外缘作为主操作孔。

T4：右肋下肝缘与肝圆韧带夹角处作为辅助操作孔。

T5：左腋前线与 T3 平行作为助手操作孔。

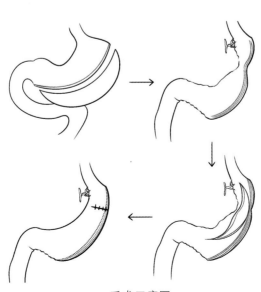

手术示意图

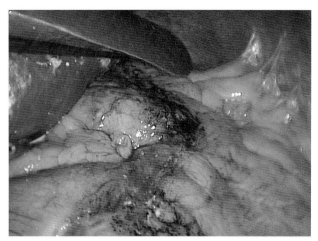

图 2-11-1　将支撑胃管置入胃内明确狭窄位置

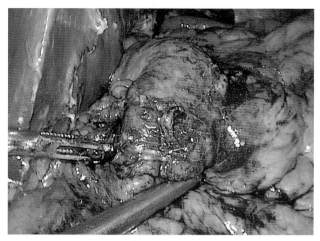

图 2-11-2　支撑胃管无法通过狭窄环

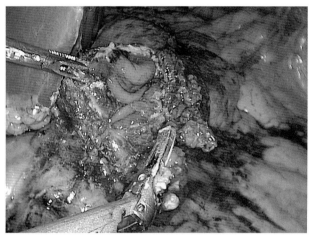

图 2-11-3　使用超声刀沿胃轴向全层切开胃壁

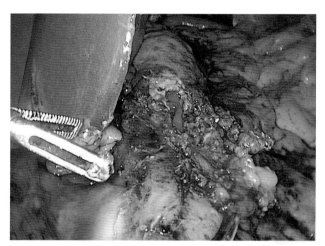

图 2-11-4　将支撑胃管经切开处置入远端，确保通畅

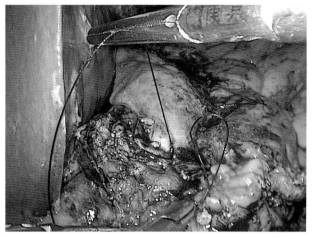

图 2-11-5　在支撑胃管支撑下连续横向全层缝合，
　　　　　浆肌层连续缝合加强

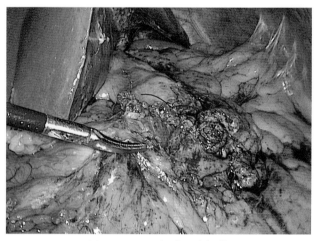

图 2-11-6　完成手术操作

五、总结

袖状胃切除术后狭窄最常发生在胃角切迹水平，术后会出现反复、剧烈呕吐，呕吐物常呈浓稠的白色黏液状。此类狭窄可以通过上消化道造影和内镜检查获得确诊。

狭窄位置的成形手术是解决这一问题的选择方案之一。选择纵切横缝的方式可以有效解决通道狭窄的问题。手术操作相对简便，但需要有良好的腔镜缝合基础和充分暴露。支撑胃管的支撑和导引作用在进行吻合操作时非常重要。

（管蔚）

第十二章　袖状胃切除术后狭窄胃肠吻合
Gastrointestinal Anastomosis（Roux-en-Y）for Sleeve Stenosis

一、手术适应证和禁忌证

适应证：

① 袖状胃术后胃通道狭窄；

② 袖状胃术中胃切割不当导致术后通道存在螺旋形畸形或合并急性轴向成角。

禁忌证：

狭窄合并缺血，近端胃充血水肿明显。

二、手术站位

患者取平卧位，呈头高脚低倾斜 20°～30°。头下置一软枕；两侧上肢外展，固定于托手板上，外展角度需小于 90°，避免神经损伤。尾骨位置贴上水凝胶垫，腘窝处用半圆形硅凝胶垫垫高 20°；双脚踝用硅凝胶垫垫高；足跟使用脚垫保护；在膝关节上 5 cm 处用 10～15 cm 的约束带固定。防止患者移位。

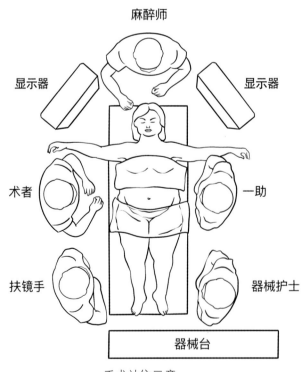

手术站位示意

三、准备物品和耗材

1. 敷料：剖腹包、剖腹被、手术衣、微创用锁边小纱布。

2. 器械：常规手术器械 1 套，常规腹腔镜器械 1 套，肠钳和无损伤钳各 2 把，分离钳、针持、电凝钩、吸引器各 1 把、五爪肝脏拉钩 1 把、加长气腹针 1 根。

3. 仪器：腹腔镜系统、超声刀、电刀、手术高清录像设备。

4. 一次性用物：11# 刀片、3M 抗菌粘贴巾（60 cm×40 cm）、吸引管、保护套 2 个、10 mm 一次性穿刺器 2 个、5 mm 一次性穿刺器 2 个、12 mm 一次性穿刺器 1 个、加长 12 mm 一次性穿刺器 1 个（备用）、3-0 带针可吸收缝线若干、3-0 倒刺缝线若干、2-0 无损伤带针缝线 1 根、扁形引流管 1 根、超刀头 1 把。

5. 特殊用物：腹腔镜下切割闭合器 1 把、60 mm 白钉仓（成钉高度 1.0 mm）若干个、36 Fr 支撑胃管 1 根。

四、手术步骤

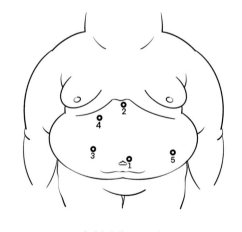

T1：脐部或脐上偏左切口作为镜头孔。

T2：剑突下偏左切口作为挡肝操作孔。

T3：右锁骨中线肋缘下 6～7 cm、腹直肌外缘作为主操作孔。

T4：右肋下肝缘与肝圆韧带夹角处作为辅助操作孔。

T5：左腋前线与 T3 平行作为助手操作孔。

穿刺孔位置示意

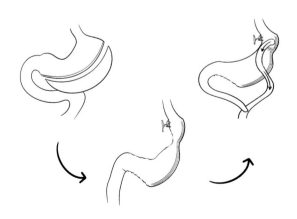

手术示意图

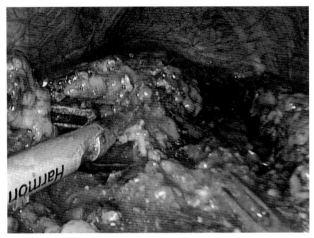

图 2-12-1 以残胃为轴心，游离胃周围粘连

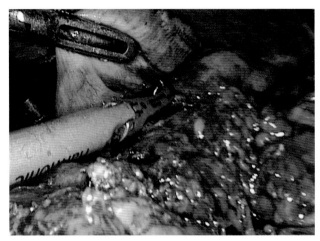

图 2-12-2 游离暴露狭窄近端胃壁

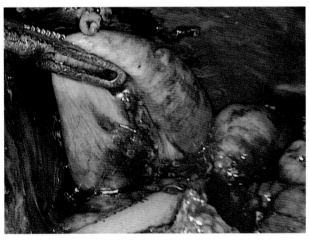

图 2-12-3 游离此处胃壁，留待吻合

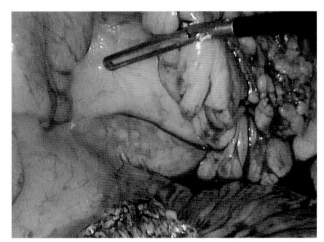

图 2-12-4 向上牵拉横结肠系膜，暴露 Treitz 韧带

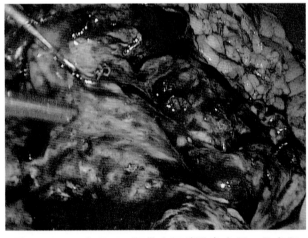

图 2-12-5 自 Treitz 韧带向远端游离空肠，见空肠
与残胃致密粘连

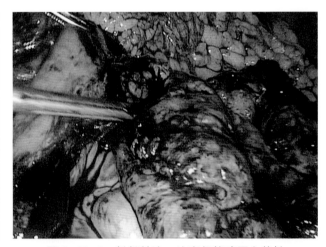

图 2-12-6 松解粘连，注意保护残胃完整性

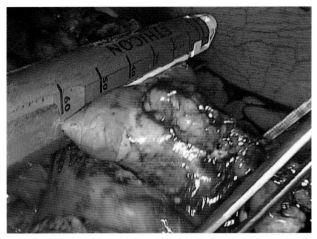

图 2-12-7　在粘连远端以白钉离断空肠

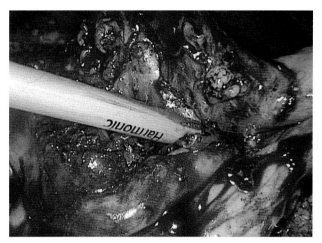

图 2-12-8　沿肠系膜边缘逐步游离松解后的肠管

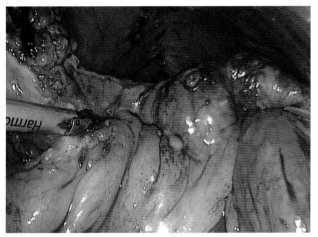

图 2-12-9　游离空肠至胃空肠粘连部位近端

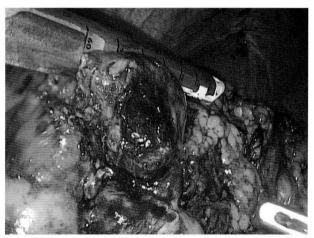

图 2-12-10　以白钉离断空肠近端，完整切除与胃囊致密粘连的肠管

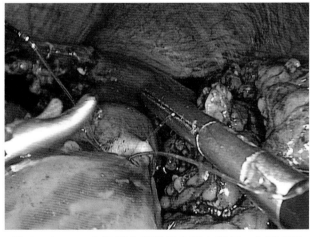

图 2-12-11　将远端空肠残端牵至上腹部，空肠对系膜缘与狭窄近端胃壁连续缝合固定，完成胃肠吻合口后壁的浆肌层缝合

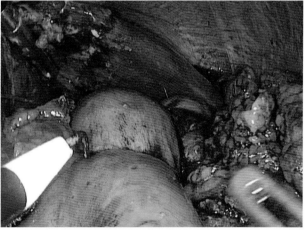

图 2-12-12　沿预吻合位置，使用电凝分别切开空肠对系膜缘及胃壁

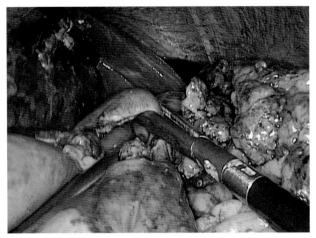

图 2-12-13　充分止血并确认吻合口直径

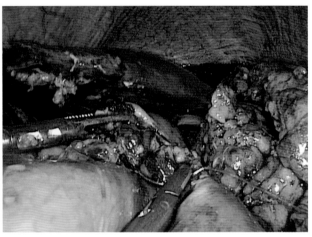

图 2-12-14　自左至右全层连续缝合胃肠吻合口后壁

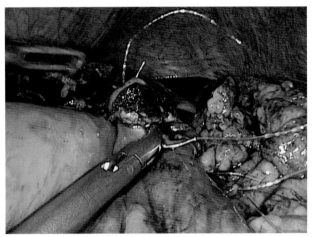

图 2-12-15　后壁缝合完成后，自左至右全层连续缝
合胃肠吻合口前壁至吻合口中段

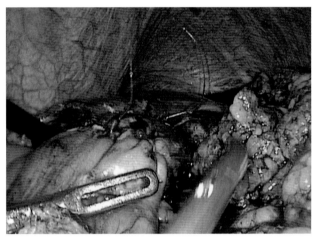

图 2-12-16　自右至左连续缝合胃肠吻合口前壁至吻
合口中段，两边会师，完成前壁缝合

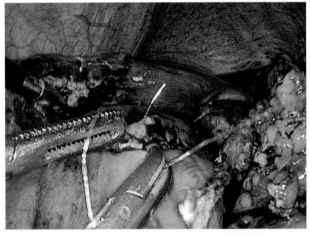

图 2-12-17　浆肌层连续缝合加强前壁

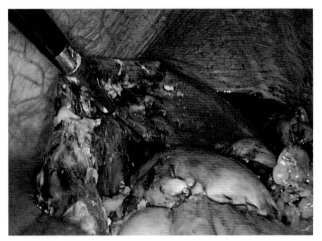

图 2-12-18　完成胃肠吻合操作

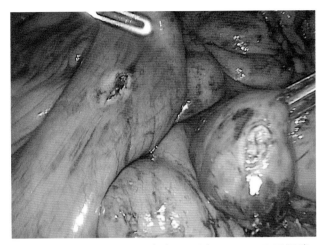

图 2-12-19　在距胃肠吻合口远端 100 cm 及原近端
空肠残端对系膜缘开口，留待吻合

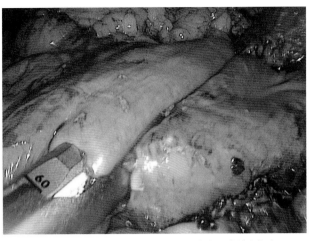

图 2-12-20　以白钉行近-远端空肠侧侧吻合

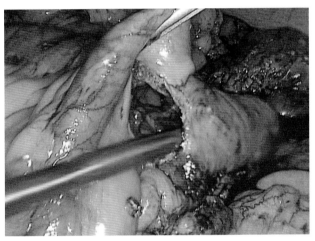

图 2-12-21　检查吻合口，排除吻合口切缘出血可能

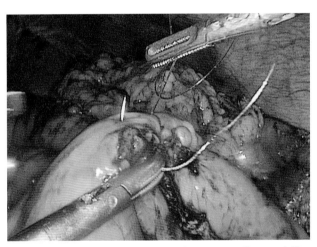

图 2-12-22　连续缝合关闭吻合口开口，浆肌层连续
缝合加强

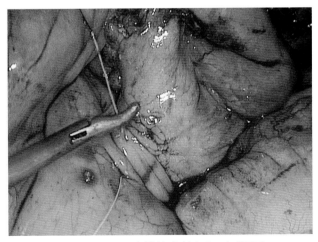

图 2-12-23　连续缝合关闭肠系膜裂孔

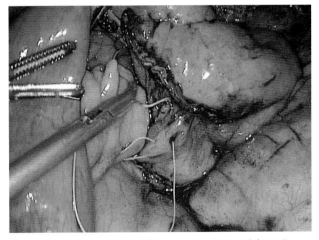

图 2-12-24　确保彻底关闭系膜裂孔，避免内疝

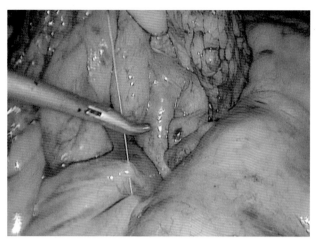

图 2-12-25　连续缝合关闭 Petersen 间隙

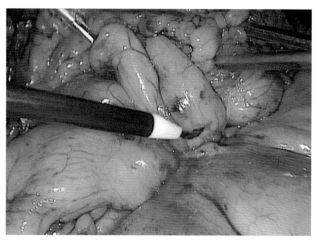

图 2-12-26　确保彻底关闭 Petersen 间隙，避免内疝

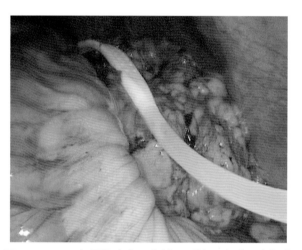

图 2-12-27　与胃肠吻合口旁放置引流，完成手术操作

五、总结

　　袖状胃切除术后狭窄，在内镜下扩张等方法无效时，修正为 Roux-en-Y 胃空肠吻合是最常见的选择，并且可能是最有效和最安全的选择方式。当狭窄是因为袖状胃术中胃切割不当导致时，残胃通道常存在有器质性狭窄或螺旋形畸形，此时可能诱发较严重的肠粘连，且残胃走向并不清楚。因此，需尽量减少狭窄部位及其远端胃的游离，避免二次损伤。

（管蔚）

第十三章　袖状胃切除术后漏修正为胃旁路术

Roux-en-Y Gastric Bypass for Staple Line Leak Following Sleeve Gastrectomy

一、手术适应证和禁忌证

适应证：

① 袖状胃术后切缘漏，经保守治疗 3 个月以上，瘘口未愈合；

② 袖状胃术后 48 小时内发生的漏。

禁忌证：

① 狭窄合并近端胃缺血及瘢痕化；

② 袖状胃术后保守治疗时间未至 3 个月，胃壁充血水肿明显。

二、术前诊断

上消化道造影明确诊断；胃镜检查明确瘘口位置。

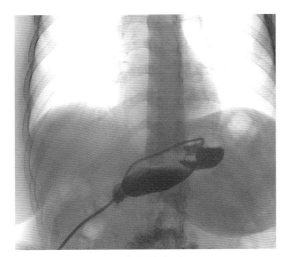

上消化道造影

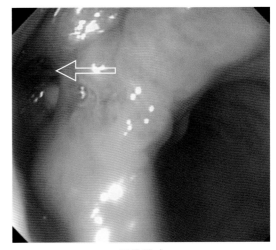

胃镜检查

三、手术站位

患者取平卧位，呈头高脚低倾斜 20°~30°。头下置一软枕；两侧上肢外展，固定于托手板上，外展角度需小于 90°，避免神经损伤。尾骨位置贴上水凝胶垫，腘窝处用半圆形硅凝胶垫垫高 20°；双脚踝用硅凝胶垫垫高；足跟使用脚垫保护；在膝关节上 5 cm 处用 10~15 cm 的约束带固定。防止患者移位。

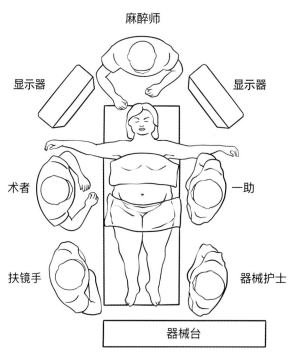

手术站位示意

四、准备物品和耗材

1. 敷料：剖腹包、剖腹被、手术衣、微创用锁边小纱布。

2. 器械：常规手术器械 1 套，常规腹腔镜器械 1 套，肠钳和无损伤钳各 2 把，分离钳、针持、电凝钩、吸引器各 1 把、五爪肝脏拉钩 1 把、加长气腹针 1 根。

3. 仪器：腹腔镜系统、超声刀、电刀、手术高清录像设备。

4. 一次性用物：11# 刀片、3M 抗菌粘贴巾（60 cm×40 cm）、吸引管、保护套 2 个、10 mm 一次性穿刺器 2 个、5 mm 一次性穿刺器 2 个、12 mm 一次性穿刺器 1 个、3-0 带针可吸收缝线若干、3-0 倒刺缝线若干、2-0 无损伤带针缝线 1 根、扁形引流管 2 根。

5. 特殊用物：腹腔镜下切割闭合器 1 把、60 mm 白钉仓（成钉高度 1.0 mm）若干个、36 Fr 支撑胃管 1 根。

五、手术步骤

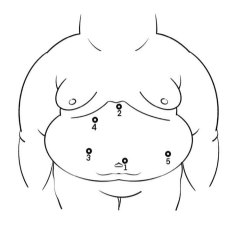

穿刺孔位置示意

T1：脐部或脐上偏左切口作为镜头孔。

T2：剑突下偏左切口作为挡肝操作孔。

T3：右锁骨中线肋缘下6～7 cm、腹直肌外缘作为主操作孔。

T4：右肋下肝缘与肝圆韧带夹角处作为辅助操作孔。

T5：左腋前线与T3平行作为助手操作孔。

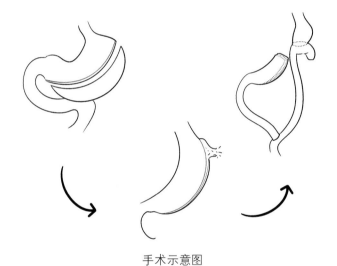

手术示意图

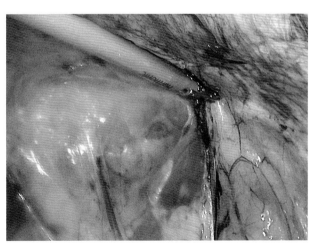

图 2-13-1　剪刀锐性分离肠管与腹壁间的膜性粘连

图 2-13-2　继续使用超声刀钝、锐性结合游离肠管与腹壁间的粘连

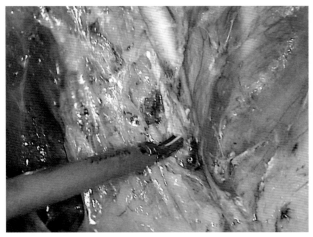

图 2-13-3 逐步游离肝左叶脏面与残胃间的粘连。在游离过程中需要非常小心，避免损伤残胃

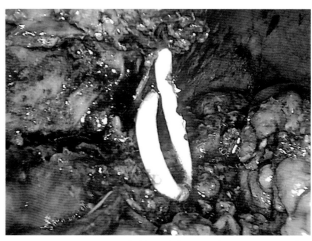

图 2-13-4 暴露引流管，并将之取出。引流管的位置往往可以起到指引作用，根据 CT 和造影结果，引流管的头端往往距离瘘口很近

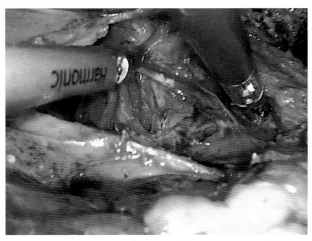

图 2-13-5 沿右侧膈肌脚打开，暴露胃后壁

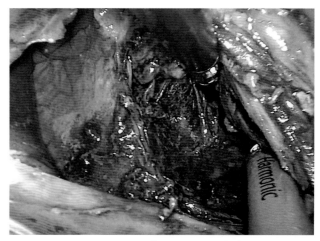

图 2-13-6 游离胃后通道至瘢痕处

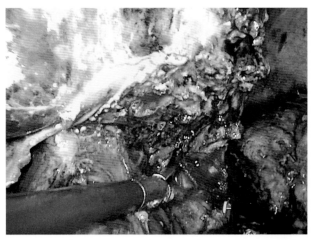

图 2-13-7 钝、锐性结合游离近端胃及食管下段前壁

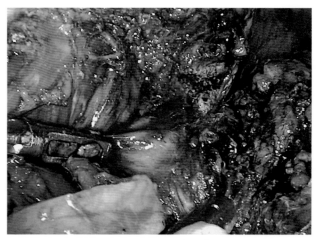

图 2-13-8 钝、锐性结合游离近端胃切缘

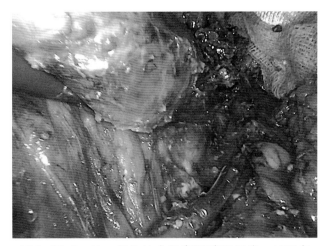

图 2-13-9　钝、锐性结合游离近端胃切缘，显露左侧膈肌脚

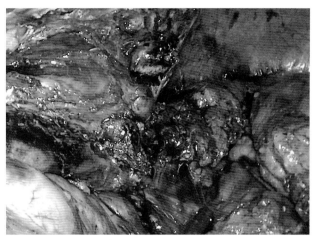

图 2-13-10　游离暴露胃瘘口，瘘口旁往往可以发现增生的胃粘膜组织。此时需要注意游离并保护横结肠

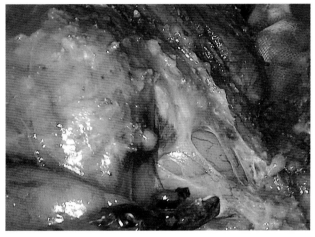

图 2-13-11　于胃大弯侧粘连较轻处打开，进入胃后壁

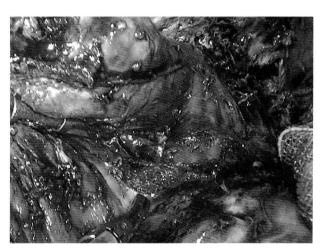

图 2-13-12　逐步向上向右游离，贯通胃后通道

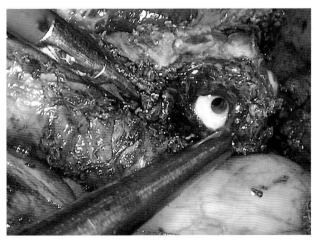

图 2-13-13　将胃管移至瘘口处，明确瘘口位置

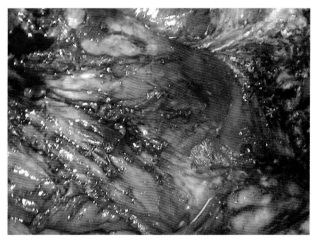

图 2-13-14　继续游离扩大胃后通道

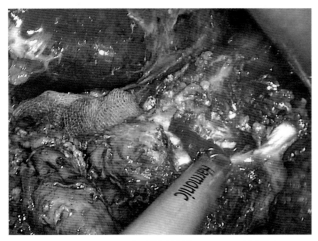

图 2-13-15　于近端胃前壁开口，开始断胃

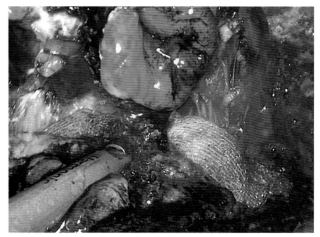

图 2-13-16　将胃完全离断

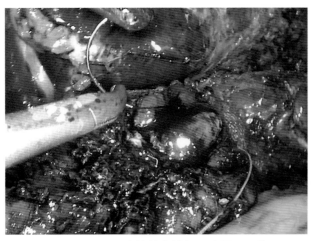

图 2-13-17　连续缝合关闭远端胃开口处

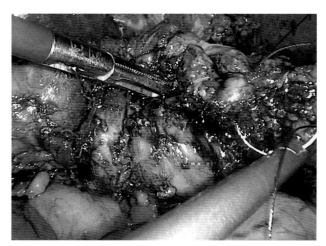

图 2-13-18　浆肌层连续缝合加强

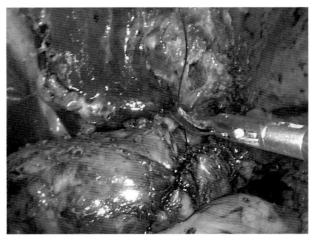

图 2-13-19　完成远端胃切缘的封闭操作

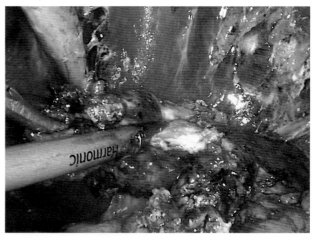

图 2-13-20　修剪近端胃切缘，切除瘘口周围不健康的组织

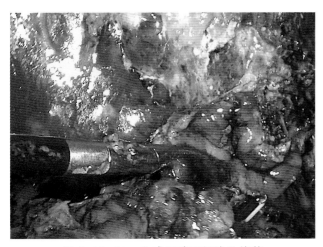

图 2-13-21　完成近端胃切缘的修整

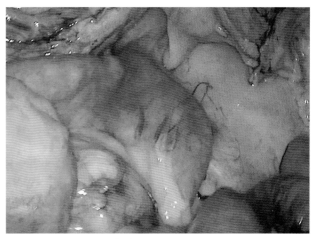

图 2-13-22　向头侧牵拉横结肠系膜，暴露 Treitz 韧带

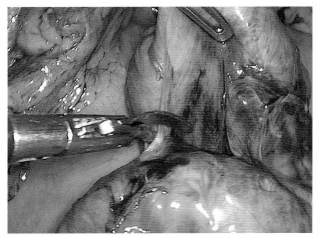

图 2-13-23　锐性分离空肠间的膜性粘连，逐步游离肠管

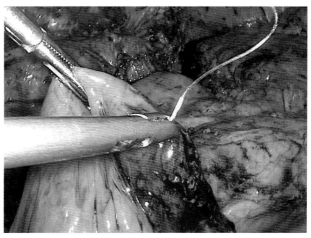

图 2-13-24　自 Treitz 韧带向远端游离 100 cm 肠管，此处准备行胃肠吻合

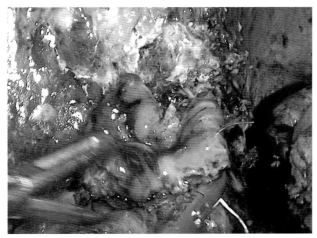

图 2-13-25　空肠对系膜缘与近端胃切缘后壁行浆肌层连续缝合固定

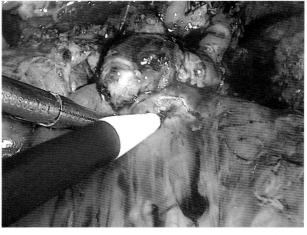

图 2-13-26　明确吻合口位置及大小后，切开固定肠壁，留待吻合

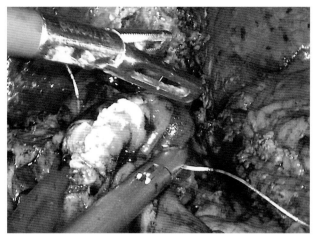

图 2-13-27　自左至右，连续全层缝合胃肠吻合口后壁

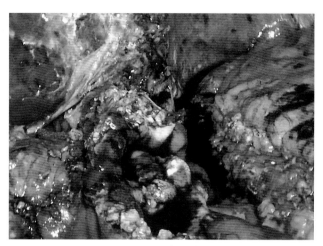

图 2-13-28　完成后壁全层吻合

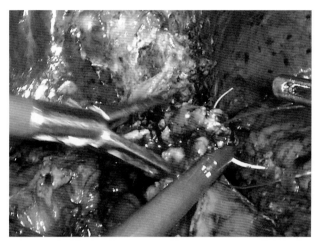

图 2-13-29　自左至右，连续全层缝合胃肠吻合口前壁

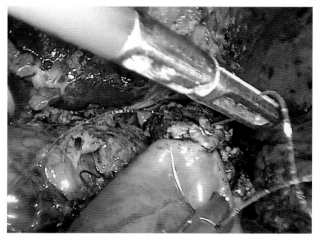

图 2-13-30　缝合前壁时，起点和终点注意与后壁缝合线重叠 1～2 针，保证全层吻合安全可靠

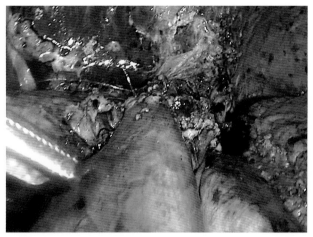

图 2-13-31　完成胃肠吻合口的全层缝合后，可以将校正胃管通过胃肠吻合口导入空肠，明确吻合口通畅可靠

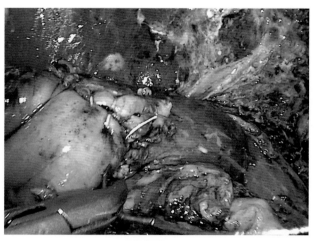

图 2-13-32　前壁浆肌层连续缝合加强

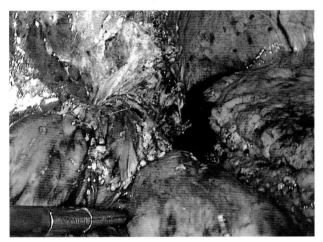

图 2-13-33　完成胃肠吻合

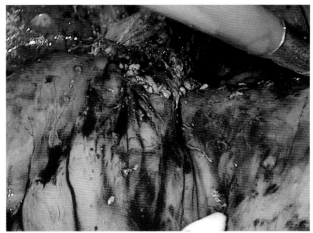

图 2-13-34　在吻合口近端空肠对系膜缘开口

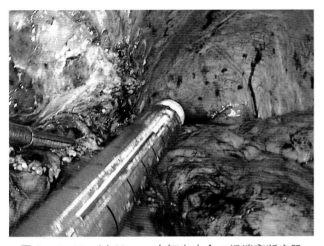

图 2-13-35　以 60 mm 白钉在吻合口近端离断空肠

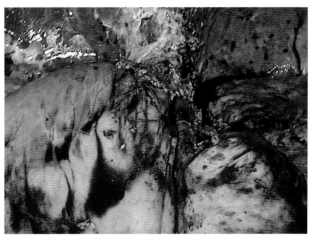

图 2-13-36　完成离断后，近端空肠即为胆胰支，远端空肠为食物支

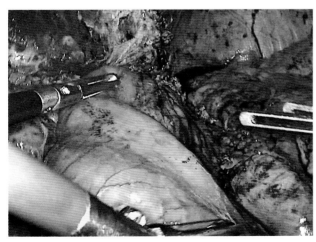

图 2-13-37　自吻合口向远端测量 100 cm 空肠

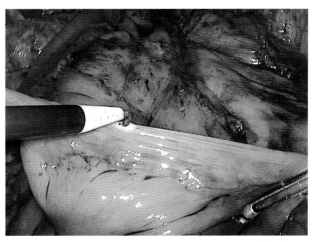

图 2-13-38　于该处空肠对系膜缘开口，留待吻合

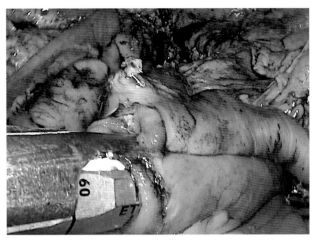

图 2-13-39　以 60 mm 白钉行近、远端空肠侧侧吻合

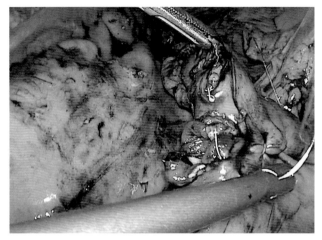

图 2-13-40　吻合开口处连续全层缝合关闭

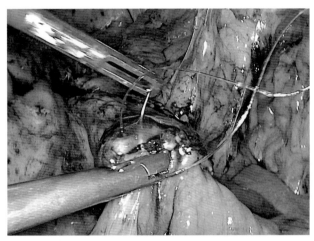

图 2-13-41　浆肌层连续缝合加强，完成肠肠吻合

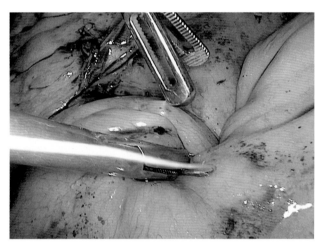

图 2-13-42　连续缝合关闭小肠系膜裂孔

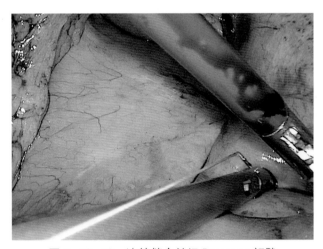

图 2-13-43　连续缝合关闭 Petersen 间隙

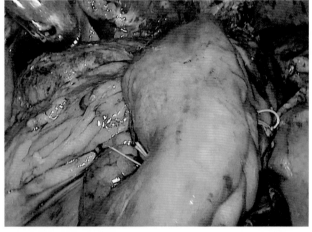

图 2-13-44　注意彻底关闭 Petersen 间隙，避免术后内疝发生

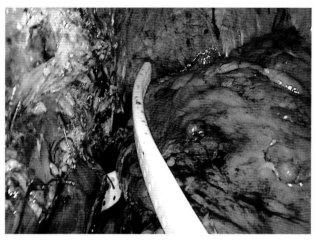

图 2-13-45　于胃肠吻合口左侧及后壁分别放置一根
扁管。完成手术操作

六、总结

漏是袖状胃切除术后最严重的并发症之一，多发生在术后 5~7 天，最易发生在靠近 His 角的位置。对保守治疗 2~3 个月以上仍未愈合的吻合口漏，可能需要考虑手术治疗。其中，胃旁路术是最常用、也最安全的术式选择。

袖状胃手术一般不会在胃的小弯侧有太多操作，因此，在沿胃切缘向上游离，遇到致密粘连难以分离时，选择胃小弯侧 - 后壁 - 食管下段左缘入路一般是比较安全的。在游离时需要辨别及保护胃左血管，避免损伤。在充分游离胃小弯侧、前后壁后再试图游离残胃切缘上极，以暴露瘘口。由于瘘口周围长期反复感染，术中需要切除瘘口周围不健康的组织，以保证胃肠吻合口的安全。水肿的胃壁影响钉合效果，故胃肠吻合推荐选择手工吻合操作，这对术者的手术技术提出了较高的要求。

（管蔚）

第十四章　袖状胃切除术后漏修正为食管空肠吻合（R-Y）

Laparoscopic Roux-en-Y Esophagojejunostomy for Upper Staple Line Leak after Sleeve Gastrectomy

一、手术适应证和禁忌证

适应证：

① 胃切缘上段近胃食管交界的慢性漏；

② 漏口位置较高无法实施胃旁路修正手术的慢性漏。

禁忌证：

① 感染控制不佳的急性期及早期漏；

② 心肺功能较差无法耐受修正手术者。

二、手术站位

患者仰卧，呈"大字"位。术者位于患者右侧，一助位于患者左侧，扶镜手位于患者两腿之间。器械护士位于患者右下肢旁，主显示器位于患者头部上方，副显示器位于患者头部右侧正对一助。

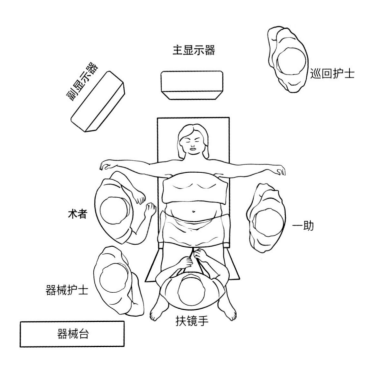

手术站位示意

三、准备物品和耗材

1. 器械：腹腔镜减重器械 1 套（带刻度的肠钳 2 把、无损伤抓钳 2 把、分离钳 2 把、加长持针 1 件、电凝勾 1 个、吸引器 1 把、腔镜用小纱布若干）、常规手术器械 1 套

2. 一次性耗材：加长腔镜超声刀 1 把、12 mm Trocar 1 个、10 mm Trocar 1 个、5 mm Trocar 2 件、腹腔镜直线切割闭合器 1 把、金钉仓 1 把、蓝钉仓 2 把、白钉仓 3 把、3–0 倒刺缝合线若干、36 Fr 支撑胃管 1 根、引流管 1 把。

四、手术步骤

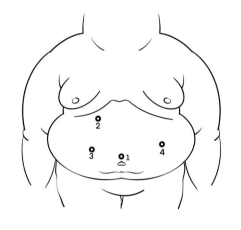

穿刺孔位置示意

T1：考虑存在腹腔粘连，先由原脐部穿刺点逐层切开进腹，置入 10 mm Trocar 建立气腹。

T2、T3：充分利用原袖状胃切除术的穿刺孔，于原锁骨中线肋缘下、锁骨中线脐水平上 2 cm 处分别置入 5 mm、12 mm Trocar。

T4：原左侧腋前线肋缘下穿刺孔因长期留置引流管，腹腔内已形成窦道粘连，需先分离粘连后，经原穿刺孔放置 5 mm Trocar，或于原穿刺孔下方 1 cm 处增加 5 mm Trocar。

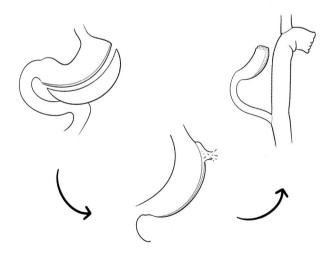

手术示意图

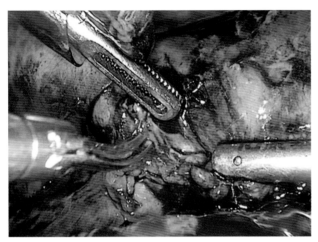

图 2-14-1　腹腔探查见腹腔广泛粘连，肝左外叶、胃壁、网膜组织紧密粘连形成窦道

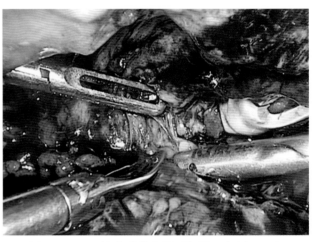

图 2-14-2　沿窦道分离肝胃间隙至左侧 His 角

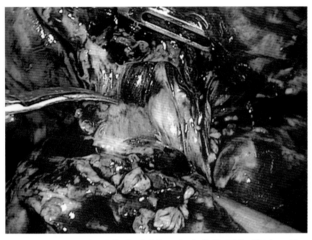

图 2-14-3　由胃窦向头侧逐步分离肝胃间粘连，从右侧向中心汇合，紧贴胃壁进行分离，防止损伤肝左外叶及其管道

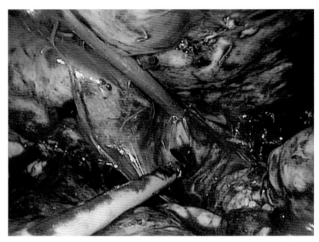

图 2-14-4　向头侧进一步分离胃小弯系膜与肝左外叶间粘连，紧贴胃侧进行分离

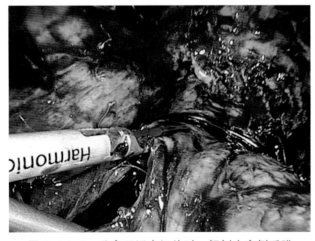

图 2-14-5　分离至近贲门处时，解剖小弯侧系膜

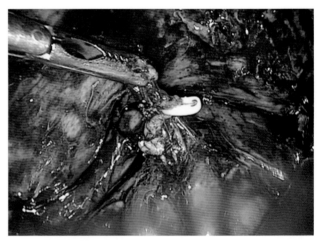

图 2-14-6　夹闭离断胃左血管

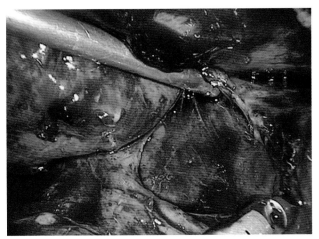

图 2-14-7　充分显露右侧膈肌角及食管

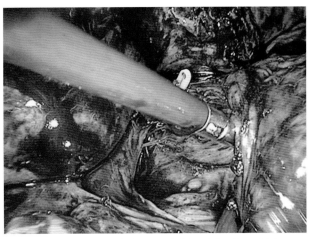

图 2-14-8　分离贲门及食管后方间隙至对侧

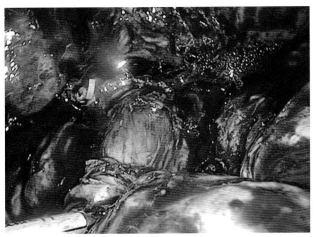

图 2-14-9　慢性炎症导致食管周围的纤维结缔组织
　　　　　　较多，充分游离食管

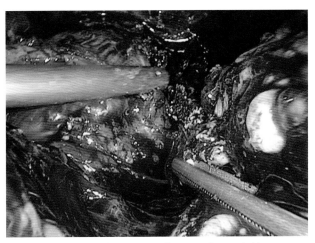

图 2-14-10　再次确认漏口位置，距离 His 角约 1.5 cm

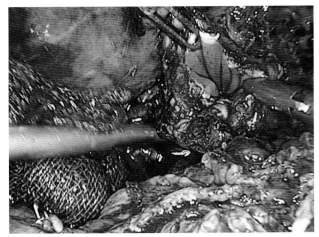

图 2-14-11　超声刀于贲门上方离断食管。至此胃前
　　　　　　壁已完全游离出来

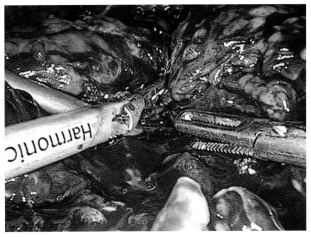

图 2-14-12　由足侧向头侧游离袖状胃切缘，分离之
　　　　　　前复位的网膜组织

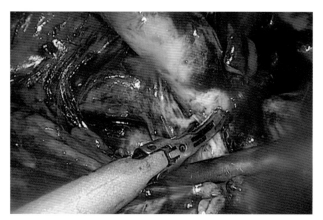

图 2-14-13　分离胃窦后间隙，此处无炎症粘连，后方组织相对疏松，沿此间隙向头侧分离胃后壁

（胃体后壁近切缘侧相对致密，小心避免损伤后方胰腺组织。如暴露不佳，可先断胃后再行分离。）

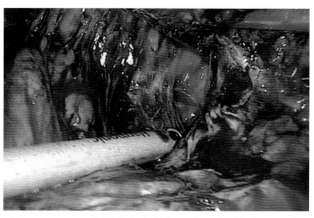

图 2-14-14　将胃窦向上掀起，由后向前解剖胃小弯侧系膜，夹闭离断小弯侧血管弓，保留远端胃

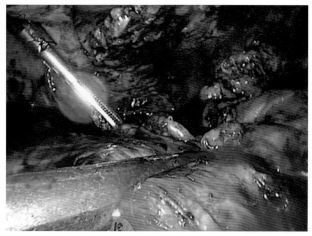

图 2-14-15　直线切割闭合器闭合离断胃组织，由于炎症的影响，此处应根据胃壁厚度选用金钉仓或蓝钉仓

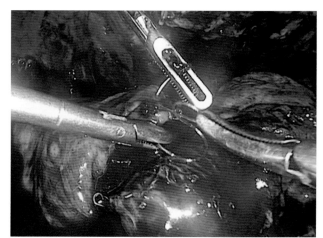

图 2-14-16　胃残端予 3-0 倒刺线加强缝合

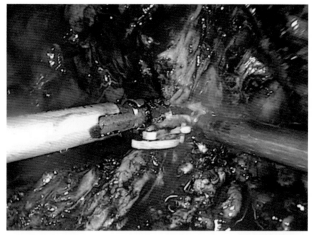

图 2-14-17　将近端胃向上掀起，进一步游离胃后间隙，注意夹闭胃后血管，避免胰腺组织损伤。最后将近端胃完整切除，并放入标本袋中

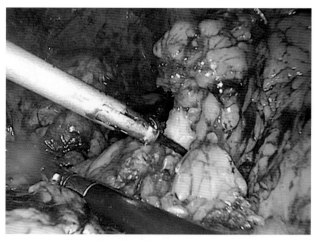

图 2-14-18　劈开大网膜，降低食物袢张力

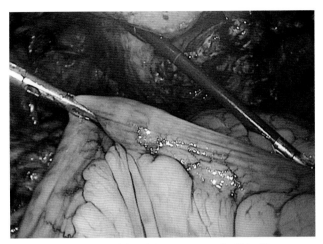

图 2-14-19　用刻度肠钳量取 Treitz 韧带远端 50 cm
处小肠
（胆胰袢长度一般为 30~150 cm，根据病人 BMI 酌情设置）

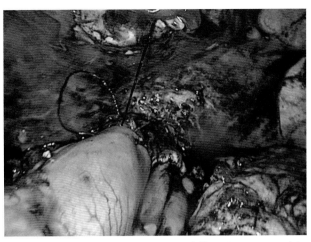

图 2-14-20　上提远端小肠袢至食管下方，用 3-0 倒
刺缝合线行食管空肠端侧吻合，注意系膜张力

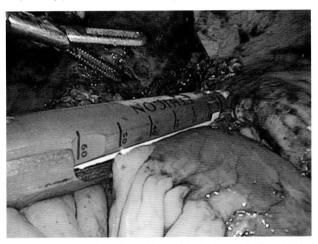

图 2-14-21　食管空肠吻合口近端小肠予直线切割闭
合器闭合离断（白钉仓），尽可能不离断小肠系膜血管

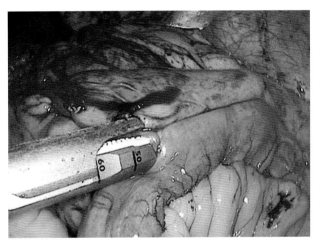

图 2-14-22　用刻度肠钳量取食管空肠吻合口远端
100 cm 处小肠与胆胰袢残端行侧侧吻合（白钉仓），3-0
倒刺线关闭共同开口（食物袢一般设置为 100~150 cm）

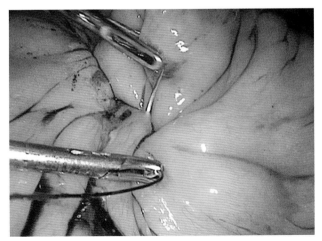

图 2-14-23　关闭系膜裂孔、Petersen 裂孔

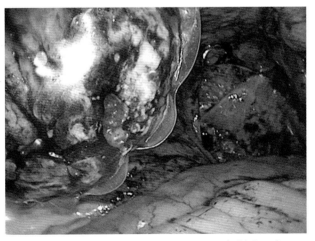

图 2-14-24　标本袋经术者 12 mm 穿刺孔取出

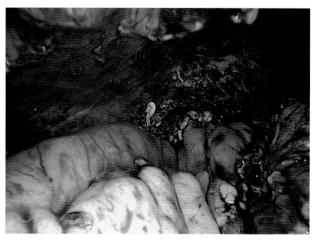

图 2-14-25　食管空肠吻合口旁放置引流管一根，从左侧 5 mm 穿刺孔引出固定。观察各穿刺孔有无出血，充分止血后逐个关闭穿刺孔

五、总结

确定性修正手术的难点在于手术时机的把握、术前准备以及术中对解剖的熟悉程度。手术一般安排在其他治疗失败且距离漏发生不少于 3 个月时实施。术前需要充分的抗感染治疗，漏口周围要充分冲洗引流，同时给予适当的营养支持治疗，严密监测前白蛋白等营养指标，注意关注患者体重及肌肉量的变化。充分的术前准备是修正手术成功的保证。手术中的难点在于分离粘连和解剖复位，术中最容易在分离胃后粘连时损伤后方的结肠、胰腺。如何分离粘连而不损伤周围组织需要注意手术策略，建议按照由"足侧向头侧，由两侧向中心"的原则，尤其是分离胃后间隙时，紧贴胃壁避免损伤后方的胰腺、结肠等组织。

（孙喜太）

第十五章 袖状胃切除术后漏修正为瘘口空肠吻合（R-Y）

Laparoscopic Roux-en-Y Fistulojejunostomy for Upper Staple Line Leak after Sleeve Gastrectomy

一、手术适应证和禁忌证

适应证：

SG 术后胃切缘漏，经保守治疗 3 个月以上，瘘口未愈合。

禁忌证：

① 感染控制不佳的急性期及早期漏；

② 瘘口周围缺血。

二、手术站位

患者仰卧，调整体位头高 20°~30°。术者及扶镜手站在患者右侧，另一助手站在患者的左侧。器械护士在患者的左下肢旁，显示器位于患者头部两侧。

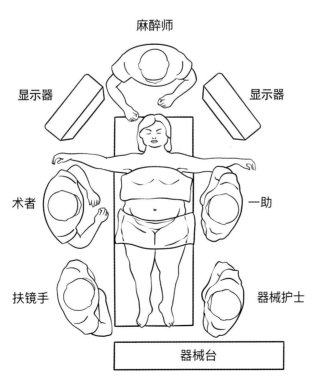

手术站位示意

三、准备物品和耗材

1. 敷料：剖腹包、剖腹被、手术衣、微创用锁边小纱布。

2. 器械：常规手术器械 1 套，常规腹腔镜器械 1 套，肠钳和无损伤钳各 2 把，分离钳、针持、电凝钩、吸引器各 1 把、五爪肝脏拉钩 1 把、加长气腹针 1 根。

3. 仪器：腹腔镜系统、超声刀、电刀、手术高清录像设备。

4. 一次性用物：11# 刀片、3M 抗菌粘贴巾（60 cm × 40 cm）、吸引管、保护套 2 个、10 mm 一次性穿刺器 1 个、5 mm 一次性穿刺器 3 个、12 mm 一次性穿刺器 1 个、3-0 带针可吸收缝线若干、3-0 倒刺缝线若干、2-0 无损伤带针缝线 1 根、扁形引流管 2 根。

5. 特殊用物：腹腔镜下切割闭合器 1 把、60 mm 白钉仓（成钉高度 1.0 mm）若干个、36 Fr 支撑胃管 1 根。

四、手术步骤

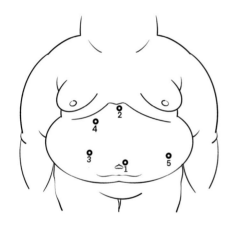

穿刺孔位置示意

T1：脐部或脐上偏左切口作为镜头孔。

T2：剑突下偏左切口作为挡肝操作孔。

T3：右锁骨中线肋缘下 6~7 cm，腹直肌外缘作为主操作孔。

T4：右肋下肝缘与肝圆韧带夹角处作为辅助操作孔。

T5：左腋前线与 T3 平行作为助手操作孔。

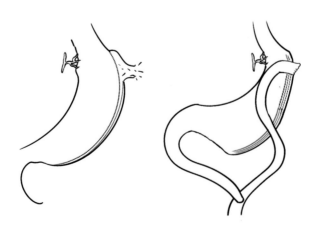

手术示意图

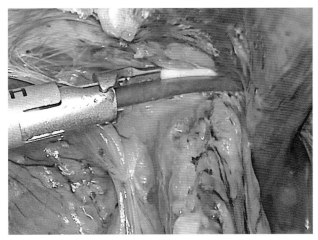

图 2-15-1　建立气腹后，腹腔探查，由近及远分离粘连，注意辨别肠管和肝脏

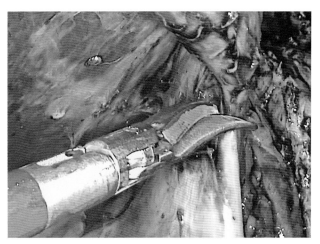

图 2-15-2　胃壁肝、圆韧带以及肝脏粘连成团，剪刀锐性分离与肝脏之间的粘连

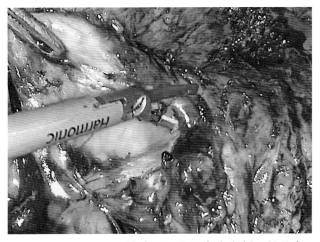

图 2-15-3　暴露胃前壁后，从胃窦大弯侧开始分离粘连的大网膜，注意保护胃壁

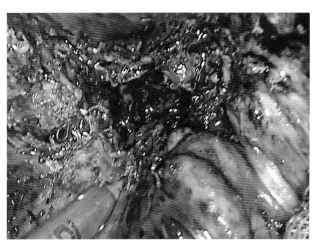

图 2-15-4　游离袖状胃的大弯侧和后壁，逐渐接近瘘口周围水肿的组织，可以看到成钉不良的胃切缘

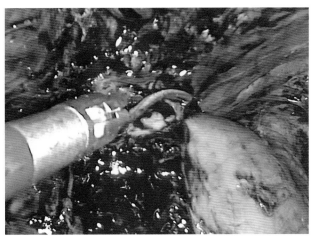

图 2-15-5　从前壁锐性钝性结合游离贲门胃体和肝脏之间的粘连

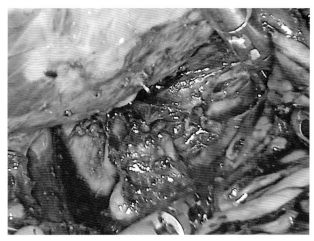

图 2-15-6　离断小网膜，游离出右侧膈肌脚以及食管腹段的右侧，从贲门的后方尽量向左侧游离

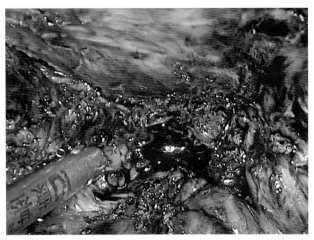

图 2-15-7 充分游离贲门食管周围粘连，游离瘘口的后壁，进一步探查瘘口，此时支撑胃管和引流管可以作为引导

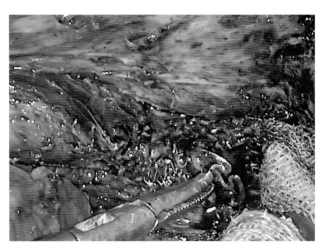

图 2-15-8 该患者的瘘口可以看到内镜下的夹子，予以取出

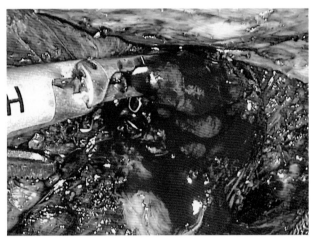

图 2-15-9 充分游离瘘口周围组织，用超声刀切除瘘口周围坏死组织和瘢痕

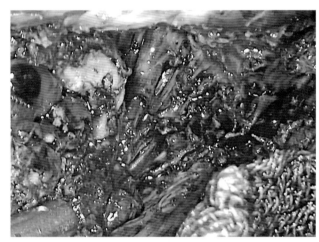

图 2-15-10 充分止血，可以看到完整的瘘口，无异物以及瘢痕

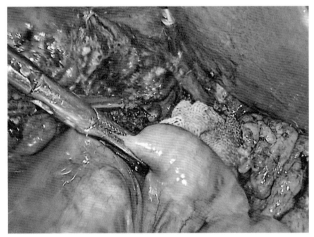

图 2-15-11 助手牵拉横结肠系膜，确认 Tritez 韧带，测量 50 cm 空肠，确保吻合口无张力

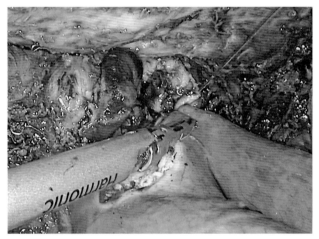

图 2-15-12 3-0 可吸收倒刺线连续缝合瘘口后壁与空肠浆肌层，初步起到固定和成型作用，切开空肠对系膜缘

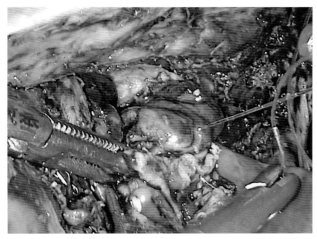

图 2-15-13　倒刺线或者薇乔线继续全层连续缝合。注意可能需要纠正吻合口的大小

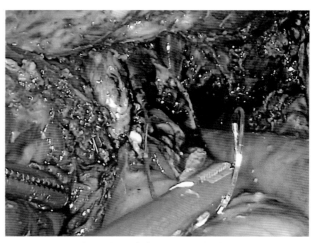

图 2-15-14　继续向前壁全层连续缝合，注意内翻，减少黏膜外翻

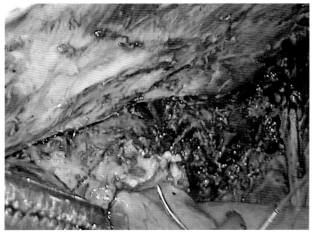

图 2-15-15　前壁浆肌层连续加强缝合，根据需要可以间断加强缝合数针，以加固和降低张力

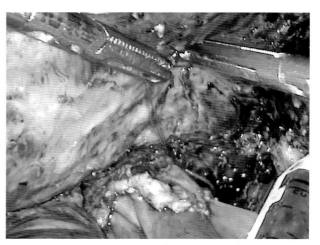

图 2-15-16　使用白色钉仓靠近吻合口离断胆胰支

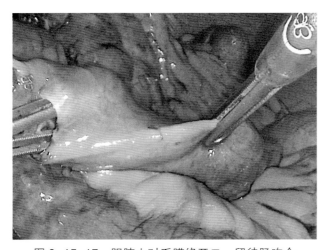

图 2-15-17　胆胰支对系膜缘开口，留待肠吻合

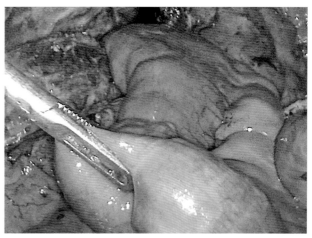

图 2-15-18　从胃肠吻合口向远侧测量 50 cm 空肠，开口，拟行肠肠吻合

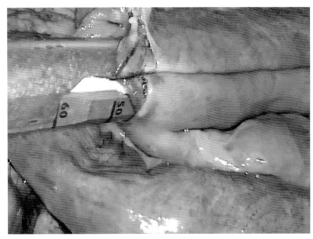

图 2-15-19　使用白色钉仓行肠肠吻合，观察吻合口有无出血

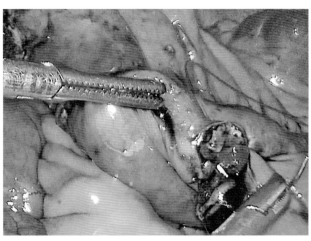

图 2-15-20　共同开口以 3-0 倒刺线或者其他可吸收线连续缝合关闭，浆肌层加强

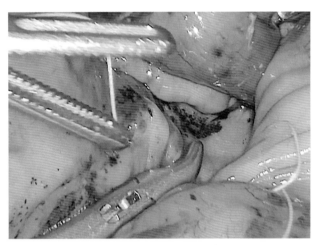

图 2-15-21　以不可吸收线连续缝合关闭系膜裂孔

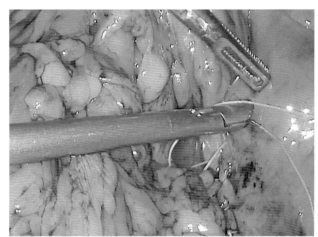

图 2-15-22　助手提起横结肠，暴露 Petersen 间隙，以不可吸收线连续缝合关闭

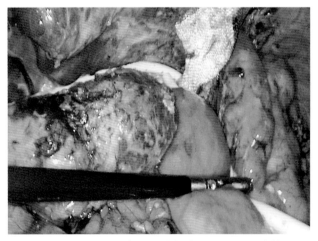

图 2-15-23　检查无活动性出血，放置引流管

五、总结

　　SG 切除术后漏常发生于近端胃，80% 靠近 His 角处切缘附近，修正手术的时机一般选择 12 周以后。充分引流和营养支持是修正手术成功的关键，因此做好围手术期处理十分重要。在手术前要做好预案，包括术中损伤、大出血、瘘口暴露困难等情况要有充分的思想准备。该种瘘口与空肠的 R-Y 吻合不切除胃，对于患者更容易接受，但是对于术者需要熟练的腔镜操作技巧和解剖功底。总体来说要保护好食管下段，尽量保留贲门括约肌的功能，瘘口周围的游离尽量充分，避免损伤胃左血管以及胰腺组织。

（梁辉）

第三篇

胃旁路术及相关术式

▶▶▶

第一章　胃旁路术

Laparoscopic Roux-en-Y Gastric Bypass

一、手术适应证和禁忌证

适应证：

符合《中国肥胖及 2 型糖尿病外科治疗指南（2019 版）》规定的手术适应证。

禁忌证：

① 有胃癌家族史；

② 胃镜检查提示有胃溃疡或萎缩性胃炎；

③ 不能接受终身的维生素和微量元素补充。

二、手术站位

患者取平卧位，呈头高脚低倾斜 20°～30°。头下置一软枕；两侧上肢外展，固定于托手板上，外展角度需小于 90°，避免神经损伤。尾骨位置贴上水凝胶垫，腘窝处用半圆形硅凝胶垫垫高 20°；双脚踝用硅凝胶垫垫高；足跟使用脚垫保护；在膝关节上 5 cm 处用 10～15 cm 的约束带固定。防止患者移位。

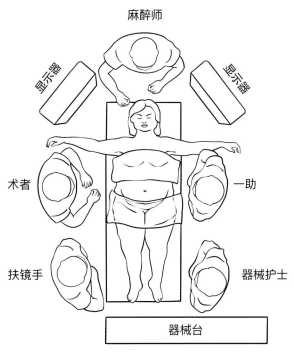

手术站位示意

三、准备物品和耗材

1. 敷料：剖腹包、剖腹被、手术衣、微创用锁边小纱布。

2. 器械：常规手术器械 1 套，常规腹腔镜器械 1 套，肠钳和无损伤钳各 2 把，分离钳、针持、电凝钩和吸引器各 1 把（备加长器械 1 套）、加长气腹针 1 根。

3. 仪器：腹腔镜系统、超声刀、电刀、手术高清录像设备。

4. 一次性用物：11# 刀片、3M 抗菌粘贴巾（60 cm×40 cm）、吸引管、保护套 2 个、10 mm 一次性穿刺器 1 个、5 mm 一次性穿刺器 3 个、12 mm 一次性穿刺器 1 个、加长 12 mm 一次性穿刺器 1 个（备用）、3-0 带针可吸收缝线若干、3-0 倒刺缝线 2 根、2-0 无损伤带针缝线 1 根、扁形引流管 1 根。

5. 特殊用物：腹腔镜下切割闭合器 1 把、60 mm 蓝钉仓（成钉高度 1.5 mm）6 个、60 mm 白钉仓（成钉高度 1.0 mm）2 个、36 Fr 支撑胃管（前端带球囊）1 根。

6. 确认接送患者的手术床和手术台承重负荷超过患者体重。

四、手术步骤

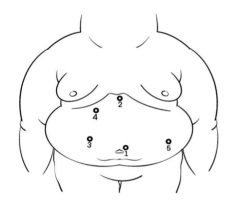

穿刺孔位置示意

T1：脐部或脐上偏左切口作为镜头孔。

T2：剑突下偏左切口作为挡肝操作孔。

T3：右锁骨中线肋缘下 6~7 cm、腹直肌外缘作为主操作孔。

T4：右肋下肝缘与肝圆韧带夹角处作为辅助操作孔。

T5：左腋前线与 T3 平行作为助手操作孔。

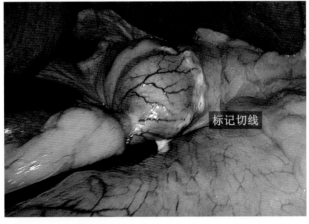

图 3-1-1　使用肝脏拉钩向右上方牵起肝左叶，暴露胃食管连接部（GE junction）。将 36 Fr 支撑胃管置入胃内，注气 30 mL，后撤至贲门，沿球囊边缘标记切线

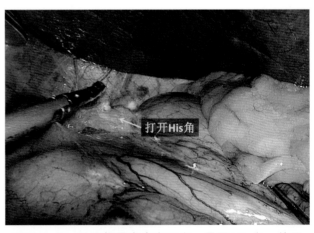

图 3-1-2　助手将胃底牵向下方，暴露 His 角，使用超刀或电凝钩，离断胃膈韧带，逐步游离，直到暴露左侧膈肌脚，在游离过程中，需要注意有可能存在有胃短动脉的最上支

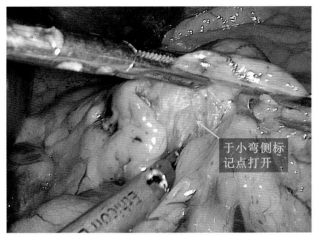

图 3-1-3　在胃小弯侧拟离断位置，分别向右侧和左侧牵拉肝胃韧带及胃体小弯侧，在贴近小弯侧切开肝胃韧带，位置常在胃左动脉第一分支近端

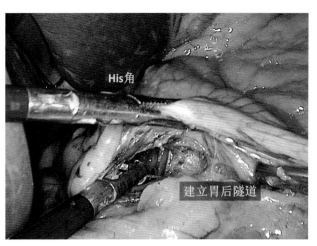

图 3-1-4　于胃后钝性及锐性结合分离，解剖胃后隧道，方向指向 His 角

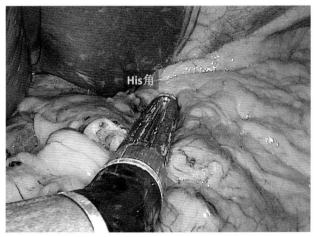

图 3-1-5　使用 60 mm 蓝钉断胃，离断前需注意将支撑胃管退回食管

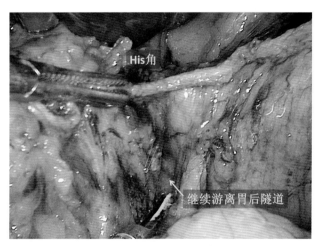

图 3-1-6　在胃后隧道未能完全游离的情况下，可以继续使用超声刀锐性 + 钝性游离，方向指向 His 角，直至游离完成

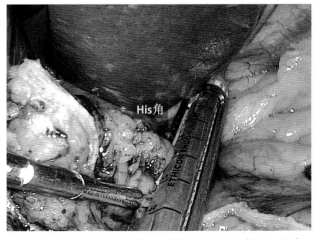

图 3-1-7　继续使用 60 mm 蓝钉将胃完全离断，在离断前，可将支撑胃管置入小胃囊，明确小胃囊可靠

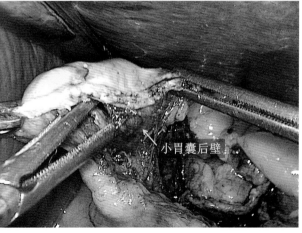

图 3-1-8　在小胃囊后壁开口，留待吻合

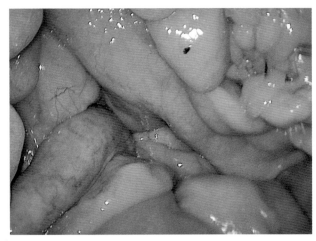

图 3-1-9　牵起胃结肠韧带，暴露 Treitz 韧带，明确空肠起始部

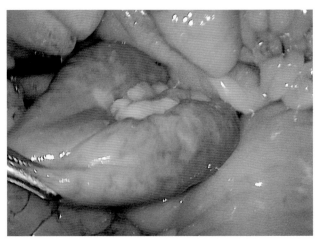

图 3-1-10　向远端测量 100 cm 肠管

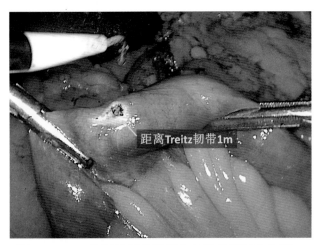

图 3-1-11　将测量好的肠管自结肠前移至上腹部，助手夹持近端，术者夹持远端，避免扭转，电凝于空肠对系膜缘开口

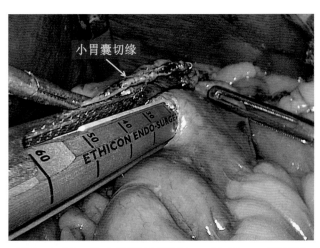

图 3-1-12　在小胃囊后壁开口，以 60 mm 蓝钉行胃肠吻合，吻合口直径 1.5 cm。切割闭合器标记为"20 mm"的位置即为吻合边缘

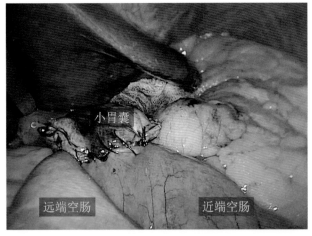

图 3-1-13　开口处连续全层缝合关闭后，浆肌层连续缝合加强，完成胃肠吻合

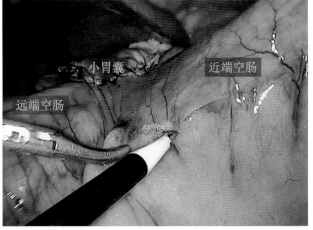

图 3-1-14　贴近吻合口近端空肠，于肠系膜无血管区开口

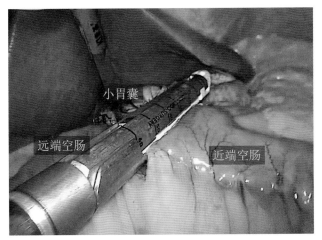

图 3-1-15 以 60 mm 白钉在吻合口近端离断空肠。离断位置应注意靠近胃肠吻合口，避免出现盲祥综合征

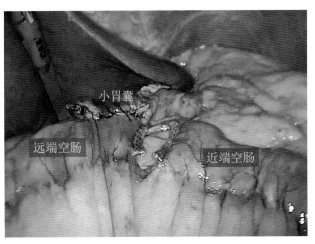

图 3-1-16 完成离断后，近端空肠即为胆胰支，远端空肠为食物支

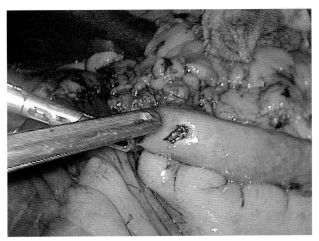

图 3-1-17 于近端空肠对系膜缘开口，留待吻合

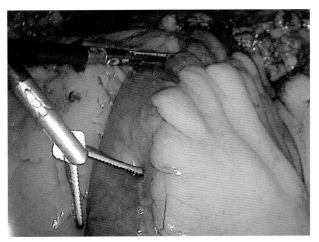

图 3-1-18 自吻合口向远端测量 100 cm 空肠

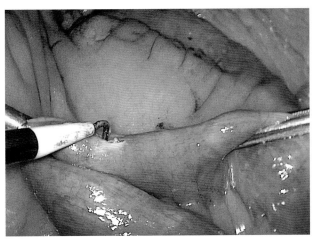

图 3-1-19 于该处空肠对系膜缘开口

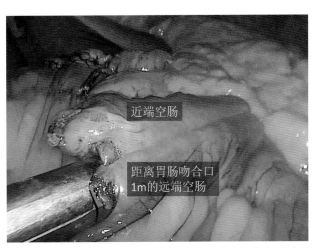

图 3-1-20 以 60 mm 白钉行近、远端空肠侧侧吻合

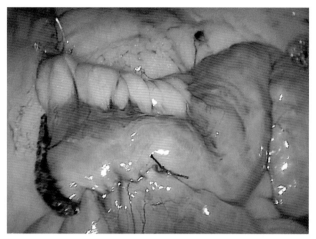

图3-1-21　吻合开口处连续全层缝合关闭后，浆肌层连续缝合加强，完成肠肠吻合

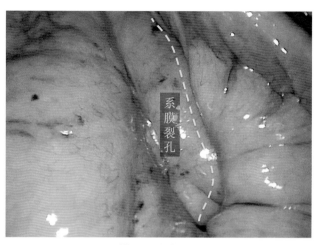

图3-1-22　助手夹持肠肠吻合口，将其牵起向上腹部，暴露小肠系膜裂孔，可见小肠系膜裂孔呈"V"字形

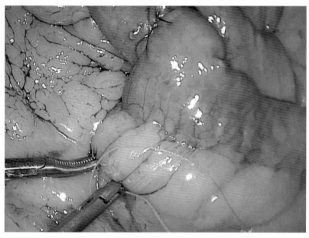

图3-1-23　自最低点向上，以2-0无损伤线（不可吸收）连续缝合关闭肠系膜裂孔

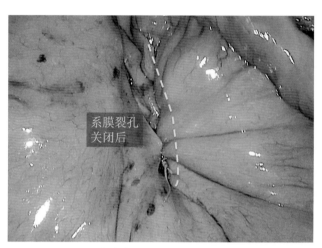

图3-1-24　需注意保证小肠系膜裂孔关闭完整，防止内疝发生

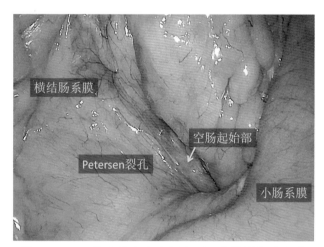

图3-1-25　将食物支向左侧牵引，将横结肠向上牵引，暴露Petersen间隙

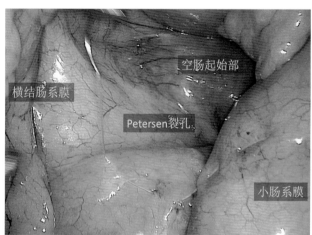

图3-1-26　该间隙常呈烧瓶样，以2-0无损伤线连续缝合关闭时，可类似荷包缝合的方式关闭底部，继以连续缝合小肠及横结肠系膜

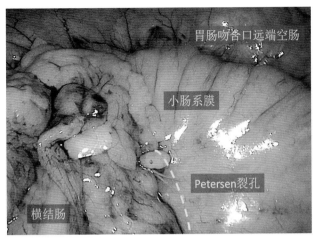

图 3-1-27 关闭 Petersen 间隙,最后一针缝在空肠系膜及靠近横结肠肠管的结肠系膜或肠脂垂上

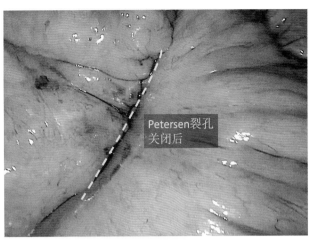

图 3-1-28 注意彻底关闭 Petersen 间隙。Petersen 间隙的缝合缘两侧可使用电凝间断点状烧灼,促进术后粘连形成,避免发生内疝

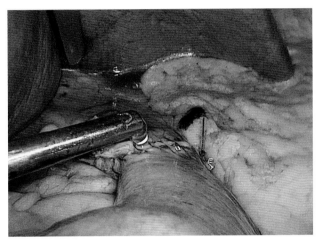

图 3-1-29 夹闭食物支,自支撑胃管向胃内注气,同时将胃肠吻合口以冲洗水浸润,验证吻合口完整性(初学者可选择使用)

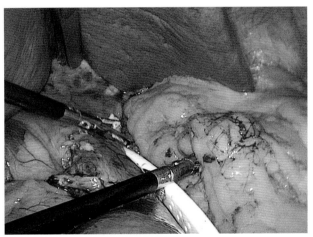

图 3-1-30 在胃肠吻合口旁放置引流管,自左辅助孔引出体外,完成手术操作

五、总结

胃旁路术是最经典的减重手术方式之一。此手术通过在贲门下方切割、建立一个小胃囊,从而起到限制饮食的作用;通过分割小肠,建立食物支(Roux limb)和胆胰支(BP limb),同时达到两个目标(限制摄入与减少吸收)。

胃旁路术是一个标准化的手术方式,根据中国肥胖及 2 型糖尿病外科治疗指南(2019 版)的要求,胃旁路手术的操作要点包括:小胃囊容积为 15～30 mL;旷置全部胃底;食物支与胆胰支长度之和＞200 cm(可根据病人 BMI、T2DM 严重程度及具体情况调整);建议胃空肠吻合口直径小于 1.5 cm;关闭系膜裂孔和 Petersen 间隙。

(管蔚)

第二章　单吻合口胃旁路术

Laparoscopic One Anastomosis Gastric Bypass

一、手术适应证和禁忌证

适应证：

① BMI ≥ 32.5kg/m^2, 可积极手术；

② 27.5 kg/m^2 ≤ BMI < 32.5kg/m^2，合并有糖尿病、高血压、高血脂、呼吸睡眠暂停综合征等至少符合两项代谢综合征，经生活方式改变和内科治疗难以控制的，推荐手术；

③ 可用于其他术式减重效果不佳 / 复胖，要求修正的患者。

禁忌证：

因为各种原因无法耐受全身麻醉、气管插管，经多学科讨论后不适宜手术的应推迟或暂停手术。

二、手术站位

患者仰卧，双臂外展，两腿分开呈"大"字，呈头高足低倾斜15°~30°，根据手术预估时间留置导尿。术者在患者右侧，一助在患者左侧，扶镜手在患者两腿之间，器械护士在患者右腿外侧，显示器在患者头部上方。

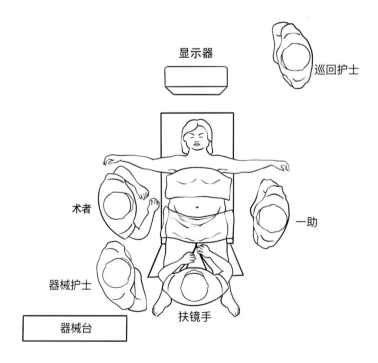

手术站位示意

三、准备物品和耗材

1. 腹腔镜手术常规敷料。

2. 器械：常规手术器械 1 套，常规腹腔镜器械 1 套，带刻度无创钳、持针器（备加长）、分离钳、电凝钩和吸引器各 1 把、加长气腹针 1 根。

3. 仪器：腹腔镜系统、超声刀、电刀、手术高清录像设备。

4. 一次性用物：11# 刀片、3M 抗菌粘贴巾（60 cm×40 cm）、吸引管、保护套 2 个、5 mm 一次性穿刺器 1-3 个、12 mm 一次性穿刺器 2 个、加长 12 mm 一次性穿刺器 1 个（备用）、荷包针线、3-0 薇乔若干、爱惜邦不可吸收缝线若干、超声刀（备加长）1 把。

5. 特殊用物：腹腔镜下切割闭合器（备加长）1 把、绿钉仓 2 枚，蓝钉仓不少于 3 枚，白钉仓 1 枚、36 Fr 支撑胃管。

6. 确认接送患者的手术床和手术台承重负荷超过患者体重。

四、手术步骤

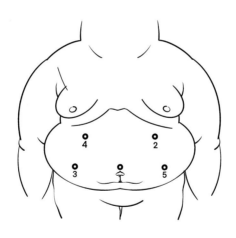

穿刺孔位置示意

T1（10 mm Trocar）：脐上偏左切口作为镜头孔。

T2（ 5 mm Trocar）：左锁骨中线肋缘下 2 cm 切口作为挡肝操作孔。

T3（12 mm Trocar）：右锁骨中线肋缘下 6~7 cm、外侧 2~3 cm，腹直肌外缘作为主操作孔。

T4（ 5 mm Trocar）：右锁骨中线肋缘下 2 cm 切口作为辅助操作孔。

T5（ 5 mm Trocar）：左腋前线与 T3 平行，作为助手操作孔。

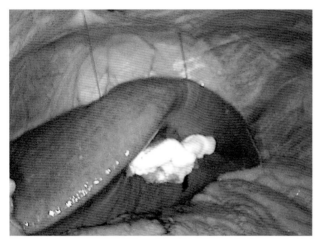

图 3-2-1 使用荷包针穿刺悬吊肝脏

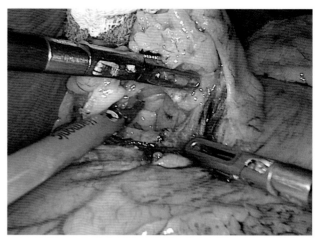

图 3-2-2 分离胃角小弯处网膜，紧贴胃壁至网膜囊，暴露胃后壁

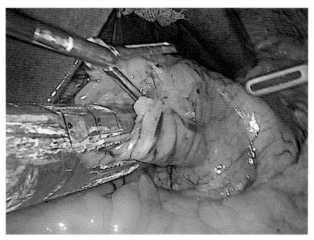

图 3-2-3 绿钉在小弯垂直切割 35 mm

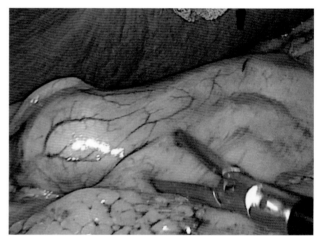

图 3-2-4 36 Fr 支撑胃管插入切割端并支撑

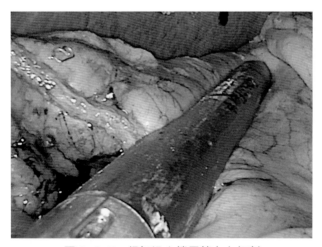

图 3-2-5 绿钉沿支撑胃管向上切割

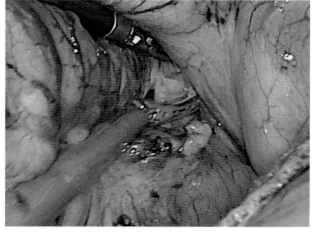

图 3-2-6 超声刀分离胃胰之间粘连，至左膈肌脚，建立胃后通道

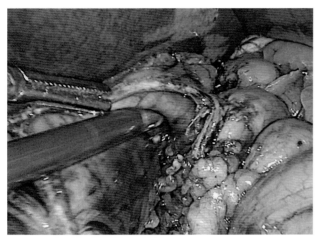

图 3-2-7 分离 His 角前部脂肪垫，与胃后隧道沟通

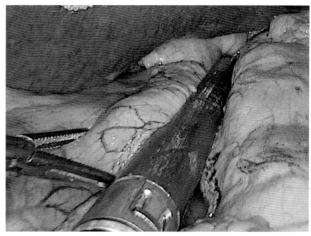

图 3-2-8 蓝钉沿支撑胃管和胃后隧道向上切割，制作管状胃

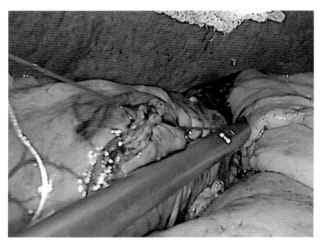

图 3-2-9 2-0 "爱惜邦" 不可吸收缝线，由最上切端起浆肌层连续包埋缝合至第 2~3 钉交界处，暂时保留缝线

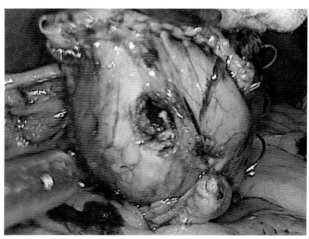

图 3-2-10 胃囊后壁距离切割线 2 cm 处作开孔

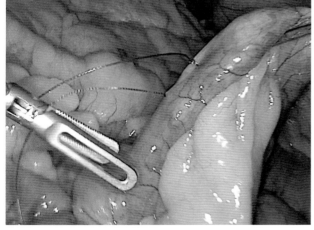

图 3-2-11 体位放至水平，找到屈氏韧带，测量小肠全长，距屈氏韧带 200 cm 或 250 cm 处缝合做标记

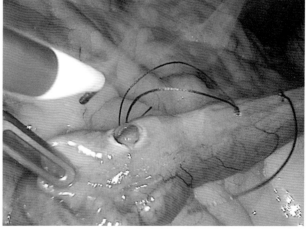

图 3-2-12 近端胆胰支长度为全小肠的 1/3，且保证大于 400 cm 共同通道，并在小肠对系膜缘开孔

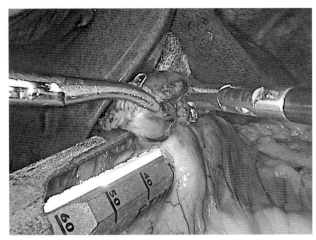

图 3-2-13　与胃囊后壁以白钉仓作侧侧吻合，吻合口大小 3 ~ 3.5 cm

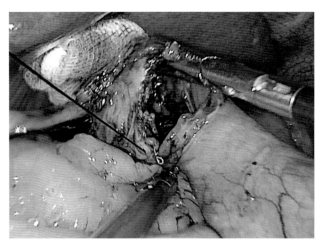

图 3-2-14　共同开口右端预缝置一针（3-0 薇乔，25 cm 长）

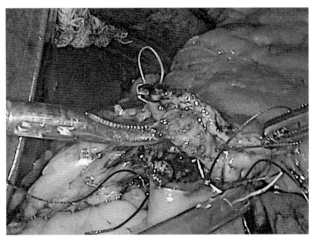

图 3-2-15　3-0 薇乔连续缝合关闭共同开口

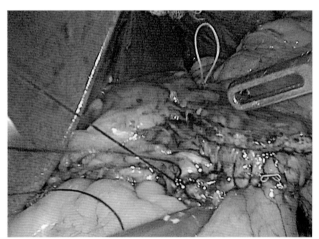

图 3-2-16　与预缝置针成结，完成缝合操作

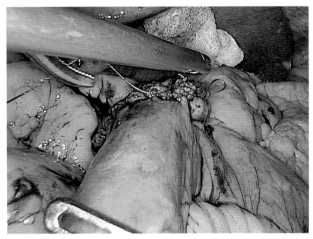

图 3-2-17　支撑胃管置入输出袢，预置缝线通过其支撑塑形，作小肠浆肌层与胃囊切缘加固缝合

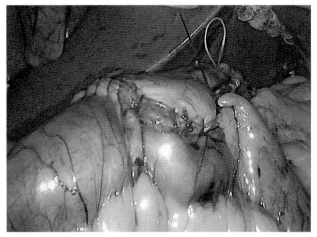

图 3-2-18　继续将小肠浆肌层与管状胃切缘连续缝合，与预置的不可吸收缝成结，使胆胰支形成抗反流形态

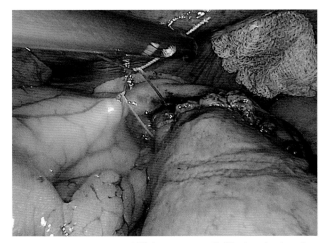

图 3-2-19　2-0 "爱惜邦" 15 cm 将管形胃末端固定
　　　　　　于胃窦前壁

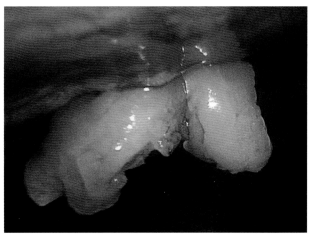

图 3-2-20　裁剪一片大网膜,嵌于 12 mm 穿刺孔中

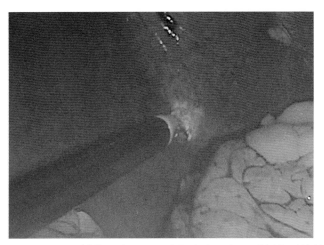

图 3-2-21　拆除肝脏悬吊,电凝止血,必要时保留引流管

五、总结

单吻合口胃旁路术(OAGB)在获得了近 20 年的临床研究证据支持后,国际肥胖与代谢病外科联盟在 2018 年通过了将 OAGB 作为主流术式的提案。OAGB 的操作流程清晰,学习曲线显著低于 RYGB。该术式减重效果显著,文献报道术后一年的多余体重下降百分比可达 80% ~ 90%,手术死亡率小于 0.1%,OAGB 同时作为代谢手术,对于 2 型糖尿病有着显著疗效。2 项 RCT 研究基于两年的随访结果,均显示了同时具有较好的体重控制与糖尿病缓解率。长期来看,有两篇长期效果报道,仅旷置 150 cm 胆胰袢的 OAGB 在术后 8 年依然有 33% 的总体重下降。目前胆胰袢的旷置长度仍在研究中,以 150 ~ 250 cm 较为常见,根据李威杰教授的研究,通过丈量小肠全长后按比例旷置小肠,相比固定胆胰袢长度可实现患者的定制化治疗,减少营养不良的发生率。因此,OAGB 是一项值得研究和开展的手术方式。

(毛忠琦)

第三章 胃旁路术修正为远端旁路（延长食物支）

Revision of RYGB to Distal RYGB

一、手术适应证和禁忌证

适应证：

复胖或减重不足。

禁忌证：

① 患者伴有中 – 重度营养不良；

② 患者不能接受终身维生素及微量元素补充。

二、手术站位

患者取平卧位，呈头高脚低倾斜 20°~30° 或左侧高 10°~15°。头下置一软枕；两侧上肢外展，固定于托手板上，外展角度需小于 90°，避免神经损伤。尾骨位置贴上水凝胶垫，腘窝处用半圆形硅凝胶垫垫高20°；双脚踝用硅凝胶垫垫高；足跟使用脚垫保护；在膝关节上 5 cm 处用 10~15 cm 的约束带固定。防止患者移位。

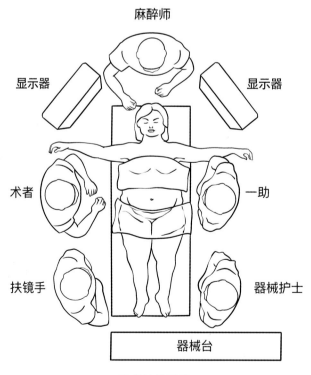

手术站位示意

三、准备物品和耗材

1. 敷料：常规手术用敷料。

2. 器械：常规手术器械 1 套，常规腹腔镜器械 1 套，肠钳和无损伤钳各 2 把，分离钳、针持、电凝钩和吸引器各 2 把、加长气腹针 1 根、疝修补器 1 套。

3. 仪器：腹腔镜系统、超声刀、电刀、手术高清录像设备。

4. 一次性用物：11# 刀片、粘贴巾、吸引管、保护套 2 个、导尿包、5 mm 穿刺器 1 个、10 mm 穿刺器 1 个、12 mm 一次性穿刺器 1 个、3-0 带针缝线若干、3-0 倒刺缝合线若干。

5. 特殊用物：腹腔镜下切割闭合器一把，蓝钉仓（成钉高度 1.5 mm）若干，36-40 Fr 矫正棒（支撑胃管）1 根。

四、手术步骤

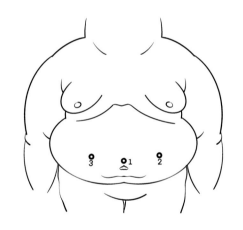

穿刺孔位置示意

T1：脐部切口作为镜头孔。

T2：左锁骨中线平脐交界处设 12 mm Trocar 作为辅手术操作孔并用于切割闭合器的操作孔。

T3：右锁骨中线平脐交界处设 5 mm Trocar 作为主操作孔。

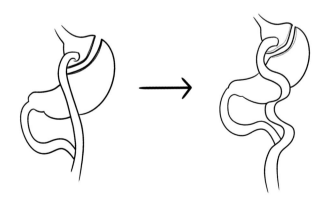

手术示意图

135

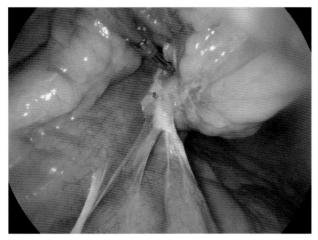

图 3-3-1　探查上腹腔，明确粘连部位，松解粘连

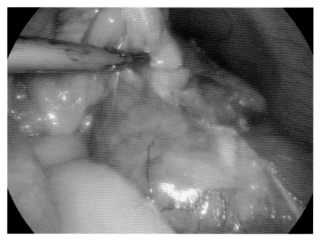

图 3-3-2　探查下腹腔，明确粘连部位，松解粘连

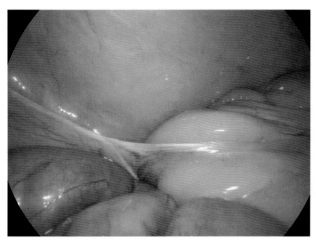

图 3-3-3　确认末端回肠

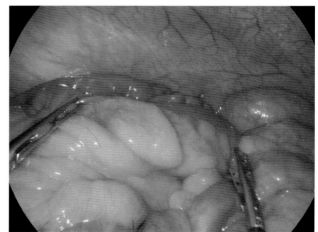

图 3-3-4　测量肠肠吻合口远端小肠长度

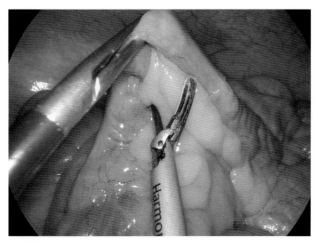

图 3-3-5　距回盲部 3m 小肠做简单定位标记，根据剩余小肠长度也可以调整距离，2.5～3m 均可以考虑

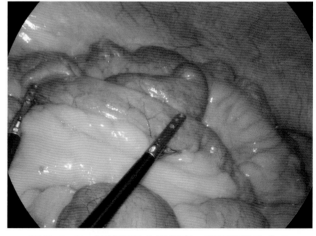

图 3-3-6　继续测量小肠长度，直到肠肠吻合口

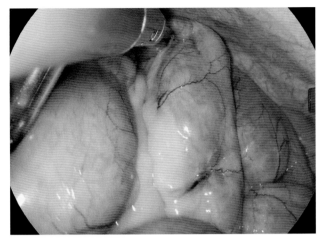

图 3-3-7　谨慎分离上腹部既往手术区域的粘连

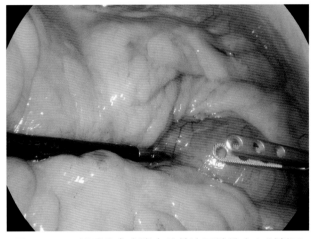

图 3-3-8　最后分离有张力的粘连区域并小心判断周围的组织结构

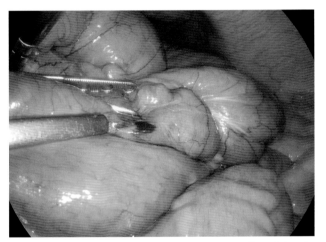

图 3-3-9　确定肠肠吻合口的位置，继而进一步探测明确食物支和胆胰支

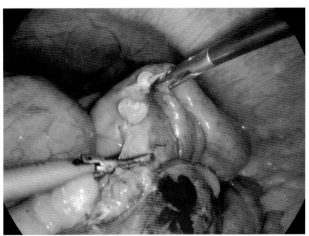

图 3-3-10　钝性＋锐性分离吻合口处的粘连，避免损伤肠管

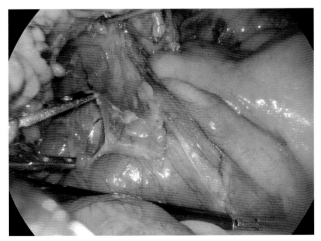

图 3-3-11　游离食物支，分离食物支的粘连

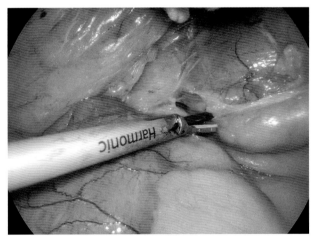

图 3-3-12　分离食物支与网膜和系膜的粘连

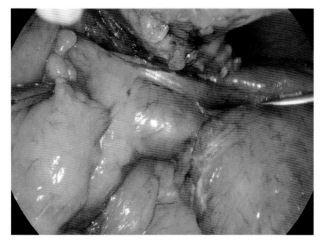

图 3-3-13　明确既往胃转流手术从结肠后还是结肠前（此例是结肠后）

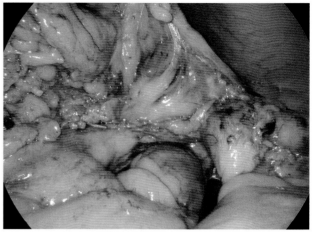

图 3-3-14　既往肠肠吻合口处可见钛夹，预计为既往关闭系膜处

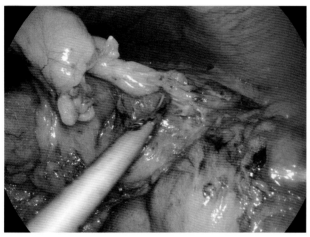

图 3-3-15　明确胆胰支、食物支、吻合口远端小肠走向，分离胆胰支处小肠粘连，为切割闭合胆胰支做准备

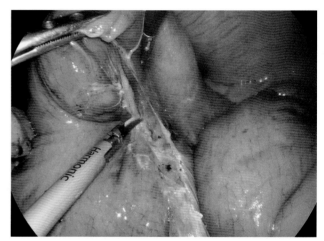

图 3-3-16　充分游离胆胰支处的粘连，为切割闭合做准备

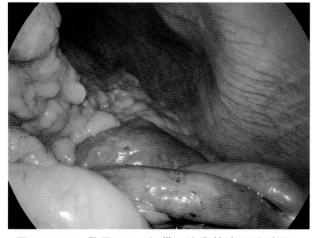

图 3-3-17　暴露 Treitz 韧带，注意粘连严重时不一定能完全探查

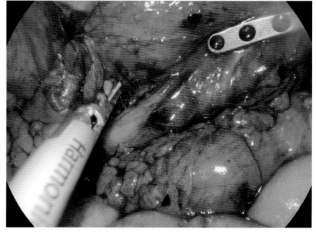

图 3-3-18　距离吻合口 10 cm，充分游离后准备切割闭合胆胰支

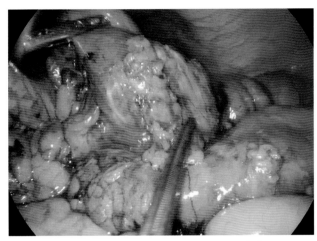

图 3-3-19　再次辨认吻合口处胆胰支、食物支、远端小肠

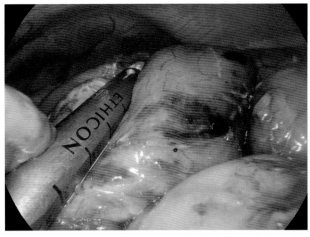

图 3-3-20　切割闭合胆胰支，部分病例胆胰支有扩张，通常需要 2 个钉仓

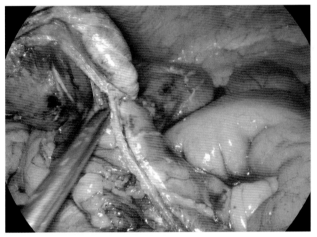

图 3-3-21　再次切割闭合胆胰支

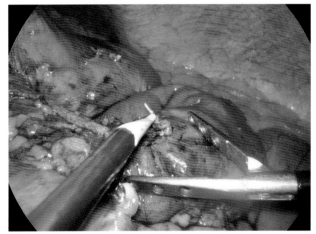

图 3-3-22　创面止血

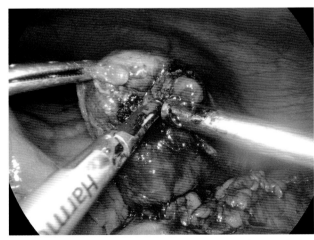

图 3-3-23　切割闭合胆胰支近端开窗，为肠肠吻合做准备

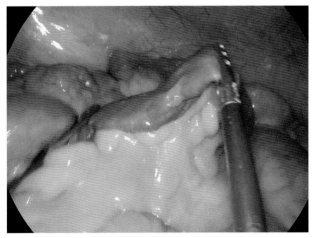

图 3-3-24　再次确认距回盲部 3m 的小肠，准备提起到上腹部

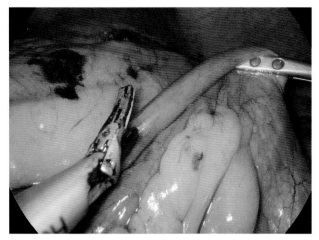

图 3-3-25　提起小肠开口，拟行肠肠吻合

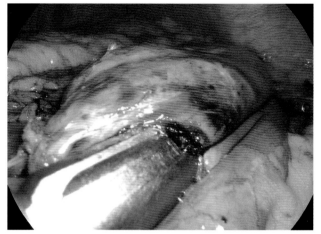

图 3-3-26　切割闭合器行肠肠吻合

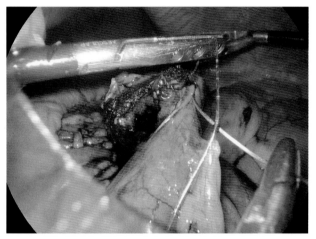

图 3-3-27　3-0 倒刺线关闭共同开口

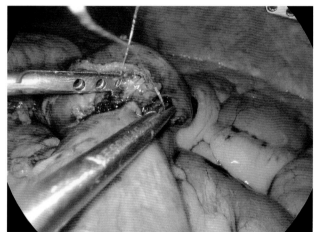

图 3-3-28　浆肌层包埋共同开口处

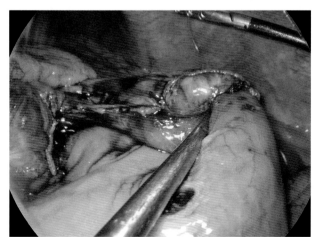

图 3-3-29　小肠残端包埋

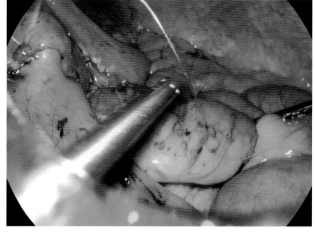

图 3-3-30　再次确定没有出血，吸净腹腔积液

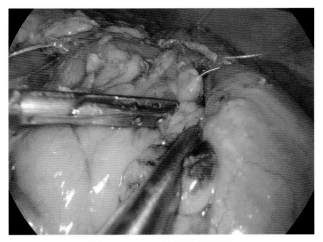

图 3-3-31　关闭系膜裂孔

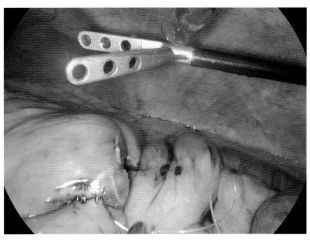

图 3-3-32　加固肠肠吻合薄弱处

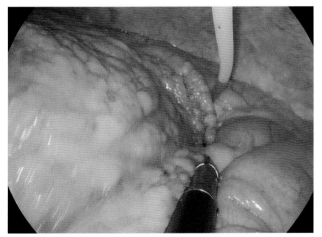

图 3-3-33　放置腹腔引流管

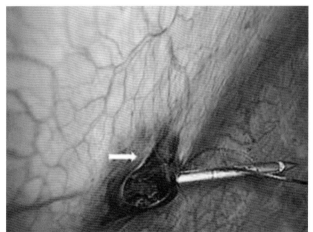

图 3-3-34　检查穿刺孔是否有出血，用疝修补器缝合 12 mm 套管孔

五、总结

胃旁路术修正为远端旁路的要点是：

① 精确计算小肠长度，明确需要旷置小肠长度，定位标记。

② 胆胰支、食物支一定分离仔细，暴露清晰，游离充分，切不可大意。

③ 术前对病人做好充分的宣教，术后营养支持，密切随访观察。

（陈亿）

第四章 胃旁路术修正为袖状胃切除术

Revision of RYGB to SG

一、手术适应证和禁忌证

适应证：

① 难以控制的营养不良；

② 倾倒综合征，经保守治疗效果不佳；

③ 术后复胖。

禁忌证

① RYGB 术前有较严重的胃食管反流症状；

② RYGB 术前患者有较严重的糖尿病（相对禁忌证）。

二、手术站位

患者平卧位。术者及扶镜手站在患者右侧，第一助手站在患者的左侧。器械护士在患者的左下肢旁，显示器位于患者头部两侧。

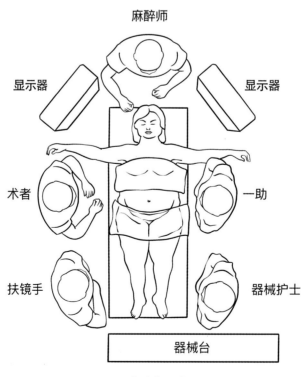

手术站位示意

三、准备物品和耗材

1. 敷料：剖腹包、剖腹被、手术衣、微创用锁边小纱布。

2. 器械：常规手术器械 1 套，常规腹腔镜器械 1 套，肠钳和无损伤钳各 2 把，分离钳、针持、电凝钩和吸引器各 1 把、加长气腹针 1 根。

3. 仪器：腹腔镜系统、超声刀、电刀、手术高清录像设备。

4. 一次性用物：11# 刀片、粘贴巾、吸引管、导尿包、5 mm 穿刺器 3 个、10 mm 穿刺器 1 个、12 mm 一次性穿刺器 1 个、3-0 带针缝线若干、3-0 倒刺缝合线若干。

5. 特殊用物：腹腔镜下切割闭合器一把，绿钉仓（成钉高度 2.0 mm）及蓝钉仓（成钉高度 1.5 mm）若干，36-40Fr 矫正棒（支撑胃管）1 根。

四、手术步骤

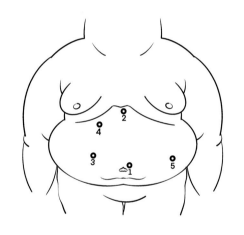

穿刺孔位置示意

T1：脐部或脐上偏左切口作为镜头孔。

T2：剑突下偏左切口作为挡肝操作孔。

T3：右锁骨中线肋缘下 6～7 cm、腹直肌外缘作为主操作孔。

T4：右肋下肝缘与肝圆韧带夹角处作为辅助操作孔。

T5：左腋前线与 T3 平行作为助手操作孔。

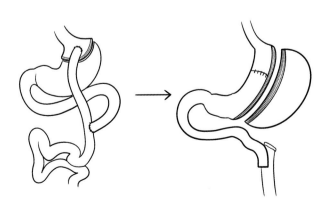

手术示意图

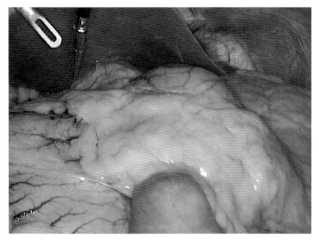

图 3-4-1　探查腹腔，并测量原胃小囊大小。将 38 Fr 胃管经口腔置入胃内，吸净胃腔内气体及液体后回退至贲门上

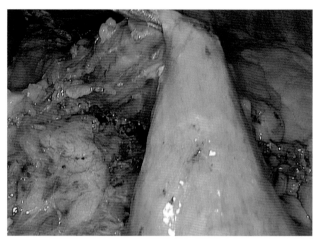

图 3-4-2　游离胃肠吻合口周围粘连

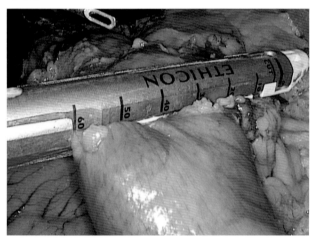

图 3-4-3　使用直线切割闭合器，白钉离断胃肠吻合口

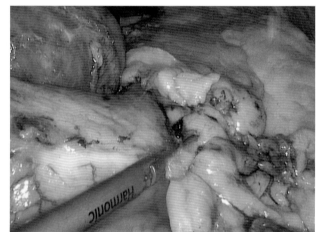

图 3-4-4　充分游离旷置胃

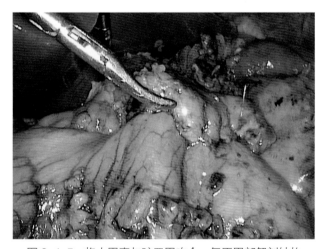

图 3-4-5　将小胃囊与旷置胃吻合，复原胃部解剖结构

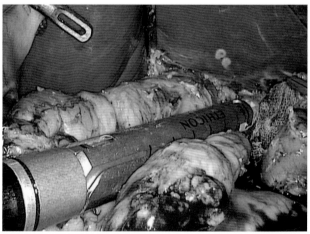

图 3-4-6　置入胃管，沿胃管行袖状胃切除术

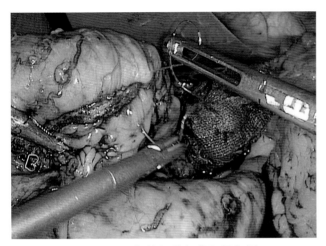

图 3-4-7　切缘近端行浆肌层包埋

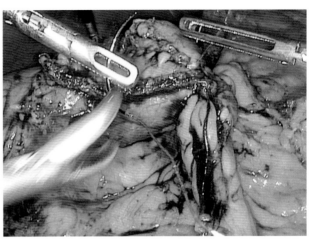

图 3-4-8　切缘远端与大网膜连续加强缝合

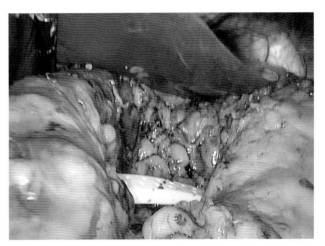

图 3-4-9　经胃后于胃脾间隙放置引流管

五、总结

胃旁路术修正为袖状胃切除术，需要先复原胃的解剖结构。初次手术后腹腔内存在不同程度的粘连，分离粘连时明确解剖结构可以减少并发症的发生。沿胃管行袖状胃切除，切除到胃底时，须仔细辨认食管，以免损伤食管，造成严重的食管漏。切除完成后，可通过胃管注射美兰测试胃吻合口。修正后的袖状胃，可以起到限制摄食量的作用，使得患者能够改变生活方式，体重可以再一次地降低。原食管支肠管本例患者选择旷置，也可考虑完全恢复小肠连续性。

（梁辉　李聪）

第五章 胃旁路术恢复性手术

RYGB Reversal

一、手术适应证

适应证：

① 重度营养不良难以纠正；

② 患者无法正常生活（如严重腹泻或者患者难以忍受的臭屁等）。

二、手术站位

患者取平卧位，呈头高脚低倾斜 20°～30°。头下置一软枕；两侧上肢外展，固定于托手板上，外展角度需小于 90°，避免神经损伤。尾骨位置贴上水凝胶垫，腘窝处用半圆形硅凝胶垫垫高 20°；双脚踝用硅凝胶垫垫高；足跟使用脚垫保护；在膝关节上 5 cm 处用 10～15 cm 的约束带固定。防止患者移位。

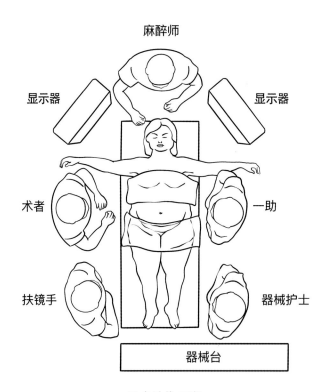

手术站位示意

三、准备物品和耗材

1. 敷料：剖腹包、剖腹被、手术衣、微创用锁边小纱布。

2. 器械：常规手术器械 1 套，常规腹腔镜器械 1 套，加长肠钳和无损伤钳各 2 把，加长分离钳、针持、电凝钩、剪刀和吸引器各 1 把、加长气腹针 1 根。

3. 仪器：腹腔镜系统、超声刀、电刀、手术高清录像设备。

4. 一次性用物：11# 刀片、3M 抗菌粘贴巾（60 cm×40 cm）、吸引管、保护套 2 个、10 mm 一次性穿刺器 2 个、5 mm 一次性穿刺器 2 个、12 mm 一次性穿刺器 1 个、加长 12 mm 一次性穿刺器 1 个（备用）、3–0 带针可吸收缝线若干、3–0 倒刺缝线若干、2–0 无损伤带针缝线 1 根、扁形引流管 1 根。

5. 特殊用物：腹腔镜下切割闭合器 1 把、60 mm 蓝钉仓若干、60 mm 白钉仓若干、36 Fr 支撑胃管 1 根。

四、手术步骤

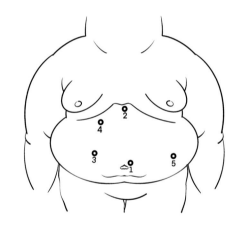

穿刺孔位置示意

T1：脐部或脐上偏左切口作为镜头孔。

T2：剑突下偏左切口作为挡肝操作孔。

T3：右锁骨中线肋缘下 6~7 cm、腹直肌外缘作为主操作孔。

T4：右肋下肝缘与肝圆韧带夹角处作为辅助操作孔。

T5：左腋前线与 T3 平行作为助手操作孔。

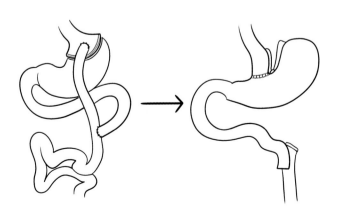

手术示意图

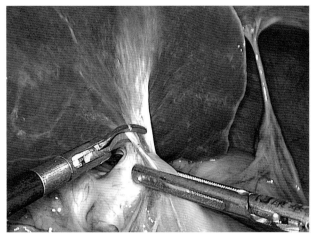

图 3-5-1 经脐建立气腹，必要时可以开放建立气腹，松解粘连，探查，注意避免损伤肠管以及其他内脏

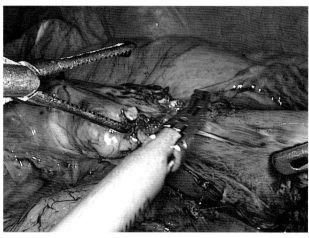

图 3-5-2 探查胃囊和胃肠吻合口，游离胃肠吻合口，特别是吻合口后方的网膜粘连需要松解

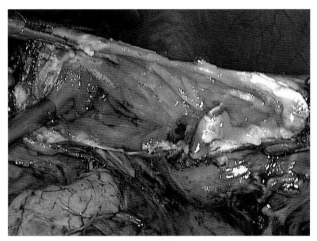

图 3-5-3 用超声刀打开胃肠吻合口，避免把肠黏膜残留在胃囊一侧。吸尽胃囊和小肠侧内容物

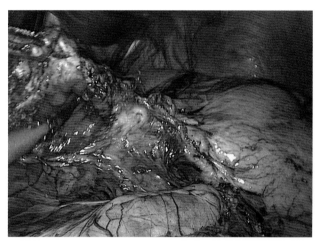

图 3-5-4 必要时可以切除原吻合口，胃囊之间的粘连可以不松解

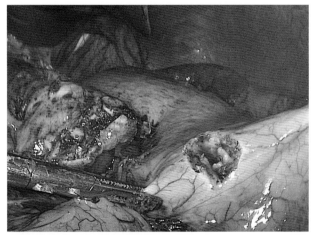

图 3-5-5 在旷置胃囊相应的位置开口，待吻合，吸尽胃内容物，必要时可以经胃前壁行胃镜检查。避免旋转或者扭转

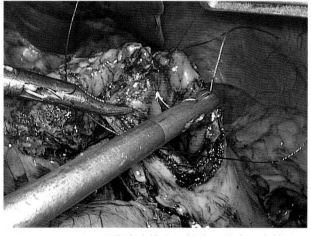

图 3-5-6 以可吸收线连续全层缝合行吻合，先缝后壁、再缝前壁

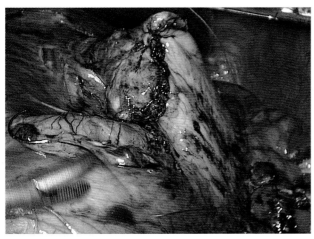

图 3-5-7　连续浆肌层加强，吻合时放置支撑胃管，吻合后可以胃镜检查

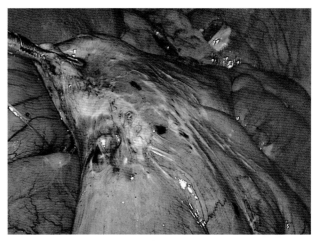

图 3-5-8　再次沿食物支向远端探查，确认胆胰支，以及原肠肠吻合口的位置、角度、粘连情况

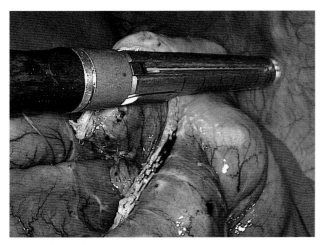

图 3-5-9　松解肠肠吻合口周围的粘连，特别确认胆胰支一侧的系膜，以蓝钉仓行吻合口分离
（本例食物支一侧肠管扩张，分离后足够通畅）

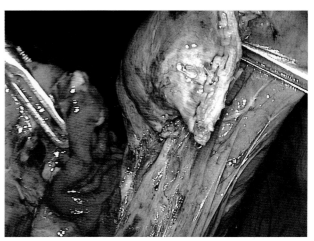

图 3-5-10　原吻合口与胆胰支进行吻合，此时需要注意确认肠管蠕动方向，系膜无扭转

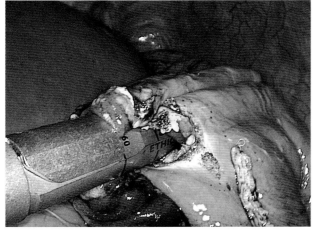

图 3-5-11　本例采用蓝钉仓进行肠 - 肠侧侧吻合

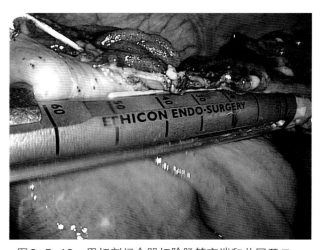

图 3-5-12　用切割闭合器切除肠管盲端和共同开口，注意避免过多缩小吻合口内径，避免切割后肠管扭转

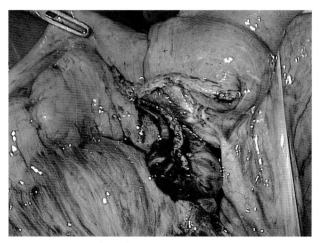

图3-5-13　切割闭合器关闭后有系膜裂孔需要关闭，再次检查吻合口无扭转、旋转

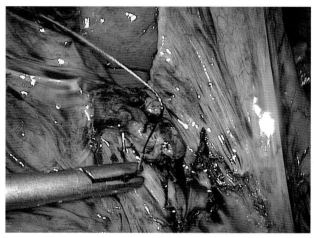

图3-5-14　连续缝合关闭系膜裂孔，注意防止损伤血管，一直缝合至吻合口切缘

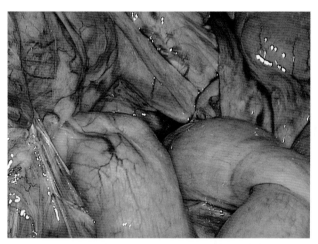

图3-5-15　再次从屈氏韧带开始探查，确认肠管远近端无误，系膜平整，无扭转成角等

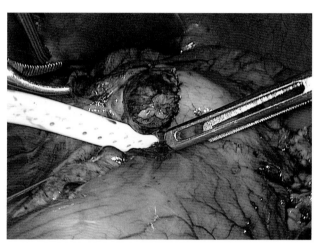

图3-5-16　查无活动性出血，放置引流，术后按照快速康复原则实施管理

五、总结

　　胃旁路手术的恢复性手术相对较少，应该严格掌握适应证。对于不规范的胃旁路术，行恢复性手术难度较大。辨识肠管的走向，判断远、近端是关键，注意避免损伤，防止扭转、旋转。原肠肠吻合口如何处理需要仔细评估，要注意防止遗留缺血部位。术者也曾经把食物支从胃囊分离后，直接行胃囊吻合，旷置食物支，从而缩短手术时间、降低难度。也可以距原肠肠吻合口约3 cm处保留胆胰支的系膜，直接离断胆胰支，完整保留原肠肠吻合口，降低手术难度。

（梁辉）

第六章　胃旁路术后缩小胃囊

Revision of RYGB by Resizing Gastric Pouch

一、手术适应证和禁忌证

适应证：

① 减重不足或复胖；

② 胃镜及造影检查提示小胃囊扩张明显或有胃底残留。

禁忌证：

① 患者在初次手术后无法改变原有生活习惯；

② 合并中 – 重度营养不良。

二、手术站位

患者仰卧，调整体位呈头高脚低倾斜 20°～30°。术者及扶镜手站在患者右侧，另一助手站在患者的左侧。器械护士在患者的左下肢旁，显示器位于患者头部两侧。

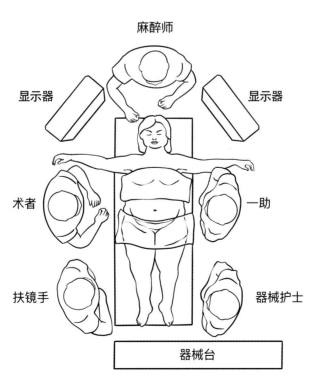

手术站位示意

三、准备物品和耗材

1. 敷料：剖腹包、剖腹被、手术衣、微创用锁边小纱布。

2. 器械：常规手术器械 1 套，常规腹腔镜器械 1 套，肠钳和无损伤钳各 2 把，分离钳、针持、电凝钩和吸引器各 1 把、加长气腹针 1 根。

3. 仪器：腹腔镜系统、超声刀、电刀、手术高清录像设备。

4. 一次性用物：11# 刀片、粘贴巾、吸引管、导尿包、5 mm 穿刺器 3 个、10 mm 穿刺器 1 个、12 mm 一次性穿刺器 1 个、3-0 带针缝线若干、3-0 倒刺缝合线若干。

5. 特殊用物：腹腔镜下切割闭合器 1 把，绿钉仓（成钉高度 2.0 mm）及蓝钉仓（成钉高度 1.5 mm）若干，36 ~ 40Fr 矫正棒（支撑胃管）1 根。

四、手术步骤

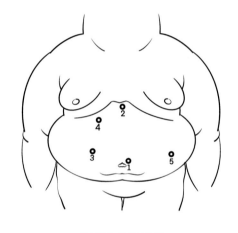

穿刺孔位置示意

T1：脐部或脐上偏左切口作为镜头孔。

T2：剑突下偏左切口作为挡肝操作孔。

T3：右锁骨中线肋缘下 6 ~ 7 cm、腹直肌外缘作为主操作孔。

T4：右肋下肝缘与肝圆韧带夹角处作为辅助操作孔。

T5：左腋前线与 T3 平行作为助手操作孔。

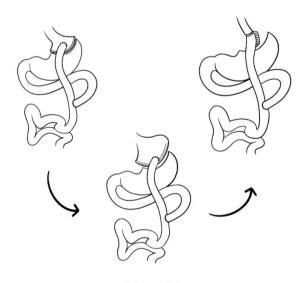

手术示意图

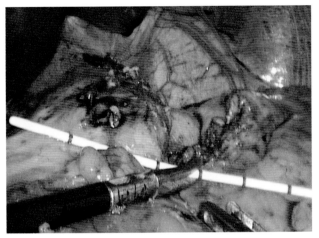

图 3-6-1 探查腹腔，并测量原胃小囊大小。将 38 Fr 胃管经口腔置入胃内，吸净胃腔内气体及液体后回退至贲门上

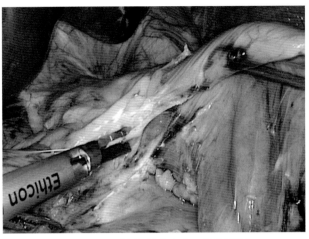

图 3-6-2 游离胃肠吻合口周围粘连

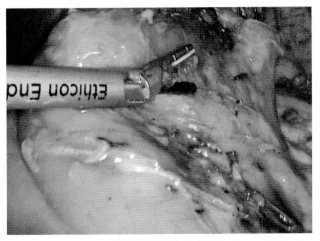

图 3-6-3 38 Fr 支撑胃管通过胃肠吻合口，紧贴小弯侧，指示切线方向

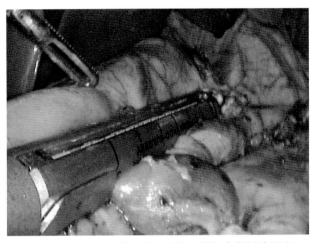

图 3-6-4 使用直线切割闭合器，蓝钉离断扩张胃囊

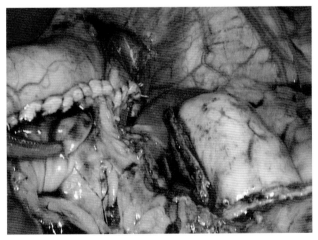

图 3-6-5 3-0 薇乔线连续全层缝合切缘

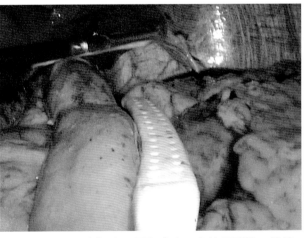

图 3-6-6 取出标本，胃肠吻合口旁放置引流，并关闭穿刺孔

五、总结

　　胃旁路术后缩小胃囊手术的目的是缩小扩张或原本就偏大的胃囊和胃肠吻合口。初次手术后腹腔内存在不同程度的粘连，分离粘连时明确解剖结构可以减少并发症的发生。游离 His 角位置时，需要仔细辨认食管位置，以免损伤造成严重的食管漏。切除完成后，可通过胃管注射美兰进行测漏。缩小后的胃囊，容积一般以 20 ~ 30mL 为宜。

（梁辉　李聪）

第七章　袖状胃切除术修正为胃旁路术

Conversion of Sleeve to RYGB

一、手术适应证和禁忌证

适应证：

① 复胖或减重不足；

② 反流性食管炎难以控制或伴有 Barrett 食管改变；

③ 迟发性瘘或残胃狭窄。

禁忌证：

① 患者伴有中 – 重度营养不良；

② 患者不能接受终身维生素及微量元素补充；

③ 有胃癌家族史；

④ 胃镜检查提示有胃溃疡或萎缩性胃炎。

二、术前诊断

术前上消化道造影检查见残胃明显扩张。

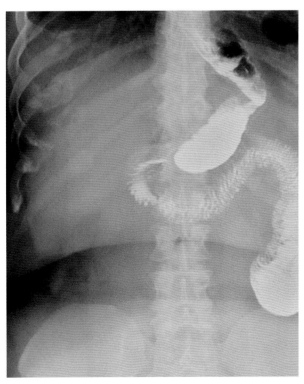

术前上消化道造影

三、手术站位

患者取平卧位，呈头高脚低倾斜 20°~30°。头下置一软枕；两侧上肢外展，固定于托手板上，外展角度需小于 90°，避免神经损伤。腘窝处用半圆形硅凝胶垫垫高 20°；双脚踝用硅凝胶垫垫高；在膝关节上 5 cm 处用 10~15 cm 的约束带固定。

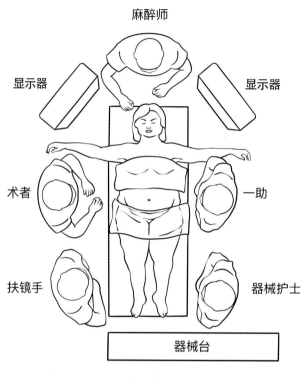

手术站位示意

四、准备物品和耗材

1. 敷料：剖腹包、剖腹被、手术衣、微创用锁边小纱布。

2. 器械：常规手术器械 1 套，常规腹腔镜器械 1 套，加长肠钳和无损伤钳各 2 把，加长分离钳、针持、电凝钩、剪刀和吸引器各 1 把、五爪肝脏拉钩 1 把、加长气腹针 1 根。

3. 仪器：腹腔镜系统、超声刀、电刀、手术高清录像设备。

4. 一次性用物：11# 刀片、3M 抗菌粘贴巾（60 cm×40 cm）、吸引管、保护套 2 个、10 mm 一次性穿刺器 2 个、5 mm 一次性穿刺器 2 个、12 mm 一次性穿刺器 1 个、加长 12 mm 一次性穿刺器 1 个（备用）、3-0 带针可吸收缝线若干、3-0 倒刺缝线若干、2-0 无损伤带针缝线 1 根、扁形引流管 1 根。

5. 特殊用物：腹腔镜下切割闭合器 1 把、60 mm 绿钉仓（成钉高度 2.0 mm）若干、60 mm 蓝钉仓（成钉高度 1.5 mm）若干、60 mm 白钉仓（成钉高度 1.0 mm）若干、36 Fr 支撑胃管 1 根。

五、手术步骤

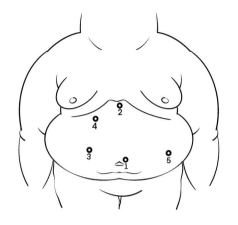

穿刺孔位置示意

T1：脐部或脐上偏左切口作为镜头孔。

T2：剑突下偏左切口作为挡肝操作孔。

T3：右锁骨中线肋缘下6~7 cm、腹直肌外缘作为主操作孔。

T4：右肋下肝缘与肝圆韧带夹角处作为辅助操作孔。

T5：左腋前线与T3平行作为助手操作孔。

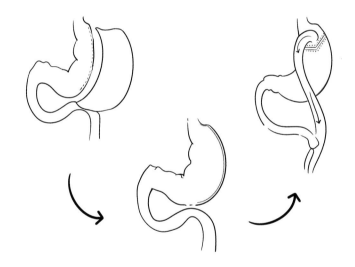

手术示意图

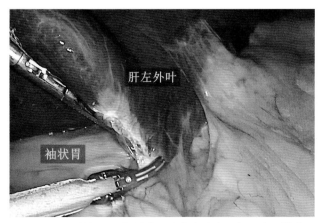

图 3-7-1　钝性及锐性结合，游离腹腔左上象限内的粘连

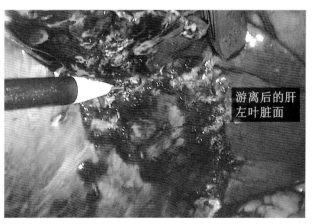

图 3-7-2　游离后的左肝叶脏面电凝充分止血

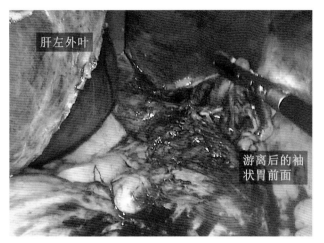

图 3-7-3　以胃前壁为方向指引，逐步游离直至食管下段

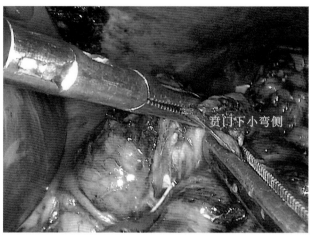

图 3-7-4　贴胃壁，打开胃贲门下小弯侧

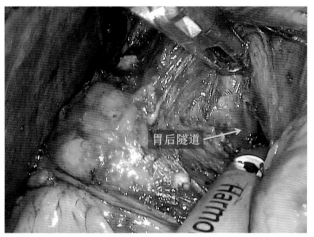

图 3-7-5　钝性、锐性结合游离胃后隧道至手术后瘢痕形成的边界

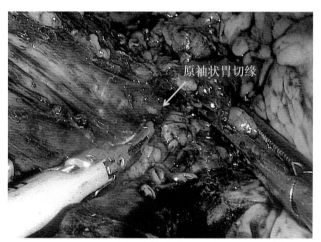

图 3-7-6　游离袖状胃切缘，以胃后壁为导向

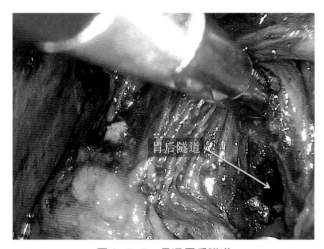

图 3-7-7　贯通胃后隧道

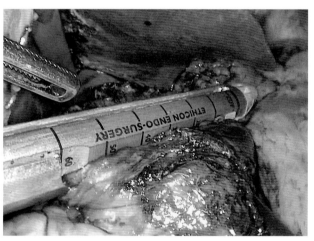

图 3-7-8　使用 60 mm 蓝钉断胃

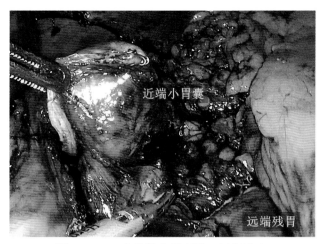

图 3-7-9 充分游离胃后壁，以便吻合

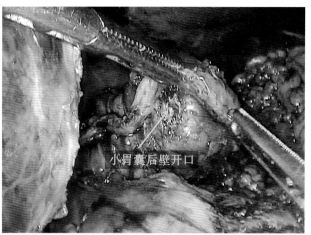

图 3-7-10 于胃后壁近切线处电凝开口

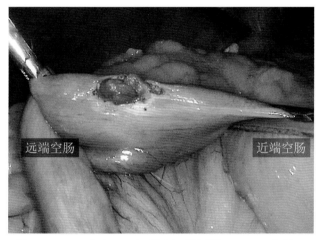

图 3-7-11 自 Treitz 韧带向远端测量 100 cm 空肠，在空肠对系膜缘开口，留待吻合

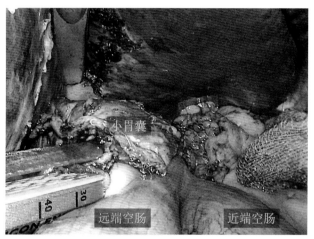

图 3-7-12 使用 60 mm 蓝钉行胃肠吻合

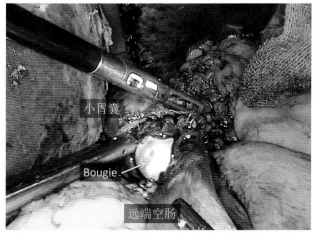

图 3-7-13 将支撑胃管置入吻合口远端空肠，保证吻合口通畅。

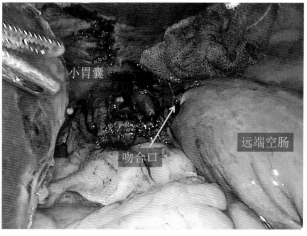

图 3-7-14 连续缝合关闭吻合口开口，浆肌层连续缝合加强

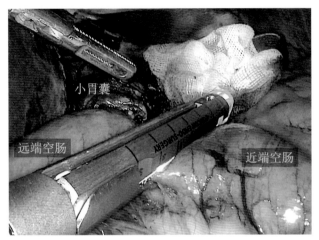

图 3-7-15 于吻合口近端离断空肠

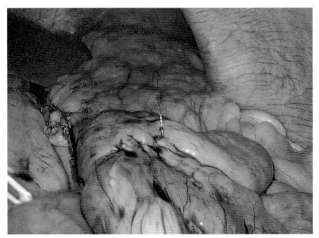

图 3-7-16 肠肠吻合，同经典胃旁路术
（同第三篇第一章）

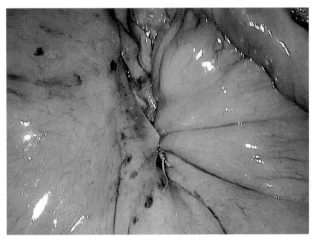

图 3-7-17 关闭小肠系膜裂孔，同经典胃旁路术
（同第三篇第一章）

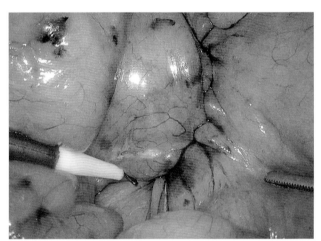

图 3-7-18 关闭 Petersen 间隙，同经典胃旁路术
（同第三篇第一章）

六、总结

　　针对袖状胃术后出现的相关合并症，如瘘、复胖、减重不足或反流性食管炎等，需要进行修正手术干预时，RYGB 是最常用的选择之一。通常手术流程与初次行 RYGB 类似。修正手术术中首先需要分离第一次手术造成的粘连，游离过程应当围绕残胃展开，注意保护残胃血供。由于第一次手术对贲门左侧及胃底的解剖，使修正手术游离胃后隧道较常规 RYGB 困难。此时应当注意从左右两侧均进行游离，层层递进，切忌从一侧强行分离，以避免损伤。此外，缝合胃肠吻合口共同开口时，可以先将支撑胃管通过吻合口置入远端空肠，这样一方面可以起到支撑作用、避免狭窄，另一方面也可以起到指引作用，以明确缝合位置，保证缝合质量。

（管蔚）

第八章　袖状胃切除术修正为单吻合口胃旁路术

Conversion of Sleeve to OAGB

一、手术适应证和禁忌证

适应证：

复胖或减重不足。

禁忌证：

① 患者伴有中 - 重度营养不良；

② 袖状胃切除术后反流性食管炎；

③ 患者不能接受终身维生素及微量元素补充；

④ 有胃癌家族史；

⑤ 胃镜检查提示有胃溃疡或萎缩性胃炎。

二、手术站位

患者取平卧位，呈头高脚低倾斜 20°~30°。头下置一软枕；两侧上肢外展，固定于托手板上，外展角度需小于 90°，避免神经损伤。尾骨位置贴上水凝胶垫，腘窝处用半圆形硅凝胶垫垫高 20°；双脚踝用硅凝胶垫垫高；足跟使用脚垫保护；在膝关节上 5 cm 处用 10~15 cm 的约束带固定。防止患者移位。

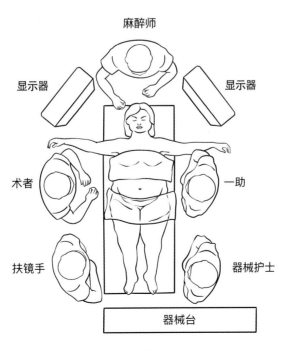

手术站位示意

三、准备物品和耗材

1. 敷料：剖腹包、剖腹被、手术衣、微创用锁边小纱布。

2. 器械：常规手术器械1套，常规腹腔镜器械1套，加长肠钳和无损伤钳各2把，加长分离钳、针持、电凝钩、剪刀和吸引器各1把、加长气腹针1根。

3. 仪器：腹腔镜系统、超声刀、电刀、手术高清录像设备。

4. 一次性用物：11# 刀片、3M 抗菌粘贴巾（60 cm × 40 cm）、吸引管、保护套2个、10 mm 一次性穿刺器2个、5 mm 一次性穿刺器2个、12 mm 一次性穿刺器1个、加长12 mm 一次性穿刺器1个（备用）、3-0 带针可吸收缝线若干、3-0 倒刺缝线若干、2-0 无损伤带针缝线1根、扁形引流管1根。

5. 特殊用物：腹腔镜下切割闭合器一把、60 mm 绿钉仓（成钉高度 2.0 mm）若干、38 Fr 支撑胃管1根。

四、手术步骤

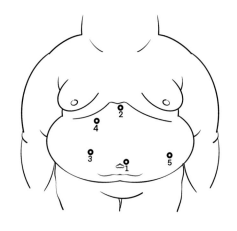

穿刺孔位置示意

T1：脐部或脐上偏左切口作为镜头孔。

T2：剑突下偏左切口作为挡肝操作孔。

T3：右锁骨中线肋缘下 6～7 cm、腹直肌外缘作为主操作孔。

T4：右肋下肝缘与肝圆韧带夹角处作为辅助操作孔。

T5：左腋前线与 T3 平行作为助手操作孔。

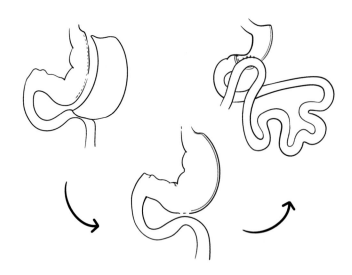

手术示意图

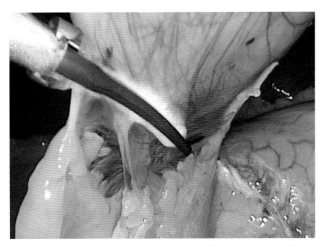

图 3-8-1　建立气腹，腹腔探查，松解腹腔内粘连。有时需要开放式建立气腹

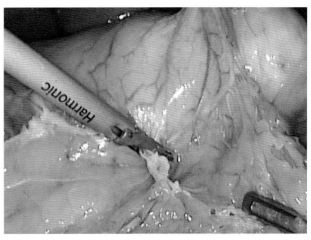

图 3-8-2　松解袖状胃与网膜和肝脏之间的粘连（本例袖状胃呈现均匀扩张）

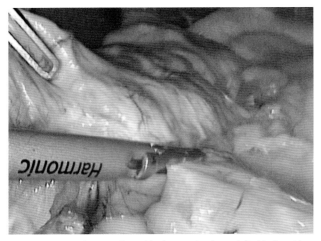

图 3-8-3　左手提起胃前壁，以超声刀分解粘连，注意防止损伤胃壁

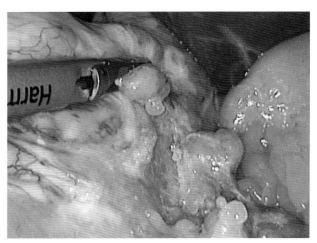

图 3-8-4　游离至左侧膈肌脚，查看无滑动性食管裂孔疝

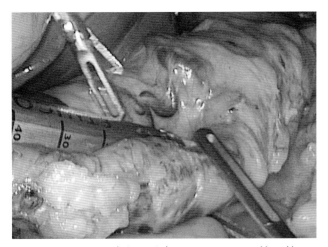

图 3-8-5　向远端充分游离，置入 38 Fr 支撑胃管，选用绿钉仓，从胃角以上切割扩张的胃

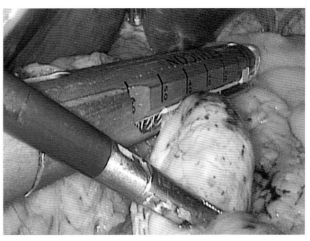

图 3-8-6　由于粘连、胃壁浆肌层加强、瘢痕形成等原因，胃壁较厚，在胃底选用绿色钉仓

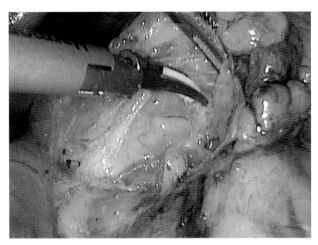

图 3-8-7 在小弯侧，距幽门环约2 cm处游离小网膜，进入小网膜囊

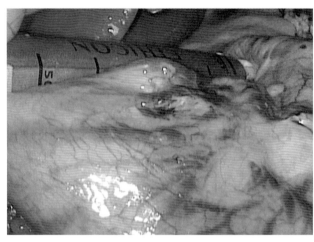

图 3-8-8 以绿色钉仓离断胃窦，可以从大弯侧进行切割，注意防止损伤小弯侧血管

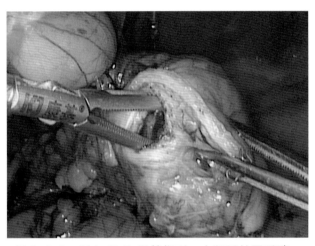

图 3-8-9 置入 38 Fr 胃管指引，电凝开放胃后壁，扩口待吻合

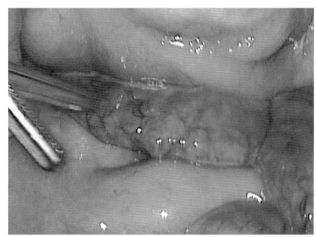

图 3-8-10 助手提起横结肠系膜，确定屈氏韧带，向远端测量空肠 200 cm

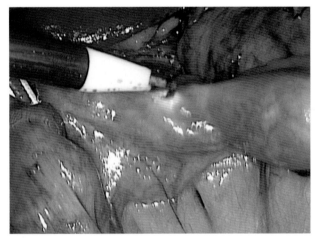

图 3-8-11 助手夹持近端肠管，术者夹持远端肠管，在对系膜缘开口待吻合

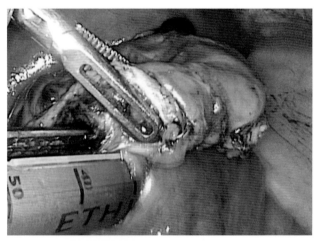

图 3-8-12 由于胃壁较厚，选用绿色钉仓行胃肠吻合，吻合直径 3 cm

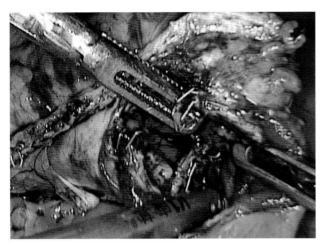

图 3-8-13　仔细检查吻合口，取出多余的吻合钉

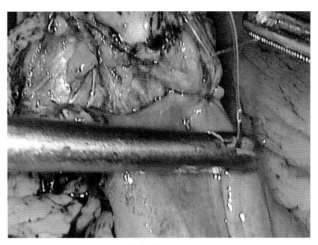

图 3-8-14　3-0 倒刺线缝合吻合口共同开口，如果吻合口靠近胃断端，可以把吻合口与断端缝合，从而消灭潜在的缺血区

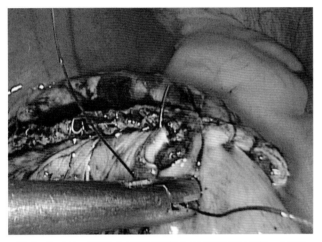

图 3-8-15　采取全层连续缝合加浆肌层加强。可选用 3-0 倒刺线或者薇乔线

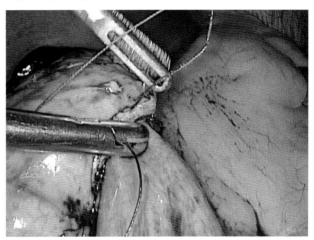

图 3-8-16　以可吸收线向近端缝合固定胆胰支，约 5 cm 以上

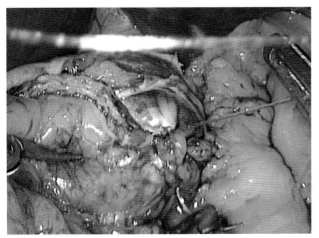

图 3-8-17　袖状胃切割线的最高处荷包缝合，继之向远侧浆肌层加强缝合

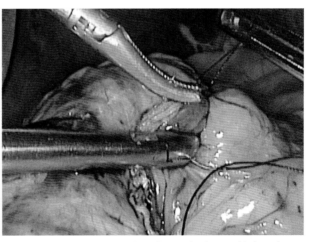

图 3-8-18　近胃角处切线全层与大网膜缝合固定

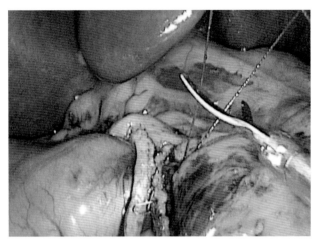

图 3-8-19　在小弯侧把胃窦和胃切缘缝合固定

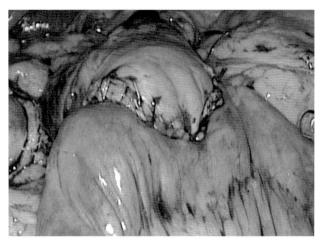

图 3-8-20　支撑胃管通过胃肠吻合口进入输出袢。验证通畅。查无活动性出血，根据需要放置引流管

五、总结

袖状胃切除术后复胖修正成 OAGB 是一个有效的选择，是否需要先修正 SG，则根据检查评估结果以及术中发现决定。术中需要分离粘连，注意避免损伤胃壁。另外，在切割吻合的时候由于胃壁增厚，可能需要提高钉仓高度，行胃肠吻合时可先把支撑胃管置入输出袢，建议测量小肠的总长度，远端需要保留足够的共同通道。

（梁辉）

第九章　袖状胃切除联合双通路吻合术修正为胃旁路术

Conversion of Sleeve Gastrectomy with Transit Bipartition to Roux-en-Y Gastric Bypass

一、手术适应证和禁忌证

适应证：

① 术后复胖或糖尿病症状反弹；

② 术后胃肠吻合口瘘，行二次手术；

③ 反流性食管炎（C 级及以上）或 Barrett 食管。

禁忌证：

① 同经典胃旁路术；

② 胃肠吻合口溃疡。

二、手术站位

患者仰卧，调整体位呈头高脚低倾斜 20°~30°。术者及扶镜手站在患者右侧，另一助手站在患者的左侧。器械护士在患者的左下肢旁，显示器位于患者头部两侧。

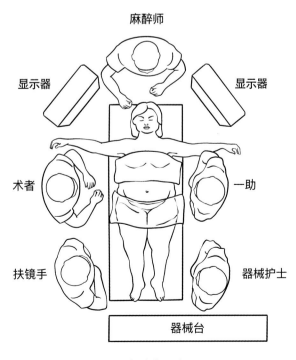

手术站位示意

三、准备物品和耗材

1. 敷料：剖腹包、剖腹被、手术衣、微创用锁边小纱布。

2. 器械：常规手术器械 1 套，常规腹腔镜器械 1 套，肠钳和无损伤钳各 2 把，分离钳、针持、电凝钩和吸引器各 1 把、加长气腹针 1 根。

3. 仪器：腹腔镜系统、超声刀、电刀、手术高清录像设备。

4. 一次性用物：11# 刀片、粘贴巾、吸引管、导尿包、5 mm 穿刺器 3 个、10 mm 穿刺器 1 个、12 mm 一次性穿刺器 1 个、3-0 带针缝线若干、3-0 倒刺缝合线若干。

5. 特殊用物：腹腔镜下切割闭合器 1 把，黑钉仓（成钉高度 2.3 mm）、绿钉仓（成钉高度 2.0 mm）及蓝钉仓（成钉高度 1.5 mm）若干，38 Fr 矫正棒（支撑胃管）1 根。

四、手术步骤

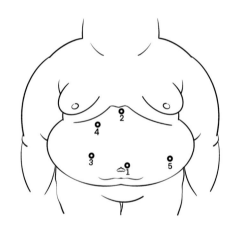

穿刺孔位置示意

T1：脐部或脐上偏左切口作为镜头孔。

T2：剑突下偏左切口作为挡肝操作孔。

T3：右锁骨中线肋缘下 6～7 cm、腹直肌外缘作为主操作孔。

T4：右肋下肝缘与肝圆韧带夹角处作为辅助操作孔。

T5：左腋前线与 T3 平行作为助手操作孔。

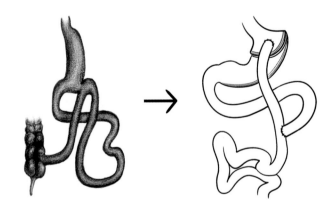

手术示意图

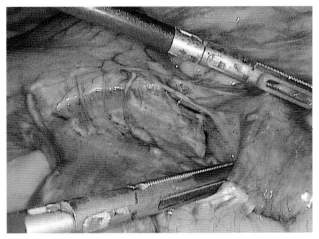

图 3-9-1　探查腹腔，将 38 Fr 胃管经口腔置入胃内，吸净胃腔内气体及液体后回退至贲门上。确认原袖状胃扩展程度及胃肠吻合口大小

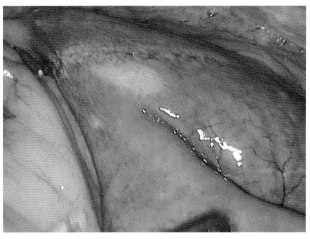

图 3-9-2　确认原肠肠吻合口（原手术方式为袖状胃切除＋袢式双通路吻合术＋输入输出袢Braun吻合术），测量各吻合口间肠管长度

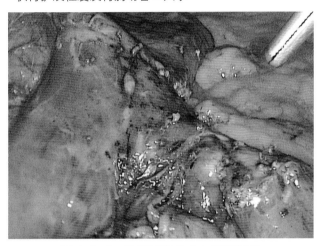

图 3-9-3　游离胃肠吻合口周围粘连

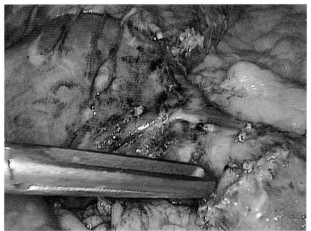

图 3-9-4　置入支撑管分别进入胆胰支及输出袢，确认吻合口通畅

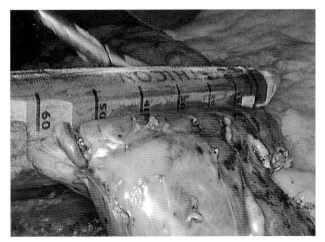

图 3-9-5　60 mm 绿钉贴近胃肠吻合口胃侧离断胃肠吻合口

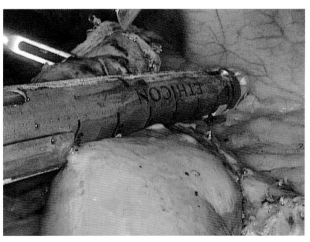

图 3-9-6　60 mm 蓝钉贴近胃肠吻合口肠侧离断胃肠吻合口，注意避免肠腔狭窄

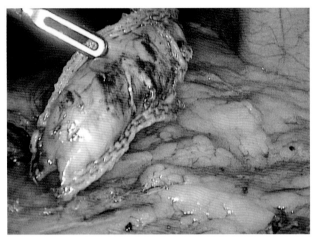

图 3-9-7　取出切除的胃肠吻合口

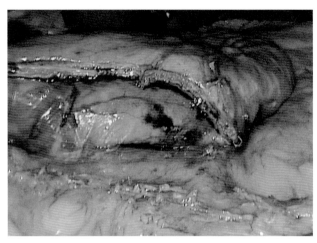

图 3-9-8　检查胃侧及肠侧切缘，确切止血，必要时缝合加强

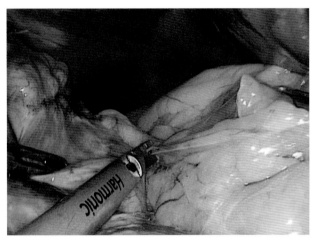

图 3-9-9　游离胃底粘连

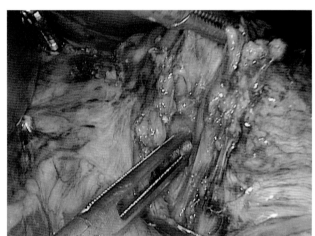

图 3-9-10　贲门下第一支血管下方建立胃后隧道

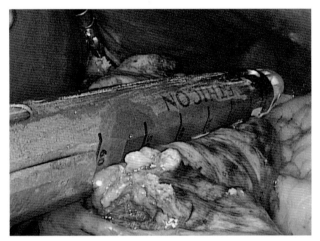

图 3-9-11　60 mm 绿钉离断胃

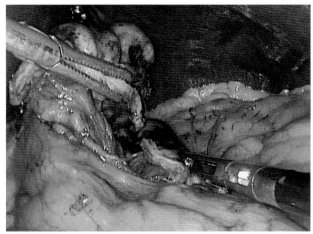

图 3-9-12　完成胃小囊建立，切缘彻底止血

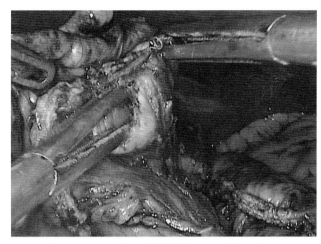

图 3-9-13　胃小囊后壁开口，备胃肠吻合

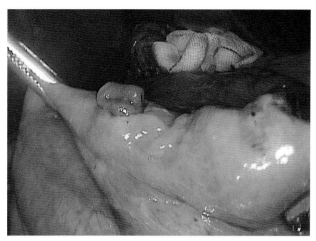

图 3-9-14　于原胃肠吻合口离断处远端 5 cm 处开口，备行胃小囊空肠吻合

（胆胰支肠管长度为原 Braun 吻合口至 Treitz 韧带 130 cm，加上原胃肠吻合口至 Braun 吻合胆胰支肠管长度 15 cm，共计 145 cm。食物支肠管长度为原胃肠吻合口至 Braun 吻合口输出袢肠管长度 35 cm。共同支肠管长度约 3.5 m）

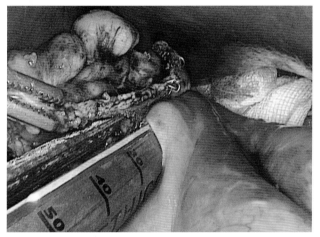

图 3-9-15　蓝钉行胃肠吻合，吻合口宽度 2 cm

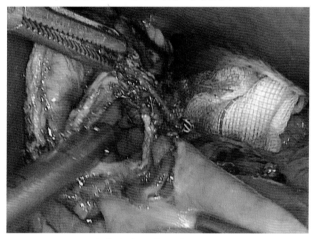

图 3-9-16　检查吻合口成钉情况及有无活动性出血

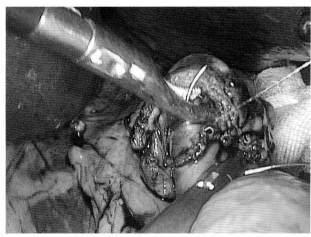

图 3-9-17　连续缝合关闭胃肠吻合口缺损，并行浆肌层加强

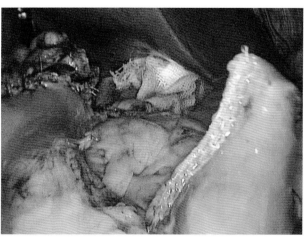

图 3-9-18　于胃肠吻合口左侧 1 cm 处离断近端小肠，断端确切止血

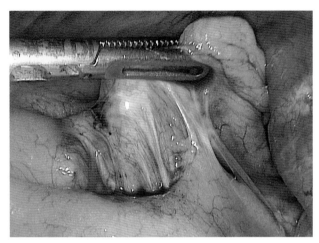

图 3-9-19　检查原 Braun 吻合口处肠系膜裂孔是否妥当关闭

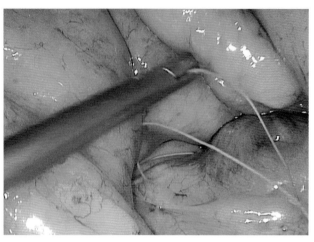

图 3-9-20　提起横结肠系膜，以不可吸收线连续缝合关闭 Petersen 间隙

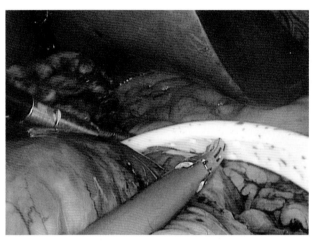

图 3-9-21　胃肠吻合口旁放置扁管引流，再次检查所有切缘及创面，确切止血

五、总结

　　袖状胃切除联合双通路吻合术目前尚未成为标准的减重代谢手术方式，吻合方式也分为袢式吻合及 Roux-en-Y 吻合两种，其手术目的在于降低胃内压力，并部分转流，以实现降低胃漏、减少反流性食管炎及干扰营养吸收的目的，但由于胃肠吻合口并非全转流，转流量难以控制，此外，胆汁返流亦是该手术的关注点。在行修正手术时应确认吻合方式为袢式吻合还是 Roux-en-Y 吻合。本例患者为袢式吻合+Braun 吻合，估计目的在于降低胃肠吻合口胆汁反流，修正时将 Braun 吻合口作为肠肠吻合口，可降低手术难度，亦可离断 Braun 吻合口，重建小肠连续性，再行标准的胃肠吻合及肠肠吻合。建议根据术中情况灵活调整手术方式，以平衡手术难度与效果。

（林士波）

第十章　袖状胃切除加空肠旷置术修正为胃旁路术

Conversion of Sleeve Gastrectomy plus Jejunojejunal Bypass to RYGB

一、手术适应证和禁忌证

适应证：

① 减重不足或复胖。

② 术后出现严重反流性食管炎，药物治疗效果欠佳。

禁忌证：

① 胃镜检查提示胃内息肉、溃疡或萎缩性胃炎。

② 既往有胃癌家族史。

③ 术后出现中 – 重度营养不良。

二、手术站位

患者仰卧，调整体位呈头高脚低倾斜20°～30°。术者及扶镜手站在患者右侧，另一助手站在患者的左侧。器械护士在患者的左下肢旁，显示器位于患者头部两侧。

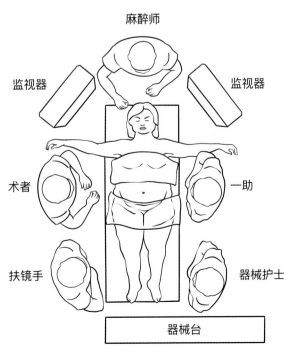

手术站位示意

三、准备物品和耗材

1. 敷料：剖腹包、剖腹被、手术衣、微创用锁边小纱布。

2. 器械：常规手术器械 1 套，常规腹腔镜器械 1 套，肠钳和无损伤钳各 2 把，分离钳、针持、电凝钩和吸引器各 1 把、加长气腹针 1 根。

3. 仪器：腹腔镜系统、超声刀、电刀、手术高清录像设备。

4. 一次性用物：11# 刀片、粘贴巾、吸引管、导尿包、5 mm 穿刺器 3 个、10 mm 穿刺器 1 个、12 mm 一次性穿刺器 1 个、3-0 带针缝线若干、3-0 倒刺缝合线若干。

5. 特殊用物：腹腔镜下切割闭合器一把，绿钉仓（成钉高度 2.0 mm）及蓝钉仓（成钉高度 1.5 mm）若干，36 ~ 40Fr 矫正棒（支撑胃管）1 根。

四、手术步骤

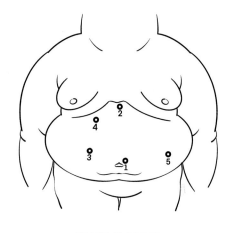

穿刺孔位置示意

T1：脐部或脐上偏左切口作为镜头孔。

T2：剑突下偏左切口作为挡肝操作孔。

T3：右锁骨中线肋缘下 6 ~ 7 cm、腹直肌外缘作为主操作孔。

T4：右肋下肝缘与肝圆韧带夹角处作为辅助操作孔。

T5：左腋前线与 T3 平行作为助手操作孔。

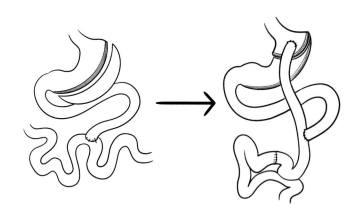

手术示意图

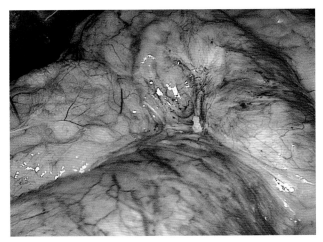

图 3-10-1 探查腹腔，并游离袖状胃与腹壁及肝脏左外叶间粘连，将 38 Fr 胃管经口腔置入胃内，吸净胃腔内气体及液体后回退至贲门上

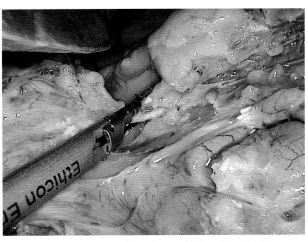

图 3-10-2 游离胃底周围粘连，暴露胃底

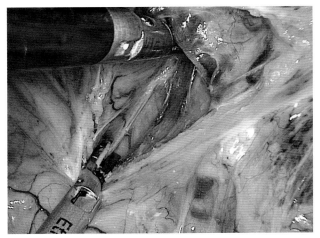

图 3-10-3 于贲门下第一、第二支血管间打开小网膜，建立胃后隧道，直至大弯侧

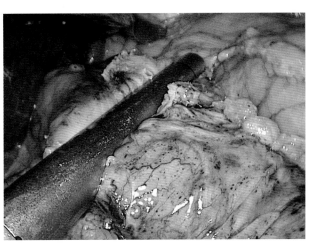

图 3-10-4 蓝钉离断袖状胃，建立胃小囊。如胃壁较厚，可选用绿钉

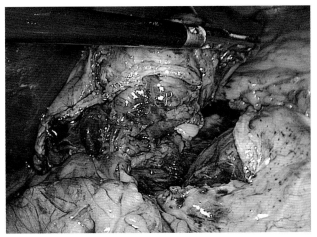

图 3-10-5 检查胃小囊完整性，并确认胃壁无损伤及胃小囊容积约 20 ~ 30mL

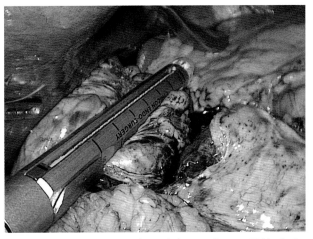

图 3-10-6 如胃小囊容积过大，可在置入胃管后重新修整胃小囊

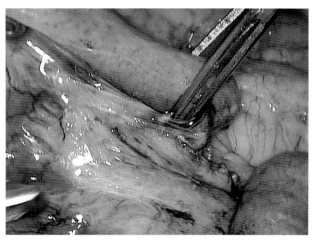

图 3-10-7　寻找并确认原旷置空肠断端，并游离周围粘连

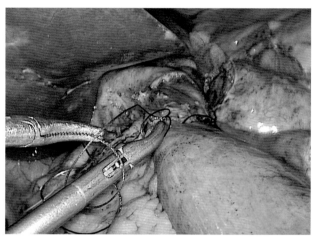

图 3-10-8　以连续手工缝合行胃肠壁浆肌层，固定胃肠，注意断端置于患者左侧，避免肠系膜扭转

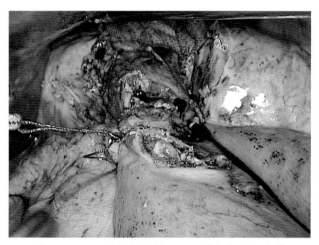

图 3-10-9　贴近缝线处开口，准备行胃肠吻合

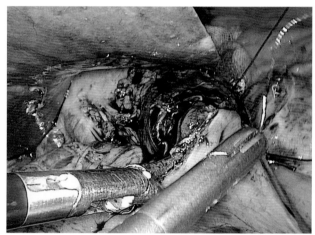

图 3-10-10　连续缝合行胃肠吻合，吻合口直径 1.2 ~ 1.5 cm

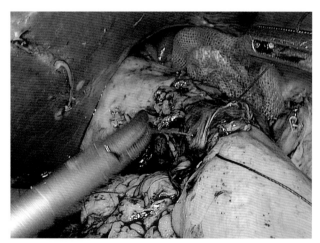

图 3-10-11　浆肌层连续缝合加强吻合口

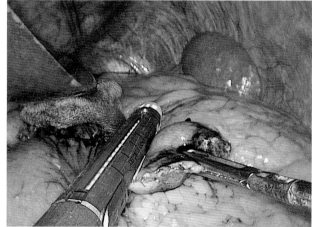

图 3-10-12　贴近胃肠吻合口旁 0.5 cm 处离断冗长空肠断端，避免 Candy cane（拐棍糖）综合征

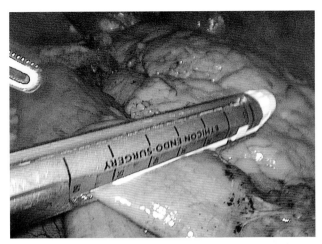

图 3-10-13　贴近原肠肠吻合口处离断食物支空肠（原旷置小肠长度约 1m）

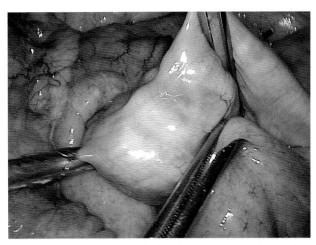

图 3-10-14　自 Treitz 韧带向远端测量 1m 小肠，固定，备行肠肠侧侧吻合

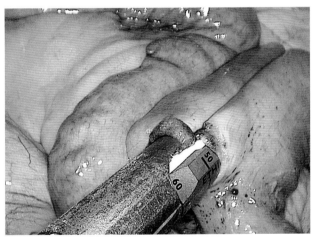

图 3-10-15　使用白钉行肠肠侧侧吻合

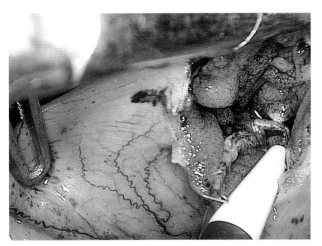

图 3-10-16　观察吻合口内成钉情况并确切止血

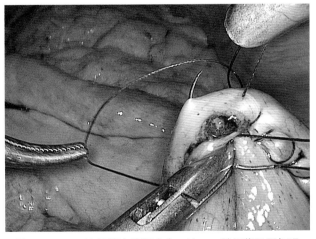

图 3-10-17　连续缝合关闭吻合口缺口，并行浆肌层加强

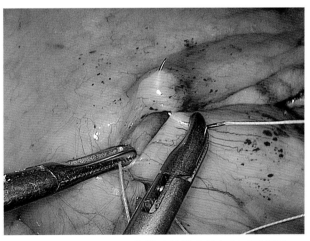

图 3-10-18　不可吸收线连续缝合关闭肠系膜裂孔

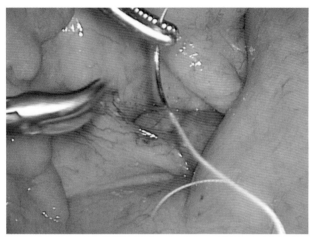

图 3-10-19　不可吸收线连续缝合关闭 Petersen 间隙

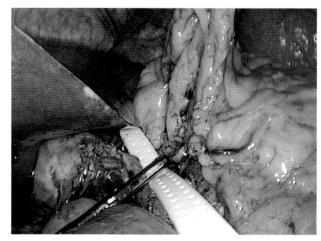

图 3-10-20　取出标本，胃肠吻合口旁放置引流，并关闭穿刺孔

五、总结

　　袖状胃切除联合空肠旷置术后需要修正为 RYGB 的主要原因是减重不足、复胖及严重反流性食管炎。由于旷置小肠长度不一，且 Treitz 韧带至肠吻合口长度较短，改行 RYGB 时需测量旷置小肠长度及全小肠长度，保证共同通道长度大于 2m，并延长胆胰支肠管长度，确保减重效果。上面手术中胃肠吻合采取手工缝合，亦可选用吻合器行胃肠吻合，降低手术难度。在术中需仔细确认肠管近远端，避免扭转。

（林士波）

第十一章　单吻合口胃旁路术修正手术（缩短胆胰支）

Conversion of OAGB by Shortening the BP Limb Length

一、手术适应证和禁忌证

适应证：

单吻合口胃旁路术后严重营养不良患者。

禁忌证：

① 符合《中国肥胖及 2 型糖尿病外科治疗指南（2019 版）》规定的手术禁忌证。

② 术后患者出现严重胆汁反流症状，特别是胆汁反流性食管炎。

二、手术站位

患者取平卧位，呈头高脚低倾斜 20°～30°。头下置一软枕；两侧上肢外展，固定于托手板上，外展角度需小于 90°，避免神经损伤。腘窝处用半圆形硅凝胶垫垫高 20°；双脚踝用硅凝胶垫垫高；在膝关节上 5 cm 处用 10～15 cm 的约束带固定。

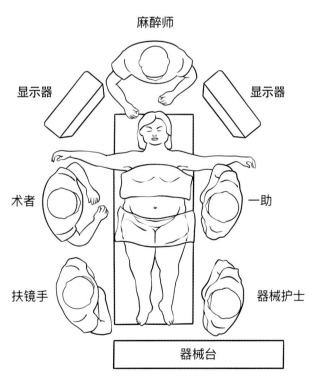

手术站位示意

三、准备物品和耗材

1. 敷料：剖腹包、剖腹被、手术衣、微创用锁边小纱布。

2. 器械：常规手术器械 1 套，常规腹腔镜器械 1 套，肠钳和无损伤钳各 2 把，分离钳、针持、电凝钩和吸引器各 1 把、加长气腹针 1 根。

3. 仪器：腹腔镜系统、结扎速血管闭合系统（LigaSure）、电刀、手术高清录像设备。

4. 一次性用物：11# 刀片、3M 抗菌粘贴巾（60 cm×40 cm）、吸引管、保护套 2 个、导尿包、10 mm 一次性穿刺器 1 个、5 mm 一次性穿刺器 3 个（其中 1 个备用）、12 mm 一次性穿刺器 1 个、加长 12 mm 一次性穿刺器 1 个（备用）、3-0 倒刺缝线 3 根、扁形引流管 1 根。

5. 特殊用物：腹腔镜下切割闭合器 1 把、60 mm 蓝钉仓（成钉高度 1.5 mm）若干、36 Fr 支撑胃管 1 根。

四、手术步骤

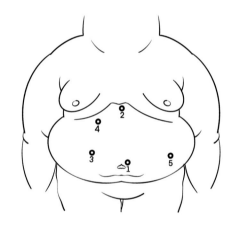

T1：脐部或脐上偏左切口作为镜头孔。

T2：剑突下偏左切口作为挡肝操作孔。

T3：右锁骨中线肋缘下 6～7 cm、腹直肌外缘作为主操作孔。

T4：右肋下肝缘与肝圆韧带夹角处作为辅助操作孔。

T5：左腋前线与 T3 平行作为助手操作孔。

穿刺孔位置示意

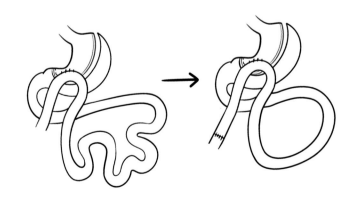

手术示意图

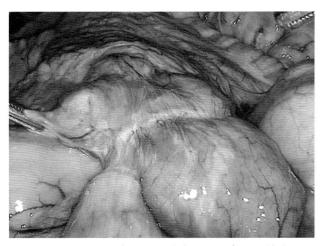

图 3-11-1　探查原胃肠吻合口，分离周围粘连

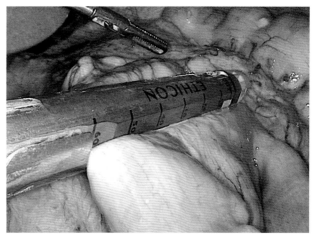

图 3-11-2　使用直线切割闭合器离断原胃肠吻合口，保证肠管通畅

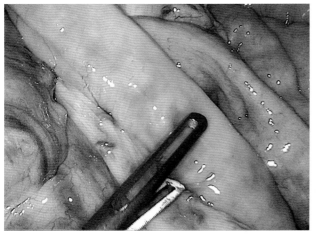

图 3-11-3　自原胃肠吻合口向近端测量胆胰支，将原旷置 2m 小肠缩短为旷置 0.5m

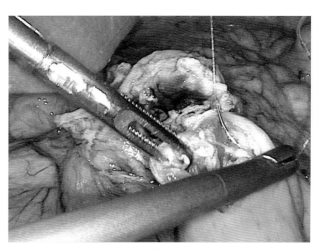

图 3-11-4　距离屈氏韧带 0.5m 处使用倒刺线手工行胃肠吻合，吻合口大小约 3 cm

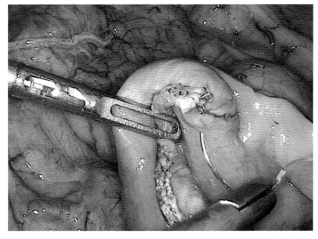

图 3-11-5　原胃肠吻合口切缘使用倒刺线连续浆肌层缝合包埋

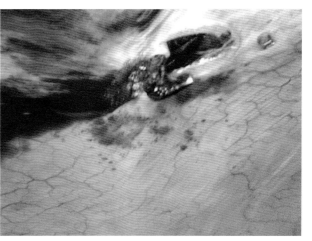

图 3-11-6　检查腹腔及各穿刺孔

五、总结

单吻合口胃旁路术（OAGB）已被广泛接受作为标准术式在临床应用，手术例数迅速上升，目前已成为广泛开展的术式之一。全世界每年开展例数仅次于袖状胃切除术（SG）及标准胃旁路术（RYGB）。从当前临床证据来看，该术式减重及降糖效果不亚于 RYGB，而技术难度及手术操作时间则低于 RYGB。虽然有术者认为 OAGB 在术后并发症的发生率方面较传统 RYGB 有所降低，但依旧值得高度重视，特别是对术后营养并发症的防控不能松懈。对于 OAGB 术后出现贫血、低蛋白血症等营养不良的患者，在通过药物补充效果不佳的情况下，可考虑缩短胆胰支，延长共同支，以增加肠道吸收水平，改善患者营养状态。

（梁辉　李聪）

第四篇

胃束带术及相关术式

第一章　腹腔镜可调节胃束带术

Laparoscopic Adjustable Gastric Banding

一、手术适应证和禁忌证

适应证：

具有以下①～③条之一者，同时具备④～⑦条情况的肥胖症患者：

① 确认出现与单纯脂肪过剩相关的代谢紊乱综合征，如2型糖尿病、心血管疾病、脂肪肝、脂代谢紊乱、睡眠呼吸暂停综合征等，且预测减重可以有效治疗。

② 腰围：男 ≥ 90 cm，女 ≥ 80 cm；血脂紊乱：TG（甘油三酯）≥ 1.70 mmol/L；和（或）空腹血HDL-ch（高密度脂蛋白胆固醇）：男性 < 0.9 mmol/L，女性 < 1.0 mmol/L。

③ 连续5年以上稳定或稳定增加的体重，BMI ≥ 32kg/m² （应指病人正常情况下有确认记录的体重及当时的身高所计算的系数，而如怀孕后2年内等特殊情况不应作为挑选依据）。

④ 年龄16～65岁。65岁以上者，由于肥胖相关的并发症顽固且复杂，应根据术前各项检查权衡手术利弊，再决定手术与否。16岁以下青少年病人要综合考虑肥胖程度、对学习和生活的影响，以及是否有家族遗传性肥胖病史、本人意愿。

⑤ 经非手术治疗疗效不佳或不能耐受者。

⑥ 无酒精或药物依赖性，无严重的精神障碍、智力障碍。

⑦ 病人了解减肥手术术式，理解和接受手术潜在的并发症风险；理解术后生活方式、饮食习惯改变对术后恢复的重要性并有承受能力，能积极配合术后随访。

禁忌证：

① 体重、腰围或代谢紊乱等均未达到减肥手术适应证选择标准者。

② 已存在原发的胃肠道病变，不允许施行手术者。

③ 存在严重的心、肺系统疾病，无法耐受手术者。

④ 合并有严重凝血功能障碍的患者。

⑤ 无法理解或不愿意承担手术的潜在并发症风险，无法理解术后饮食、生活习惯的改变的重要性或不能承受者。

二、手术站位

患者取头高足低仰卧位，双脚外展约 70°。术者位于两腿之间，扶镜手位于患者右侧，另一助手及巡回护士位于患者左侧。

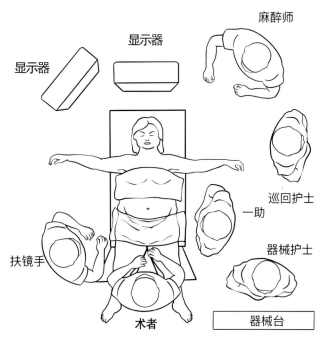

手术站位示意

三、准备物品和耗材

1. 常规器械：常规腹腔镜器械一套，手术器械一套，腹腔镜无损伤抓钳、腹腔镜持针器、电凝钩和吸引器。

2. 特殊器械：可调节胃束带、"金手指"（Golden Finger）、各种大小的 Trocar、腹腔镜肝脏牵开器及加长 Veress 气腹针。

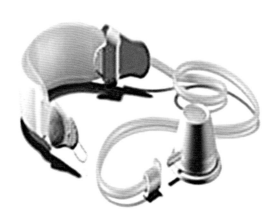

可调节胃束带

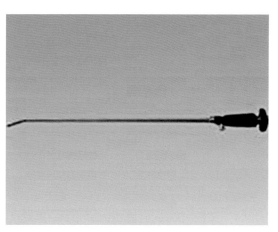

金手指

四、手术步骤

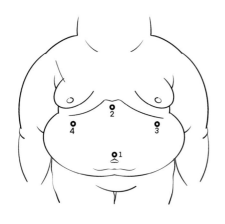

T1：腹部膨隆后于脐上 4～8 cm 处横行切开皮肤约 1 cm，置入 10 mm 加长 Trocar 为观察孔，或采用可视 Trocar "带镜"穿刺，气腹压力维持在 15 mmHg。

T2：剑突下置入 10 mmTrocar 用于腹腔镜肝脏牵开器。

T3：在左锁骨中线肋缘下 3 cm 处置入 10 mmTrocar 为主操作孔。

T4：右锁骨中线肋缘下 2 cm 处入 5 mmTrocar 为辅助操作孔。

网膜脂肪肥厚、His 角显露困难时可于辅助操作孔下方增加 1 个 5 mm 穿刺孔，以帮助暴露。

穿刺孔位置示意

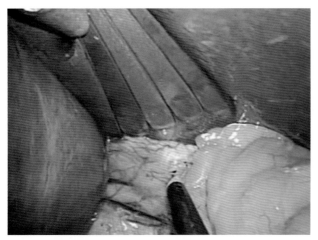

图 4-1-1 探查腹腔，五爪拉钩拨开肝左外叶，将胃底向下方牵开，显露贲门左缘

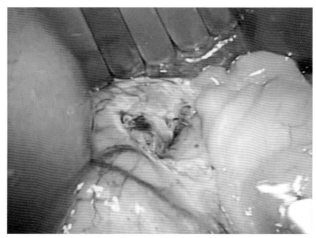

图 4-1-2 电钩切开左侧膈肌脚外缘 His 角处浅面浆膜

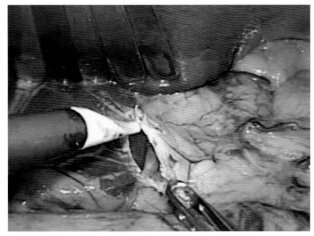

图 4-1-3 切开肝胃韧带透明膜部无血管区，注意不要损伤到迷走神经肝支

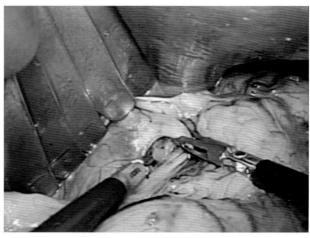

图 4-1-4 右侧膈肌脚浅面切开约 1 cm，显露胃后壁。抬起胃壁，确认在胃后壁后方向贲门切迹方向稍作分离

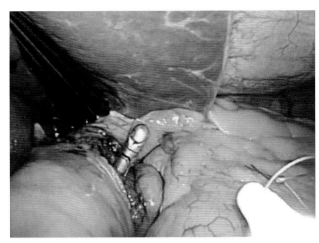

图 4-1-5 以"金手指"自胃小弯后壁导入,向贲门、胃底方向轻柔推进,从 His 角浆膜松解处穿出,建立"胃后隧道"

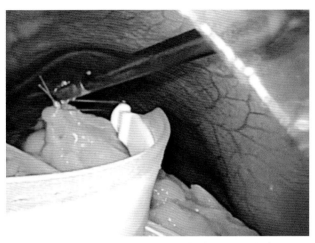

图 4-1-6 检查确认可调节胃束带无破损或渗漏后抽空其内的空气,于负压状态下在导管末端打结,经 10 mm 主操作孔置入腹腔

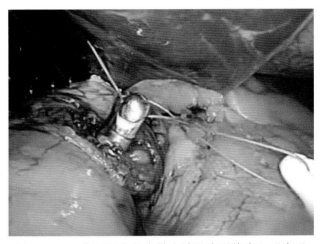

图 4-1-7 将可调节胃束带末端的牵引线套入"金手指"尖端的凹槽内

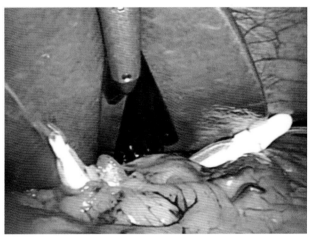

图 4-1-8 沿原"胃后隧道"的反方向后退"金手指",将束带穿过胃后隧道

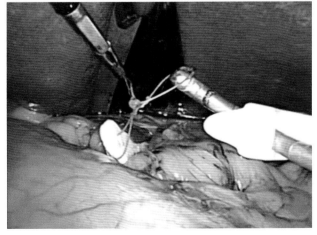

图 4-1-9 "金手指"穿过锁扣套入牵引线

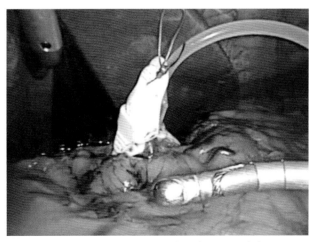

图 4-1-10 将束带两端对接并上扣锁定

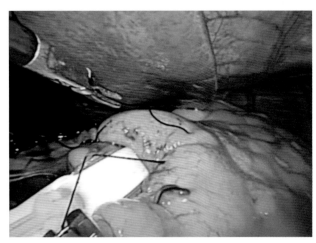

图 4-1-11 将束带下方胃壁浆肌层与其上方膈肌脚及胃壁浆肌层间断缝合 2～3 针，使束带包埋固定于胃前壁

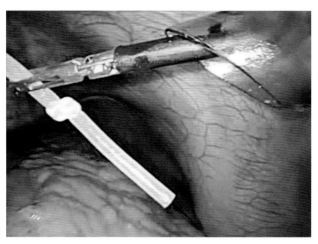

图 4-1-12 埋放皮下注水泵：将可调节胃束带的导管经左上腹 10 mm Trocar 孔拖出腹外。将该孔切口扩大至 3～4 cm，切开皮下脂肪，显露白色腹直肌前鞘。将可调节胃束带导管与注水泵小心连接妥当后，以 7# 不可吸收丝线缝合 4 针，将注水泵固定于腹直肌前鞘

五、总结

腹腔镜可调节胃束带术（LAGB）是所有减重术式中创伤最小的手术，因操作简单、风险小，可逆、术后可调节等优点，在减重外科发展的初期，临床上开展得较多，且达到了较满意的减重效果。但随着腹腔镜技术的发展和腹腔镜下切割闭合器的应用，现已逐渐被袖状胃切除术等其他减重术式替代。

（印慨）

第二章　胃束带取出术

Gastric Banding Removal after LAGB

一、手术适应证

适应证：

LAGB 术后出现束带相关并发症，如移位、溃疡、穿孔等。

二、手术站位

患者仰卧，调整体位呈头高脚低倾斜 20°~ 30°。术者及扶镜手站在患者右侧，另一助手站在患者的左侧。器械护士在患者的左下肢旁，显示器位于患者头部两侧。

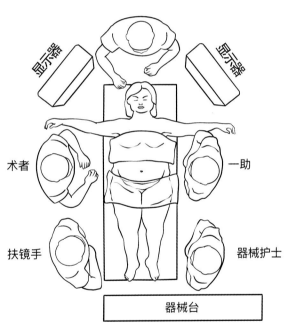

手术站位示意

三、准备物品和耗材

1. 敷料：剖腹包、剖腹被、手术衣、微创用锁边小纱布。

2. 器械：常规手术器械 1 套，常规腹腔镜器械 1 套，肠钳和无损伤钳各 2 把，分离钳、针持、电凝钩和吸引器各 1 把、加长气腹针 1 根。

3. 仪器：腹腔镜系统、超声刀、电刀、手术高清录像设备。

4. 一次性用物：11# 刀片、粘贴巾、吸引管、导尿包、5 mm 穿刺器 3 个、10 mm 穿刺器 1 个、12 mm 一次性穿刺器 1 个、3–0 带针缝线若干。

四、手术步骤

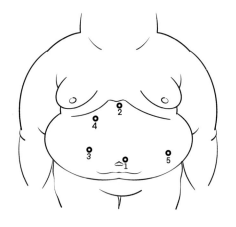

穿刺孔位置示意

T1：脐部或脐上偏左切口作为镜头孔。

T2：剑突下偏左切口作为挡肝操作孔。

T3：右锁骨中线肋缘下6~7 cm、腹直肌外缘作为主操作孔。

T4：右肋下肝缘与肝圆韧带夹角处作为辅助操作孔。

T5：左腋前线与 T3 平行作为助手操作孔。

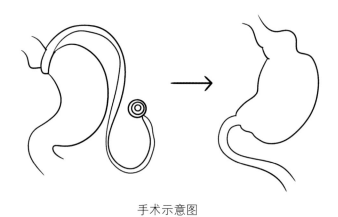

手术示意图

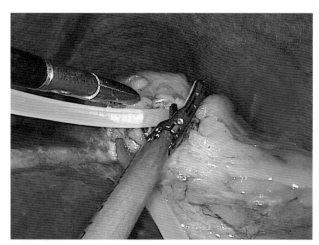

图 4-2-1　探查腹腔，将 38 Fr 胃管经口腔置入胃内，吸净胃腔内气体及液体后回退至贲门上。游离贲门下束带周围粘连

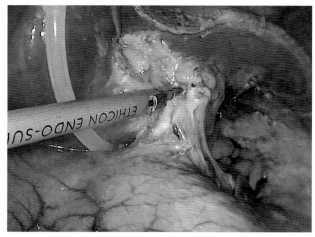

图 4-2-2　游离贲门下束带周围与肝脏左外叶间粘连，确认有无束带相关并发症

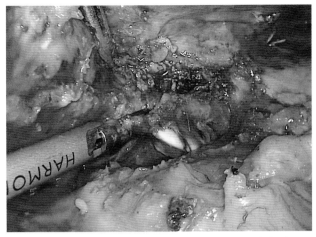

图 4-2-3　游离束带卡扣处粘连，准备去除束带

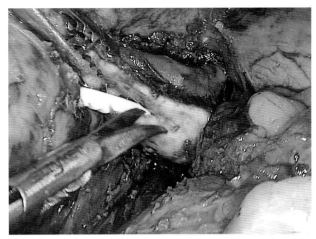

图 4-2-4　将束带向左侧牵拉，使用剪刀剪断束带卡环

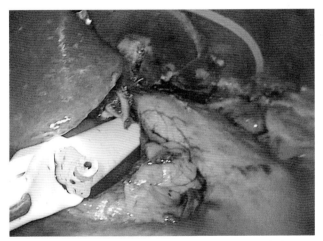

图 4-2-5　完整剪断束带卡环，至束带完全松解

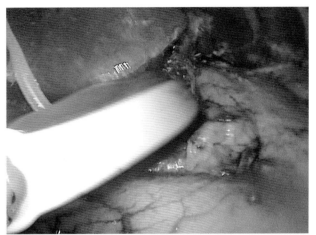

图 4-2-6　完整退出束带

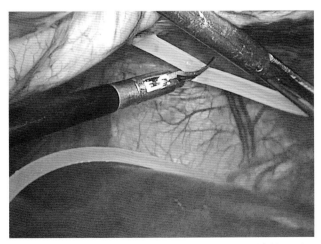

图 4-2-7　剪断束带与腹壁注水器之间的连接管，注意需保留腹壁端一段连接管，以便寻找注水器。自主操作孔取出束带

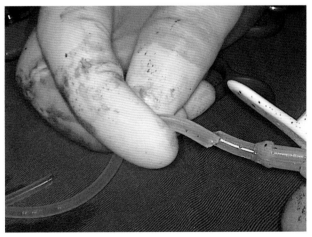

图 4-2-8　检查束带完整性，确认束带无破损及腹壁腹腔内残留

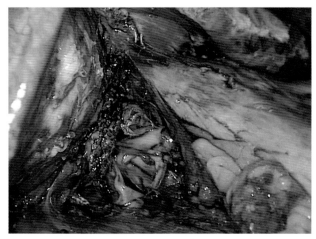

图 4-2-9　清除贲门右侧束带出口处增生瘢痕组织

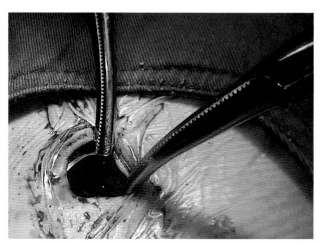

图 4-2-10　通过腹腔镜及触诊定位皮下注水器，切开皮肤取出注水器

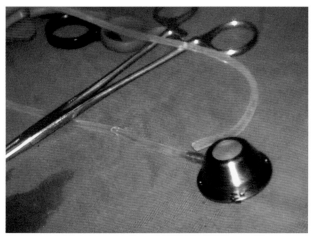

图 4-2-11　观察注水器完整性，确认腹壁内无异物残留

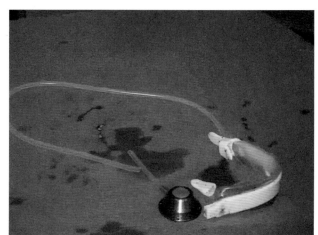

图 4-2-12　胃束带完整取出

五、总结

由于远期并发症发生率高，LAGB 目前已基本不在临床开展。早期开展的 LAGB 多需取出束带或修正为其他减重术式。

在移除束带过程中，如果探查见束带与胃壁及周围网膜、肝脏严重粘连，可在搭扣附近分离束带表面组织，暴露部分束带剪断，缓慢移出束带。如术中腹腔无明显粘连，能清楚地分离显露出搭扣，用无损伤钳夹住搭扣环上的侧翼，另一把抓钳夹住搭扣环内的束带钩，使用反向力缓慢地将束带钩从搭扣环中退出，顺搭扣环侧将束带从胃后壁移出。完全取出后需检查束带的完整性，避免异物残留风险。

（梁辉　李聪）

第三章　胃束带术修正为袖状胃切除术

Conversion of LAGB to SG

一、手术适应证和禁忌证

适应证：

① 减重不足或复胖。

② 术后出现束带移位。

禁忌证：

① 束带位置出现溃疡、穿孔等。

② 伴有反流性食管炎（C级及以上）。

③ 伴有 Barrett 食管。

二、手术站位

患者仰卧，调整体位呈头高脚低倾斜 20°～30°。术者及扶镜手站在患者右侧，另一助手站在患者的左侧。器械护士在患者的左下肢旁，显示器位于患者头部两侧。

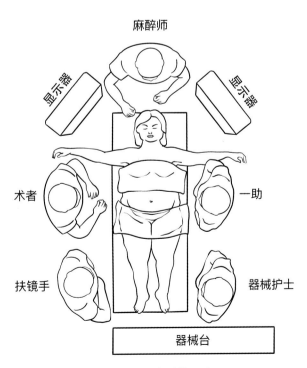

图 4-3-1　手术站位示意

三、准备物品和耗材

1. 敷料：剖腹包、剖腹被、手术衣、微创用锁边小纱布。

2. 器械：常规手术器械 1 套，常规腹腔镜器械 1 套，肠钳和无损伤钳各 2 把，分离钳、针持、电凝钩和吸引器各 1 把、加长气腹针 1 根。

3. 仪器：腹腔镜系统、超声刀、电刀、手术高清录像设备。

4. 一次性用物：11# 刀片、粘贴巾、吸引管、导尿包、5 mm 穿刺器 3 个、10 mm 穿刺器 1 个、12 mm 一次性穿刺器 1 个、3-0 带针缝线若干、3-0 倒刺缝合线若干。

5. 特殊用物：腹腔镜下切割闭合器 1 把，黑钉仓 1 个，绿钉仓及蓝钉仓若干，36 ~ 40 Fr 矫正棒（支撑胃管）1 根。

四、手术步骤

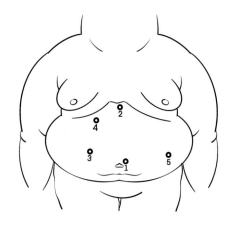

穿刺孔位置示意

T1：脐部或脐上偏左切口作为镜头孔。

T2：剑突下偏左切口作为挡肝操作孔。

T3：右锁骨中线肋缘下 6 ~ 7 cm、腹直肌外缘作为主操作孔。

T4：右肋下肝缘与肝圆韧带夹角处作为辅助操作孔。

T5：左腋前线与 T3 平行作为助手操作孔。

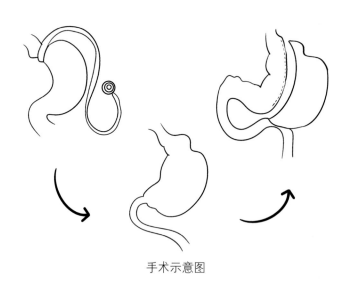

手术示意图

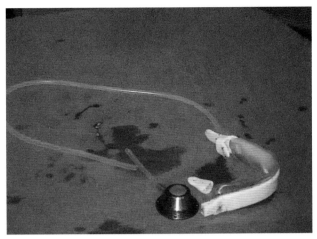

图 4-3-1　完整取出胃束带（见第四篇第二章）

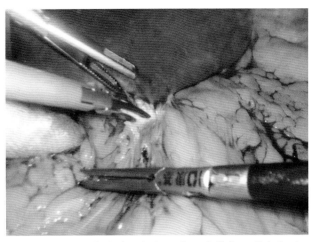

图 4-3-2　探查腹腔，仔细分离原束带位置处与肝脏及网膜的粘连

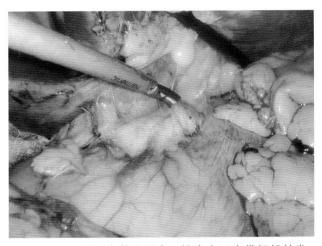

图 4-3-3　暴露完整胃形态，检查有无束带相关并发症，如移位、溃疡、穿孔等

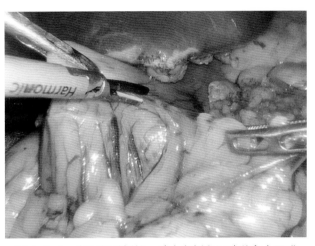

图 4-3-4　自胃角对侧始，贴大弯侧向近端游离大网膜

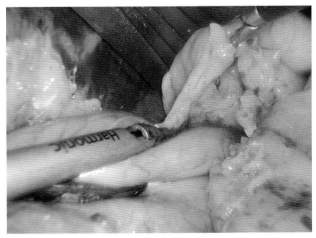

图 4-3-5　沿胃大弯侧逐步向近端游离胃结肠韧带和胃脾韧带至食管左侧

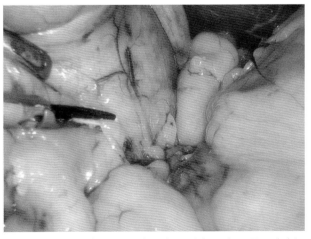

图 4-3-6　游离胃胰皱襞，充分游离胃底，暴露左侧膈肌脚

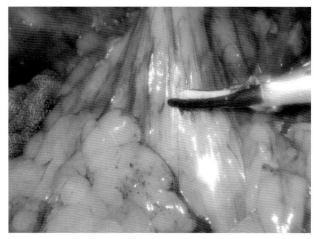

图 4-3-7　自胃角对侧向远端游离，完整暴露胃窦直至幽门平面

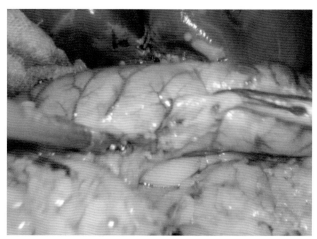

图 4-3-8　置入支撑胃管至胃窦部，紧贴小弯侧

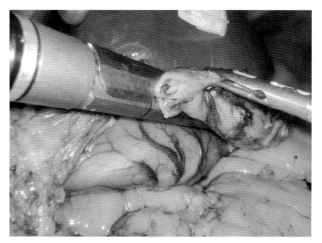

图 4-3-9　紧贴支撑胃管，自距离幽门 2 cm 处使用直线切割闭合器向近端离断胃大弯侧，第一枪选用黑钉，钉仓方向向外

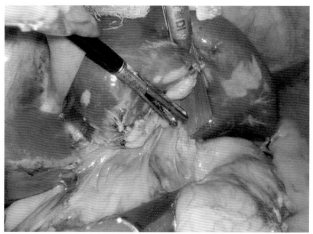

图 4-3-10　第二枪选用绿钉，钉仓方向向内

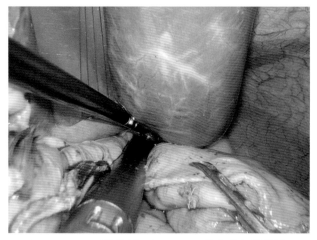

图 4-3-11　距离 His 角 1.5 cm 处完整切除胃底

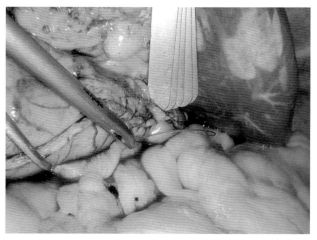

图 4-3-12　切缘近端采用全层缝合直至胃角对侧

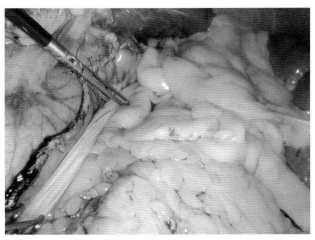

图 4-3-13　沿切缘在胃后壁放置引流管

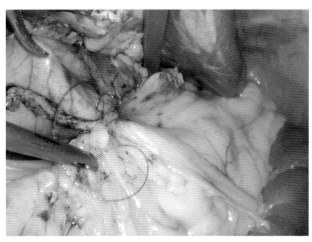

图 4-3-14　继续全层缝合加强切缘，并与网膜固定
直至切缘远端

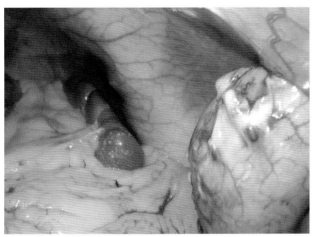

图 4-3-15　自左侧操作孔取出标本

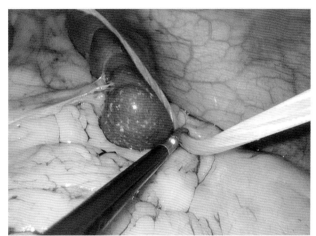

图 4-3-16　放置第二根引流管，完成手术操作

五、总结

LAGB 由于术后远期并发症发生比例过高，减重效果不理想，目前已基本被临床淘汰，早期开展的 LAGB 多需修正。在一期取出束带后，患者需同期或者二期接受修正手术，改为其他减重术式。理论上，LAGB 可以修正为任何减重术式。目前，袖状胃切除术是临床开展比例最高的术式，其操作相对简单，且减重效果令人满意，常作为束带术后的修正术式在临床使用。尤其对于一期取出束带后再二期手术的患者，由于肝脏与胃壁小弯侧及网膜粘连严重，分离困难，此时袖状胃切除术是一个比较好的选择方案。

术中操作需要十分谨慎。由于原胃束带放置位置常有粘连及瘢痕化表现，游离过程中需特别注意避免损伤食管下段及脾脏。此外，在离断胃底时需要延长钉仓压榨时间，保证成钉满意，必要时选择绿钉仓离断，避免因钉高限制造成切缘成钉效果不满意的情况，断胃后还应仔细检查切缘有无成钉异常。

对于此类患者，胃离断后，切缘行缝合加强是目前大多数医生的选择。对于这部分患者，术后应注意加强教育及随访跟进的工作，以期获得满意的减重效果。

（梁辉　李聪）

第四章　胃束带术修正为胃旁路术

Conversion of LAGB to RYGB

一、手术适应证和禁忌证

适应证：

① 减重不足或复胖。

② 术后出现束带相关并发症，如移位、溃疡、穿孔等。

禁忌证：

① 胃镜检查提示胃内息肉、溃疡或萎缩性胃炎。

② 既往有胃癌家族史。

二、手术站位

患者仰卧，调整体位呈头高脚低倾斜20°～30°。术者及扶镜手站在患者右侧，另一助手站在患者的左侧。器械护士在患者的左下肢旁，显示器位于患者头部两侧。

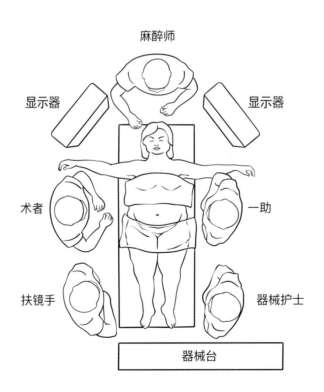

手术站位示意

198

三、准备物品和耗材

1. 敷料：剖腹包、剖腹被、手术衣、微创用锁边小纱布。

2. 器械：常规手术器械1套，常规腹腔镜器械1套，肠钳和无损伤钳各2把，分离钳、针持、电凝钩和吸引器各1把、加长气腹针1根。

3. 仪器：腹腔镜系统、超声刀、电刀、手术高清录像设备。

4. 一次性用物：11# 刀片、粘贴巾、吸引管、导尿包、5 mm 穿刺器3个、10 mm 穿刺器1个、12 mm 一次性穿刺器1个、3-0 带针缝线若干、3-0 倒刺缝合线若干。

5. 特殊用物：腹腔镜下切割闭合器1把，绿钉仓（成钉高度2.0 mm）及蓝钉仓（成钉高度1.5 mm）若干，36～40Fr 矫正棒（支撑胃管）1根。

四、手术步骤

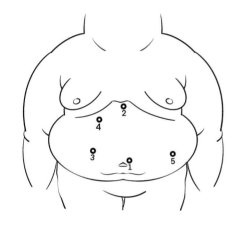

穿刺孔位置示意

T1：脐部或脐上偏左切口作为镜头孔。

T2：剑突下偏左切口作为挡肝操作孔。

T3：右锁骨中线肋缘下6～7 cm、腹直肌外缘作为主操作孔。

T4：右肋下肝缘与肝圆韧带夹角处作为辅助操作孔。

T5：左腋前线与T3平行作为助手操作孔。

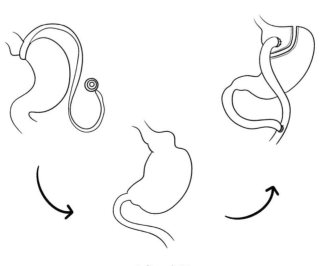

手术示意图

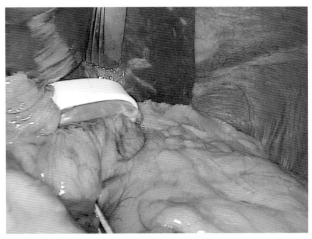

图 4-4-1　探查腹腔，将 38 Fr 胃管经口腔置入胃内，吸净胃腔内气体及液体后回退至贲门上，并游离贲门下束带周围与肝脏左外叶间粘连，确认有无束带相关并发症

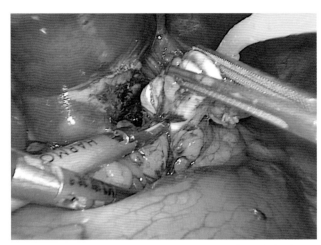

图 4-4-2　游离束带卡扣处粘连，准备去除束带

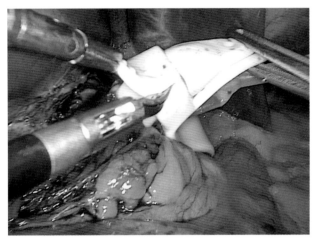

图 4-4-3　将束带向左侧牵拉，使用剪刀间断束带卡环

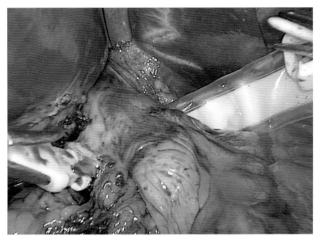

图 4-4-4　完整剪断束带卡环，至束带完全松解

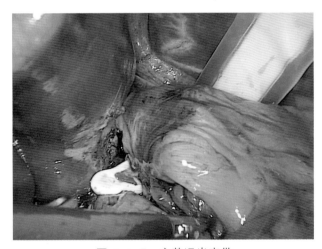

图 4-4-5　完整退出束带

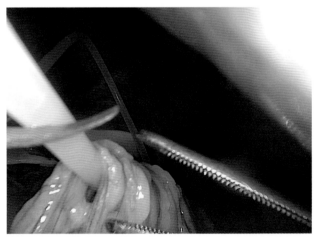

图 4-4-6　剪断束带与腹壁注水器之间的连接管，注意需保留腹壁端一段连接管，以便寻找注水器

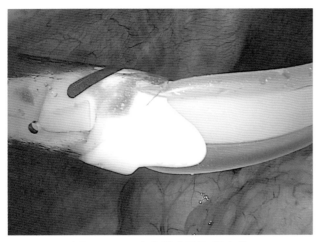

图 4-4-7　自主操作孔取出束带

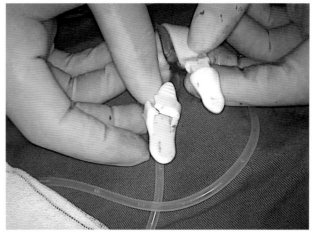

图 4-4-8　检查束带完整性，确认束带无破损及腹壁腹腔内残留

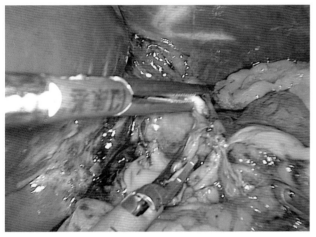

图 4-4-9　清除贲门右侧束带出口处增生瘢痕组织

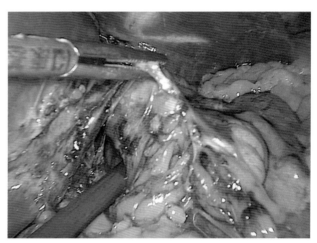

图 4-4-10　沿原贲门下胃后方束带通道作胃后隧道，直至左侧膈肌处

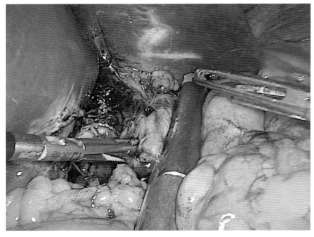

图 4-4-11　以蓝钉离断胃，建立胃小囊，容积 20 ~ 30mL。如胃壁较厚，可选用绿钉或黑钉（该过程需特别小心，因束带致贲门下组织粘连增厚，极易出现成钉异常或切割错误。）

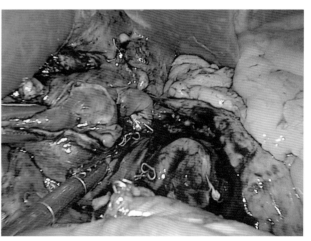

图 4-4-12　置入支撑管，确认小胃囊建立正确

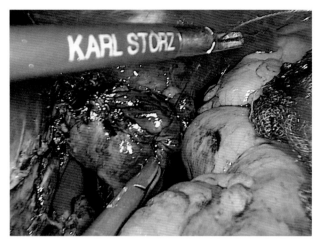

图 4-4-13　缝合加强小胃囊切缘

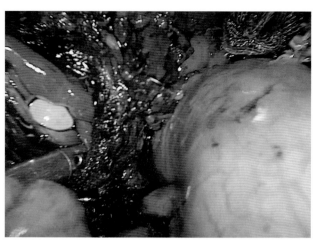

图 4-4-14　打开小胃囊后壁，备行胃肠吻合，可置入支撑管确认位置及大小

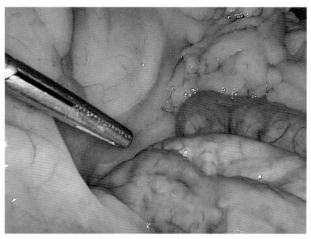

图 4-4-15　上提结肠系膜，确认 Treitz 韧带。测量 1m 小肠，并上提至胃小囊处准备手工行胃肠吻合

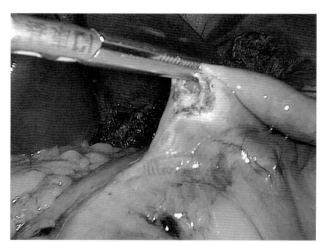

图 4-4-16　小肠开口，备行吻合

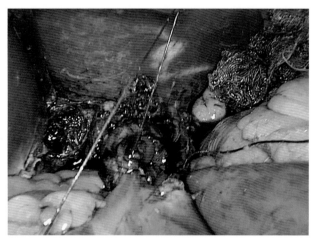

图 4-4-17　连续缝合胃肠吻合口后壁

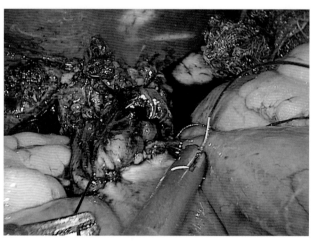

图 4-4-18　连续缝合胃肠吻合口前壁

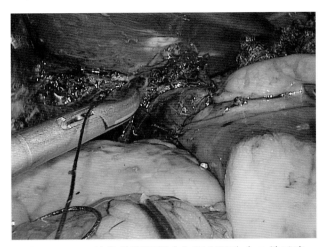

图 4-4-19 连续浆肌层缝合加强胃肠吻合口前后壁

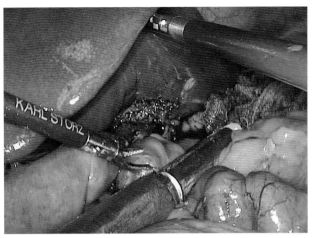

图 4-4-20 胃肠吻合口左侧 1 cm 处白钉离断近端空肠

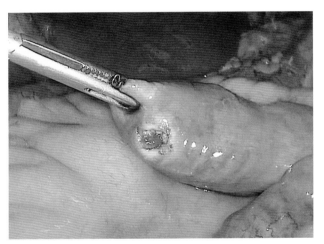

图 4-4-21 靠近小肠断端开口，备行肠肠吻合

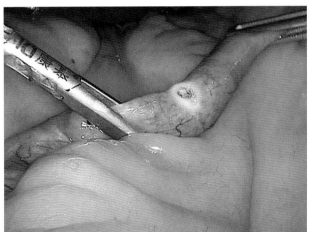

图 4-4-22 自胃肠吻合口向远端测量 1m 小肠，开口，
备肠肠吻合

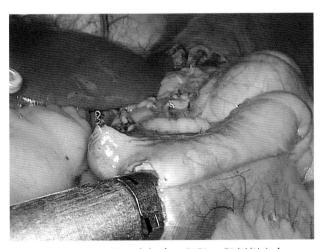

图 4-4-23 置入白钉仓，行肠 - 肠侧侧吻合

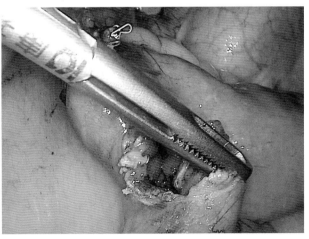

图 4-4-24 检查肠肠吻合口有无活动性出血及成钉
异常

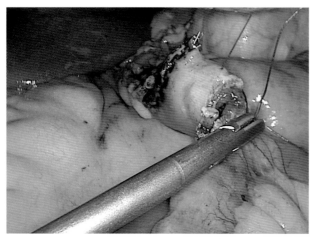

图 4-4-25　连续缝合关闭吻合口缺损并浆肌层加强

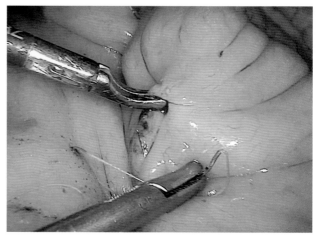

图 4-4-26　不可吸收线连续缝合关闭肠系膜裂孔

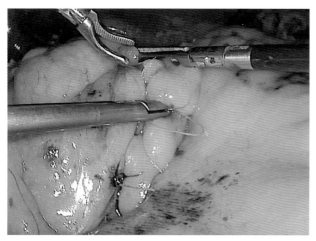

图 4-4-27　不可吸收线连续缝合关闭 Petersen 间隙

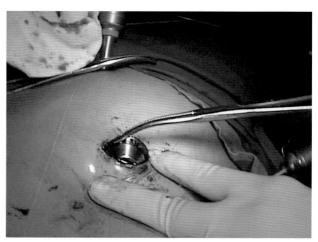

图 4-4-28　通过腹腔镜及触诊定位皮下注水器，切开皮肤取出注水器

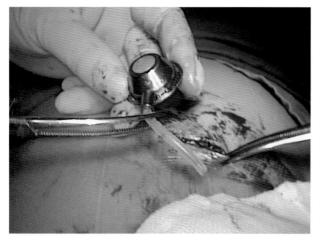

图 4-4-29　观察注水器完整性，确认腹壁内无异物残留

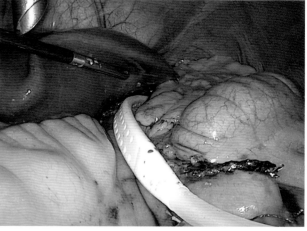

图 4-4-30　检查手术创面，并在胃肠吻合口旁放置扁管引流

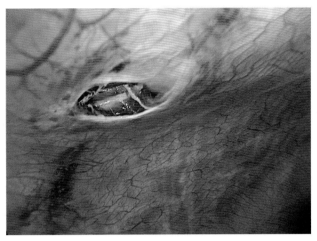

图 4-4-31　检查穿刺孔有无活动性出血并处理

五、总结

LAGB 用于减重，由于患者术后复胖比例高，目前已被临床淘汰，早期开展的 LAGB 多需修正手术以取出束带或修正为其他减重术式。

理论上，LAGB 可以修正为任何减重术式，其难点在于贲门下组织由于束带异物刺激粘连严重，在处理时应特别小心，并确认束带有无移位、胃壁有无穿孔，手术中应避免损伤食管、贲门及贲门下胃壁。此外，由于贲门下长期束带刺激，胃壁多显著增厚，选择钉仓时可适度加高，离断胃后应仔细检查切缘有无成钉异常，必要时可缝合修补。

对于 LAGB 术后复胖行修正手术的患者，应加强教育，以期获得更好的减重效果。

（林士波）

第五篇

其他术式

▶▶▶

第一章　机器人辅助袖状胃切除术
Robot Assisted Sleeve Gastrectomy

一、手术适应证和禁忌证

适应证：

① 符合《中国肥胖及 2 型糖尿病外科治疗指南（2019 版）》规定的手术适应证。

② 对传统外科手术不适合或有担忧的肥胖患者，例如手术风险较高的老年人或患有高血压、心脏疾病等合并症的患者。

禁忌证：

①《中国肥胖及 2 型糖尿病外科治疗指南（2019 版）》规定的手术禁忌证。

② 反流性食管炎（洛杉矶分级：B 级及以上）。

③ 食管裂孔疝，需使用补片修补。

④ Barrett 食管改变。

⑤ 对手术麻醉有严重过敏反应的患者。

⑥ 心血管疾病、呼吸系统严重疾病或其他基础性疾病不能耐受手术的患者。

⑦ 有器质性胃肠道溃疡病的患者。

⑧ 女性患者在妊娠期间禁止进行该手术。

二、手术站位

患者取仰卧位，头下置一软枕，两侧上肢外展，固定于托手板上，呈头高脚低倾斜 $15^\circ \sim 20^\circ$，并躯体向右侧旋转 $15^\circ \sim 20^\circ$。机器人停靠在患者的头部。根据助手的操作习惯，助手可位于患者两侧或两腿之间（分腿位）。麻醉医生位于患者的头侧，器械护士位于第二助手的后方。

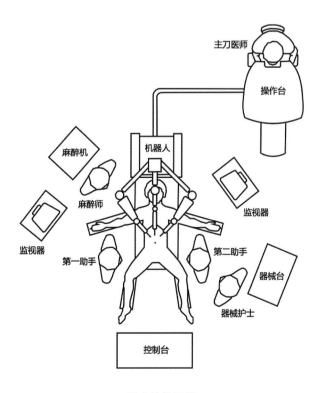

手术站位示意

三、准备物品和耗材

1. 敷料：剖腹包、剖腹被、手术衣、微创用锁边小纱布。

2. 器械：常规手术器械 1 套，常规腹腔镜器械 1 套，加长胃、肠钳及无损伤钳各 1 把，加长分离钳、针持、电凝钩和吸引器各 1 把、加长气腹针 1 根。

3. 仪器：机器人手术系统（无损抓钳、超声刀）、电刀、手术高清录像设备。

4. 一次性用物：11# 刀片、3M 抗菌粘贴巾（60 cm×40 cm）、吸引管、保护套 2 个、10 mm 一次性穿刺器 1 个、5 mm 一次性穿刺器 2 个（其中 1 个备用）、12 mm 一次性穿刺器 1 个、机器壁专用穿刺器 2～3 个、3～0 带针可吸收缝线若干、3-0 倒刺缝线 2 根、引流管 1 根。

5. 特殊用物：腹腔镜下切割闭合器 1 把、60 mm 绿钉仓（成钉高度 2.0 mm）1 个、60 mm 金钉仓（成钉高度 1.8 mm）1 个、60 mm 蓝钉仓（成钉高度 1.5 mm）3～5 个、32～40Fr 胃支撑管 1 根或胃镜系统 1 套。

四、手术步骤

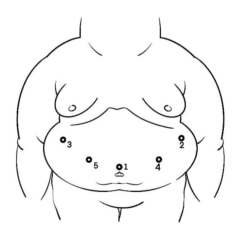

穿刺孔位置示意

T1：10 mm Trocar 建立观察孔，位于脐缘左上方，置入机器人光学镜。
T2：机器人 Trocar 建立操作孔，位于左腋前线肋缘下 2 cm 处，置入机械臂。
T3：机器人 Trocar 建立操作孔，位于右腋前线肋缘下 2 cm 处，置入机械臂。
T4：5 mm Trocar 建立助手辅助孔，位于左锁骨中线平脐水平线上方 2 cm 处。
T5：5 mm Trocar 建立助手辅助孔，位于右锁骨中线平脐水平线上方 2 cm 处。

以上穿刺孔的位置均可以根据患者的腹部形态来进行调整或者减少，以满足手术的操作需要。也可根据术者操作需要，决定是否置入牵拉器或用悬吊法牵拉左肝外侧叶，显露术野。

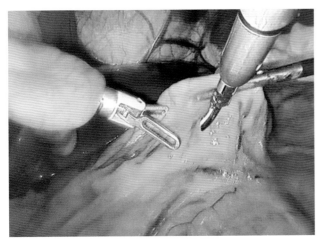

图 5-1-1 显露并识别幽门,确认起始点

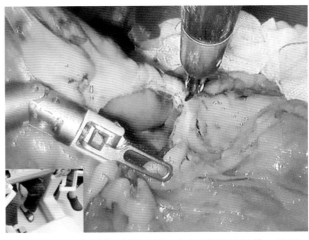

图 5-1-2 自胃角对侧开始,打开胃结肠韧带,沿胃大弯于血管弓内用超声刀开始游离

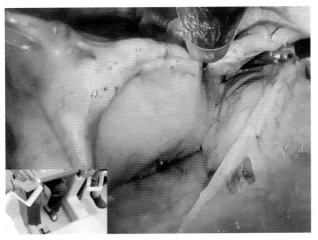

图 5-1-3 进入网膜囊后,向上依次离断胃大弯侧网膜弓内的血管及胃短血管,完全游离胃大弯

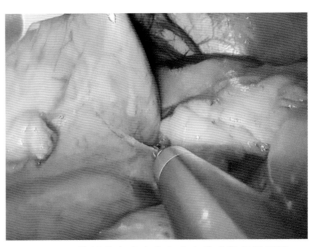

图 5-1-4 将胃壁向患者右上方牵拉或挑起胃后壁,适当处理胃胰韧带和胃后壁与胰腺背膜的粘连带

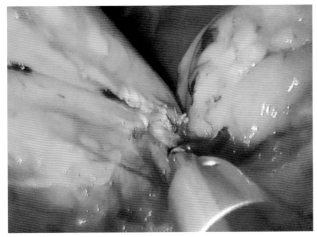

图 5-1-5 充分游离胃底及胃后壁,充分显露左侧膈肌脚,同时处理胃后血管,确保 His 角的完全暴露

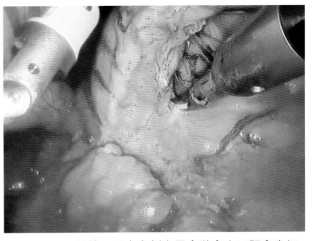

图 5-1-6 继续沿胃大弯侧向胃窦游离直至距离幽门约 2~6 cm

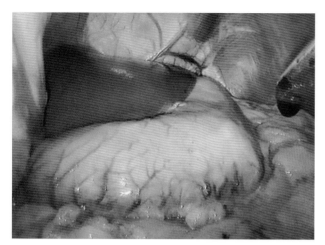

图 5-1-7　完成胃的游离操作

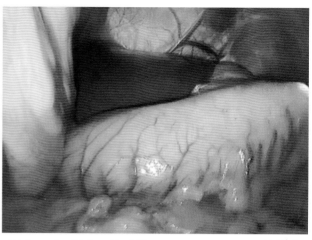

图 5-1-8　请台下助手经口置入 32～40Fr 胃支撑管或胃镜，贴近胃小弯通过幽门进入十二指肠，并调整胃支撑管或胃镜位置，使其贴近小弯侧，引导断胃方向。更换 12 mmTrocar（具体位置可根据术者习惯决定）置入切割闭合器

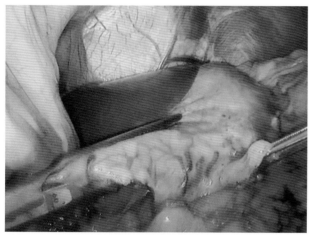

图 5-1-9　建议距幽门 2～6 cm 处作为切割起始点，第一枪选用绿钉，钉仓向外侧调整 15°～20°，保证胃角通道通畅

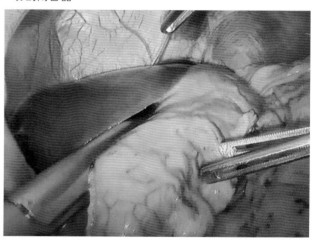

图 5-1-10　第二枪选用金钉，钉仓方向调整向内侧，与胃角平行。注意角切迹点，保留足够宽度，避免狭窄

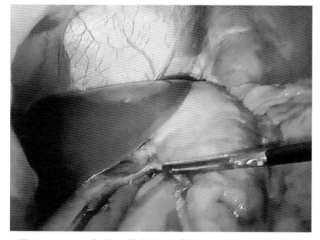

图 5-1-11　自第三枪始选用蓝钉，以胃支撑管或胃镜为导向断胃，胃营养血管终末支可作为校正（注意"两面"，即前、后壁两面在激发前要注意保持均匀，通过挑翻的动作，充分暴露切除）

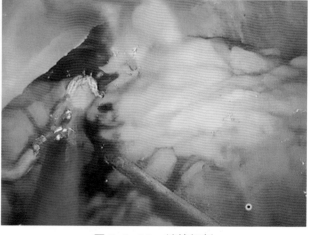

图 5-1-12　继续切割
（注意"一线"，即切割线要衔接平滑、连续，下一枪的开始要在上一枪的顶点开始，避免出现错位；离断至胃底部时，需注意将后壁完全暴露，保证胃底的完整切割）

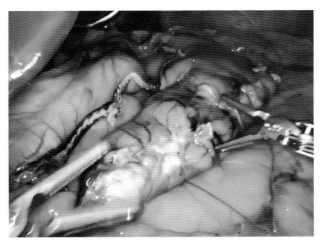

图 5-1-13　完成切割操作（切割线的末端需要离 His 角约 1~2cm，在此处完整切除胃底）

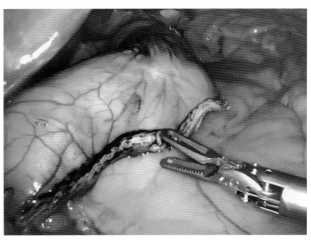

图 5-1-14　检查胃切线，切线应基本与胃小弯平行

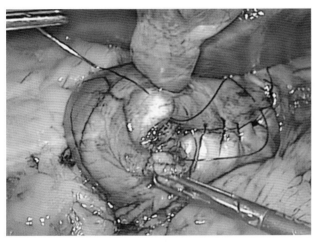

图 5-1-15　采用 3-0 可吸收缝线或倒刺线，半荷包包埋胃切缘顶点，连续全层或浆肌层缝合加固切缘直至胃角对侧

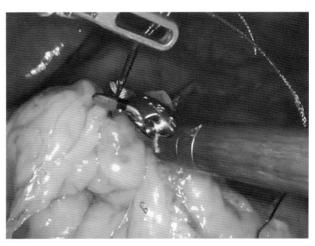

图 5-1-16　与胃结肠韧带切缘缝合固定直至切缘下端，将网膜进行部分复位

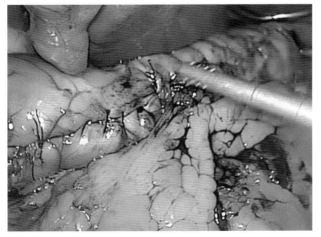

图 5-1-17　使用胃支撑管或术中胃镜，采用注气或注液法，检查切缘是否渗漏。仔细检查胃切缘、网膜断端有无出血

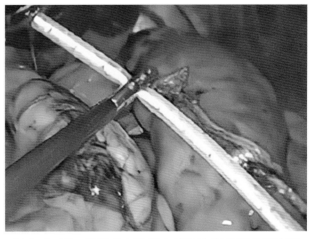

图 5-1-18　根据术中及病人情况决定是否放置腹腔引流管。其头端应置于胃食管结合部附近，该处是最容易发生切线漏的位置

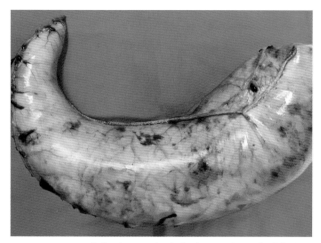

图 5-1-19　将标本置入标本袋中，提起胃窦端将标本取出

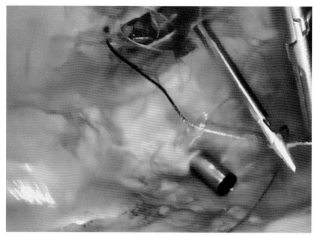

图 5-1-20　手术完成后，撤除 Trocar，务必于镜下观察戳孔有无活动性出血。放除气腹，关闭操作孔，防止戳孔疝发生

五、总结

机器人手术具有精准度高、创伤小且可以更准确地控制出血和缩短住院时间等优点，减少了手术过程中的错误率和风险，从而有助于提高治疗成功率和患者的术后康复能力。

在减重代谢外科中，尽管机器人在操作上更精细，但是在布孔、手术时间以及费用上并不占优势，所以目前机器人更多应用于相对复杂的胃旁路手术。

随着国产机器人的问世，医疗成本将大大降低，相信在不久的未来，机器人手术操作系统的应用可能成为减重与代谢外科发展的新方向。

（朱利勇）

第二章　胆胰转流十二指肠转位术

Biliopancreatic Diversion with Duodenal Dwitch

一、手术适应证和禁忌证

适应证：

① BMI ≥ 40 kg/m²。

② 30 kg/m² ≤ BMI < 40 kg/m² 且糖尿病病史较长的。

禁忌证：

① 1 型糖尿病。

② 胰岛 B 细胞功能已基本丧失的 2 型糖尿病。

③《中国肥胖及 2 型糖尿病外科治疗指南（2019 版）》规定的手术禁忌证。

④ 全身状况差，难以耐受全身麻醉或手术者。

二、手术站位

患者仰卧，呈"大字"分腿、头高脚低位。术者站在患者双腿之间，扶镜手站在患者的右下侧，一助站在患者的右上侧。器械护士在患者的左下肢旁，主显示器位于患者头部。

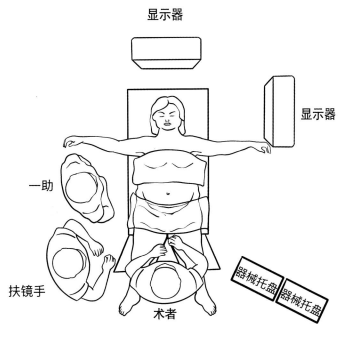

手术站位示意

三、准备物品和耗材

1. 敷料：剖腹包、剖腹被、手术衣、小纱布条。

2. 器械：常规手术器械 1 套，常规腹腔镜器械 1 套，肠钳和无损伤钳各两 2 把，分离钳、持针钳、电凝钩和吸引器各 1 把、疝修补器 1 套。

3. 仪器：腹腔镜系统、超声刀、手术高清录像设备。

4. 一次性用物：11# 刀片、粘贴巾、吸引管、保护套 2 个、导尿包、5 mmTrocar 2 个、10 mmTrocar 1 个、12 mmTrocar 2 个、3-0 带针缝线、3-0 倒刺缝合线。

5. 特殊用物：腹腔镜下切割闭合器 1 把，白钉仓（成钉高度 1.0 mm）、绿钉仓（成钉高度 2.0 mm）及蓝钉仓（成钉高度 1.5 mm）若干，36 Fr 支撑胃管 1 根。

四、手术步骤

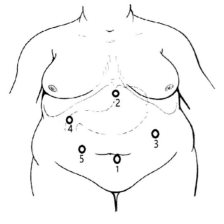

穿刺孔位置示意

T1：脐下设 10 mm Trocar 作为镜头孔。

T2：剑突下设 5 mm Trocar 作为助手操作孔。

T3：左锁骨中线肋缘下 6～7 cm 设 12 mm Trocar 作为主操作孔或切割闭合器的操作孔。

T4：右上腹腹直肌外侧缘肋缘下 2 cm 设 10 mm Trocar 作为辅助操作孔。

T5：右锁骨中线脐上 2～3 cm 设 12 mm Trocar 作为切割闭合器的操作孔。

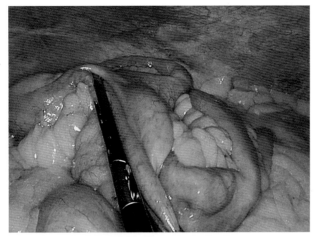

图 5-2-1　探查腹腔，寻及回盲部后用无损伤肠钳逆行测量共同通道

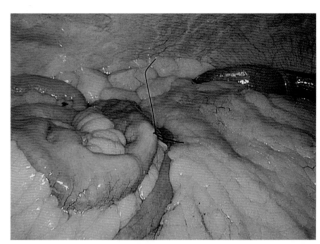

图 5-2-2　距回盲部 100 cm 处用缝线标记

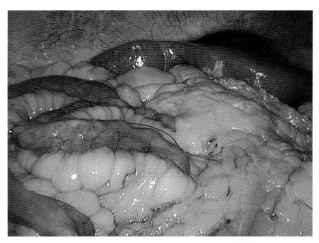

图 5-2-3　距回盲部 300 cm 处用缝线标记图

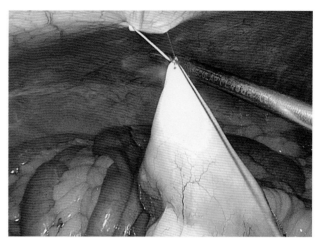

图 5-2-4　将标记处的远端悬挂于腹壁

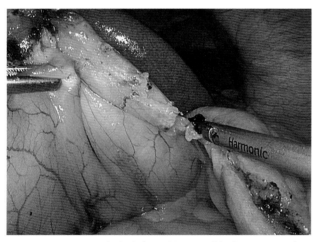

图 5-2-5　从胃大弯中部开始，分别向幽门及膈肌角处分离胃结肠韧带

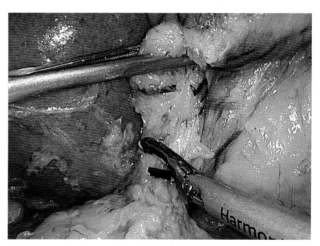

图 5-2-6　游离十二指肠

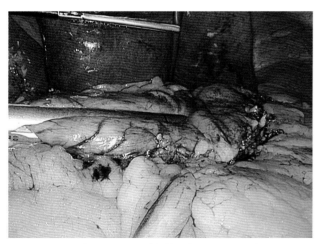

图 5-2-7　在 36 Fr 胃支撑管的指引下，距幽门 2 cm 开始行袖状胃切除，直至 His 角

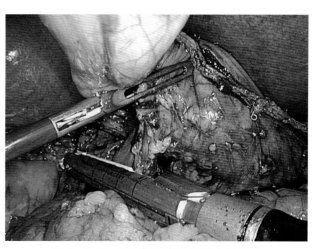

图 5-2-8　用切割闭合器切断十二指肠

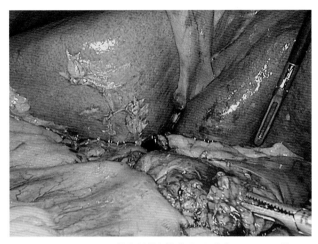

图 5-2-9　用可吸收倒刺缝线将距回盲部 300 cm 的回肠与十二指肠残端的后壁进行浆肌层连续缝合

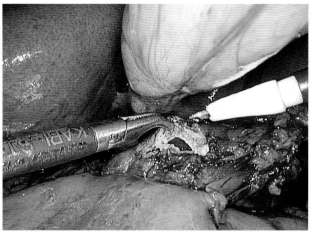

图 5-2-10　用电凝钩切开十二指肠残端，直径约 2 cm

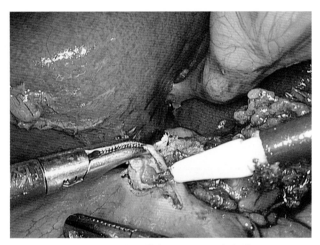

图 5-2-11　用电凝钩切开回肠，直径约 2 cm

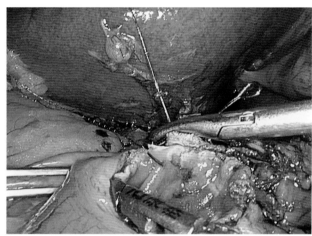

图 5-2-12　用可吸收倒刺缝线将十二指肠回肠吻合口的后壁作全层连续缝合

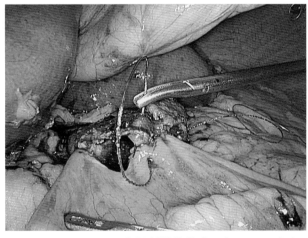

图 5-2-13　用可吸收倒刺缝线将十二指肠回肠吻合口的前壁作全层连续缝合

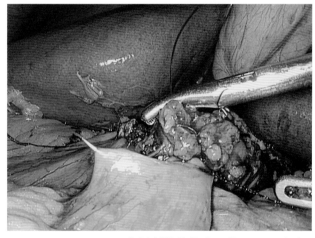

图 5-2-14　用可吸收倒刺缝线将十二指肠回肠吻合口前壁作浆肌层连续包埋缝合

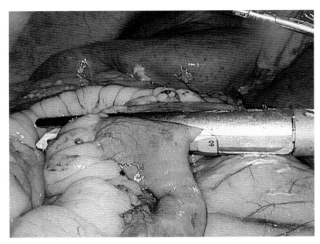

图 5-2-15　在距十二指肠回肠吻合口 2 cm 的输入袢
处切断回肠

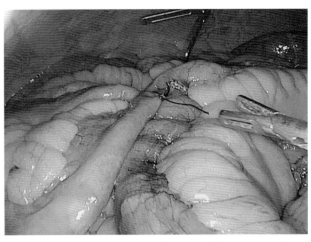

图 5-2-16　离断的回肠近端与距回盲部 100 cm 的回
肠固定

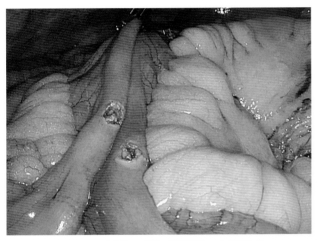

图 5-2-17　用电凝钩切开回肠，直径约 2 cm

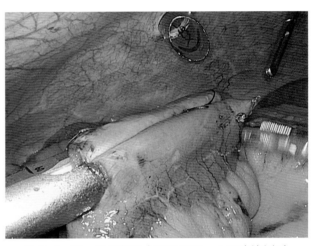

图 5-2-18　用切割闭合器行回肠 – 回肠侧侧吻合

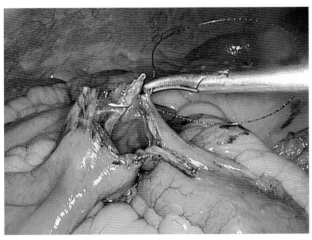

图 5-2-19　用可吸收倒刺缝线对回肠回肠吻合口前
壁作全层连续缝合

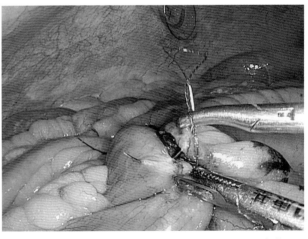

图 5-2-20　用可吸收倒刺缝线对回肠 – 回肠吻合口
前壁作浆肌层连续包埋缝合

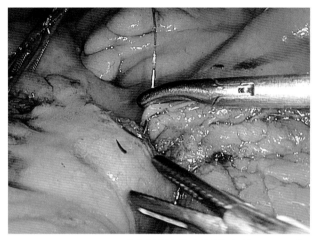

图 5-2-21　不可吸收倒刺缝线连续缝合关闭肠系膜裂孔

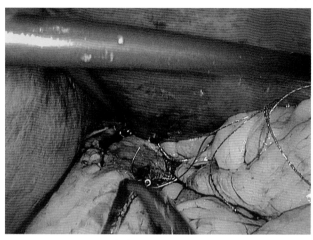

图 5-2-22　沿胃大弯，用可吸收倒刺缝线将大网膜与胃切缘作连续加固缝合

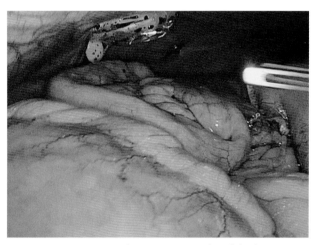

图 5-2-23　经 4 号 Trocar 孔取出标本

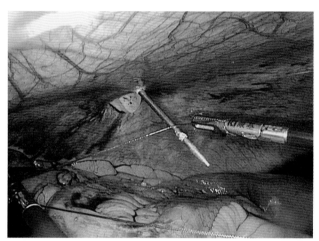

图 5-2-24　根据情况决定是否留置引流管。用疝修补器依次关闭各 Trocar 孔

五、总结

　　尽管腹腔镜胆胰转流＋十二指肠转位术对肥胖及其代谢病的疗效最佳，但是应特别注意其手术并发症和营养并发症的发生。开展该项技术的减重中心应具备以下两个条件：一方面，术者应具备较为娴熟的腹腔镜操作经验并开展了一定数量的腹腔镜减重手术；另一方面，团队应有独立的个案管理师，严密随访经 BPD-DS 治疗患者的各项营养素指标，并根据实际情况及时调整营养素的服用剂量。

（姜涛）

第三章　胃大弯折叠术

Gastric Curverture Plication

一、手术适应证和禁忌证

适应证：

① 国内多用于 BMI ≥ 27.5kg/m² 的肥胖患者

② 国外多用于病态性肥胖 （BMI ≥ 40 kg/m²） 或重度肥胖 （BMI ≥ 35 kg/m²） 且合并有肥胖所致的相关疾病。

③ 患者不能接受脏器切割。

禁忌证：

有严重糖尿病及代谢综合征或高 BMI 的患者 （可能会体重反弹和减重效果不理想）。

二、手术站位

患者仰卧，调整体位呈头高脚低倾斜 20°～30°。术者及扶镜手站在患者右侧，另一助手站在患者的左侧。器械护士在患者的左下肢旁，显示器位于患者头部两侧。

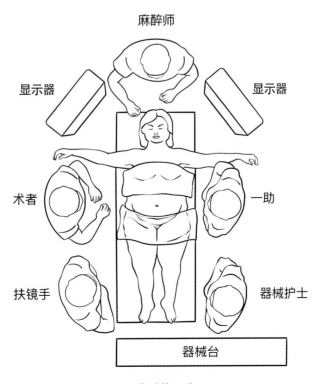

手术站位示意

三、准备物品和耗材

1. 敷料：剖腹包、剖腹被、手术衣、微创用锁边小纱布。

2. 器械：常规手术器械 1 套，常规腹腔镜器械 1 套，肠钳和无损伤钳各 2 把，分离钳、针持、电凝钩和吸引器各 1 把、加长气腹针 1 根。

3. 仪器：腹腔镜系统、Ligasure、电刀、手术高清录像设备。

4. 一次性用物：11# 刀片、粘贴巾、吸引管、导尿包、5 mm 穿刺器 3 个、10 mm 穿刺器 1 个、12 mm 一次性穿刺器 1 个、2-0 无损伤缝合线若干。

5. 特殊用物：36 Fr 矫正棒（支撑胃管）1 根。

四、手术步骤

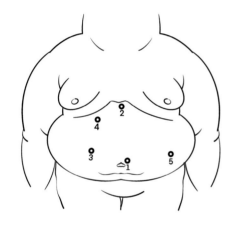

穿刺孔位置示意

T1：脐部或脐上偏左切口作为镜头孔。

T2：剑突下偏左切口作为挡肝操作孔。

T3：右锁骨中线肋缘下 6～7 cm、腹直肌外缘作为主操作孔。

T4：右肋下肝缘与肝圆韧带夹角处作为辅助操作孔。

T5：左腋前线与 T3 平行作为助手操作孔。

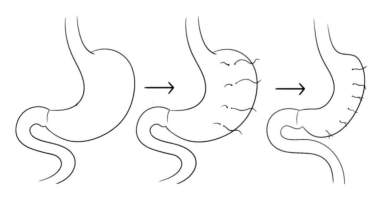

手术示意图

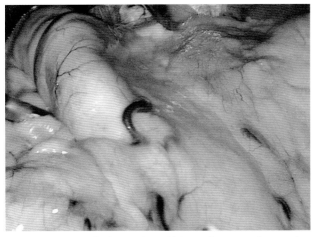

图 5-3-1　探查腹腔，将胃管经口腔置入胃内，吸净胃腔内气体及液体后回退至贲门上

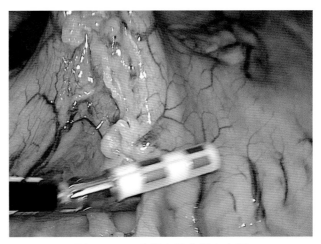

图 5-3-2　自胃角游离胃大弯侧

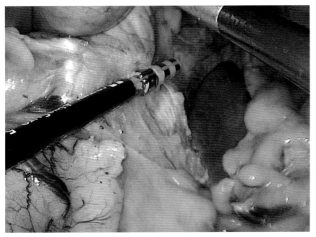

图 5-3-3　近端至 His 角处，完整暴露左侧膈肌角

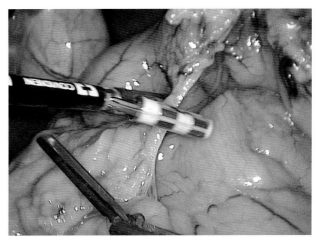

图 5-3-4　自胃角对侧向远端游离至幽门

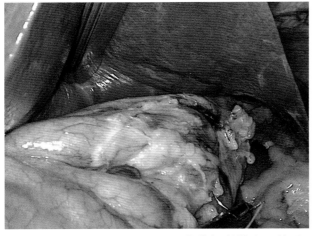

图 5-3-5　自胃底处以不可吸收线间断缝合胃前后壁，将胃大弯侧折入胃腔内

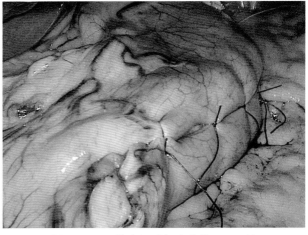

图 5-3-6　缝合至幽门上方约 4 cm 处

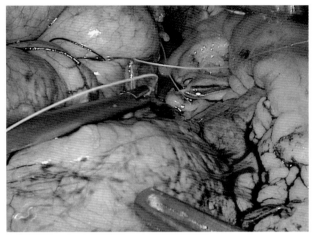

图 5-3-7　自胃底处再次以不可吸收线间断缝合胃前后壁，将胃大弯侧折入胃腔内，至幽门上方约 4 cm 处

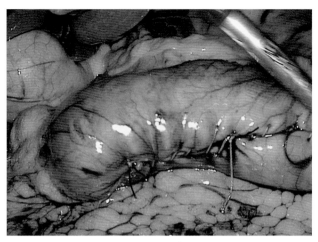

图 5-3-8　完成胃折叠

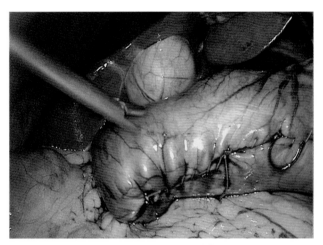

图 5-3-9　置入胃管，胃管进出胃腔无阻碍

五、总结

　　胃大弯折叠术（GCP）的减重原理与 SG 基本相同。术后恶心和呕吐一般与胃折叠内翻缝合、局部胃壁充血水肿和胃腔狭窄等因素有关。由于胃折叠过紧使得胃腔内压力过高，或者胃折叠各线结之间的距离太大，胃壁有从两线结之间疝出可能。因此，至少需要将胃折叠两次以上，各线结之间的距离为 2 cm 以内，以防止胃疝。缝合时置入 38 Fr 支撑胃管，胃折叠后距离胃小弯 2 cm，以保证足够小的胃容量，同时避免狭窄。

　　GCP 不需要行胃肠道切割、吻合或改道，手术创伤小，并发症少，但亦有折叠胃疝出和漏的风险，长期减重效果相对较差，目前还需进一步研究。

（梁辉　沈佳佳）

第四章　合并食管裂孔疝修补术

Laparoscopic Posterior Closure of a Hiatal Defect

一、手术适应证和禁忌证

适应证：

① 患者主诉有反酸症状。

② 术前辅助检查提示存在反流性食管炎。

③ 术前辅助检查提示存在食管裂孔疝（Ⅰ型）。

④ 术中探查见食管裂孔松弛或有脂肪组织疝入。

禁忌证：

食管裂孔疝（Ⅱ～Ⅳ型）。

二、术前诊断

术前诊断根据胃镜检查。

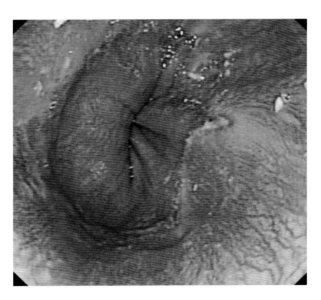

胃镜见齿状线小片状糜烂

三、手术站位

患者取平卧位，呈头高脚低倾斜 20° ~ 30°。头下置一软枕；两侧上肢外展，固定于托手板上，外展角度需小于 90°，避免神经损伤。腘窝处用半圆形硅凝胶垫垫高 20°；双脚踝用硅凝胶垫垫高；在膝关节上 5 cm 处用 10 ~ 15 cm 的约束带固定。

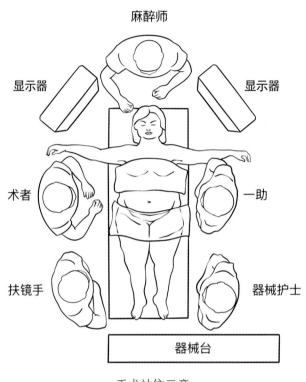

手术站位示意

四、准备物品和耗材

1. 敷料：剖腹包、剖腹被、手术衣、微创用锁边小纱布。

2. 器械：常规手术器械 1 套，常规腹腔镜器械 1 套，肠钳和无损伤钳各 2 把，分离钳、针持、电凝钩和吸引器各 1 把、加长气腹针 1 根。

3. 仪器：腹腔镜系统、结扎速血管闭合系统（LigaSure）、电刀、手术高清录像设备。

4. 一次性用物：11# 刀片、3M 抗菌粘贴巾（60 cm×40 cm）、吸引管、保护套 2 个、导尿包、10 mm 一次性穿刺器 1 个、5 mm 一次性穿刺器 3 个（其中 1 个备用）、12 mm 一次性穿刺器 1 个、加长 12 mm 一次性穿刺器 1 个（备用）、2-0 带针无损伤不可吸收缝线若干、扁形引流管 1 根、LigaSure 腔镜手控器械 1 把。

5. 特殊用物：36 Fr 矫正棒 1 根。

五、手术步骤

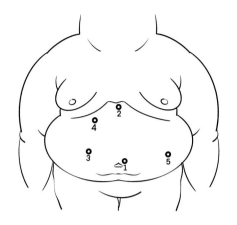

穿刺孔位置示意

T1：脐部或脐上偏左切口作为镜头孔。

T2：剑突下偏左切口作为挡肝操作孔。

T3：右锁骨中线肋缘下6～7 cm、腹直肌外缘作为主操作孔。

T4：右肋下肝缘与肝圆韧带夹角处作为辅助操作孔。

T5：左腋前线与T3平行作为助手操作孔。

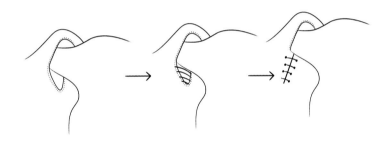

手术示意图

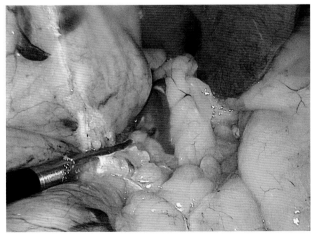

图 5-4-1　将胃底斜向右下方牵拉，将之充分游离，并注意保护脾脏上极血管

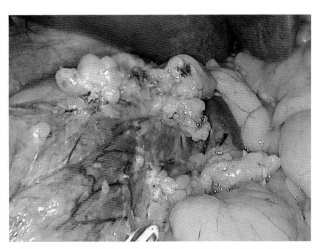

图 5-4-2　充分暴露左侧膈肌脚，便于后续的游离操作

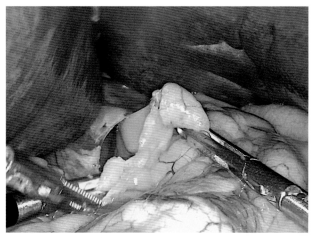

图 5-4-3　助手将肝胃韧带向左侧牵拉，充分暴露并打开肝胃韧带，此处操作需要注意可能存在副肝血管

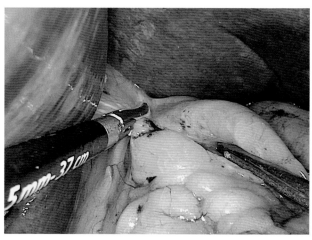

图 5-4-4　继续向上游离胃膈韧带直至食管右缘

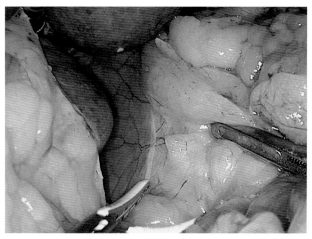

图 5-4-5　助手牵拉胃小弯侧脂肪，展开后暴露左侧膈肌脚

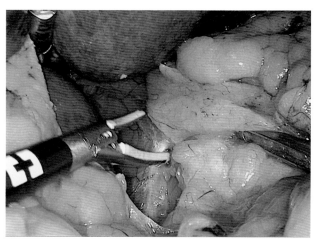

图 5-4-6　沿左侧膈肌脚表面打开膈食管韧带。切开此处时需注意避免损伤食管

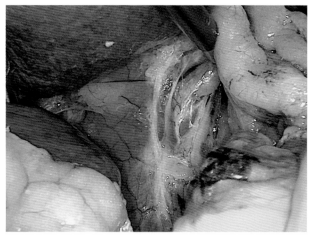

图 5-4-7　食管后方多为疏松结缔组织，以钝性分离为主，辅以锐性分离，沿食管及贲门后方向左侧游离，显露左侧膈肌脚，可见脂肪团块疝入食管裂孔

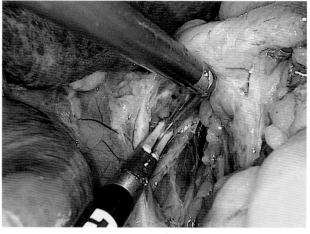

图 5-4-8　沿食管后壁及两侧膈肌脚，逐步向上游离，充分暴露食管裂孔

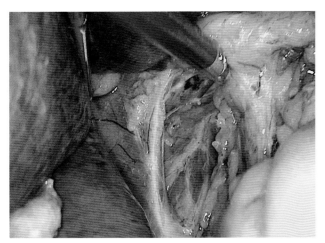

图 5-4-9　完成游离操作，见食管裂孔呈 "V" 字

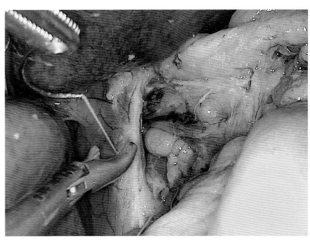

图 5-4-10　自 "V" 字顶点始，使用 2-0 无损伤不可吸收线间断缝合加强食管裂孔。如果食管裂孔长度 >5 cm，或缝合时张力明显，则需要用补片进行修补

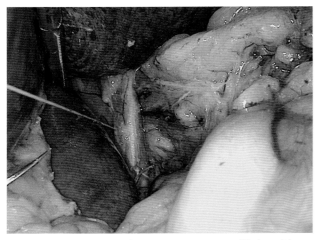

图 5-4-11　间断缝合针距 0.8 ~ 1 cm，缝合两侧膈肌角，深度适当，避免损伤血管

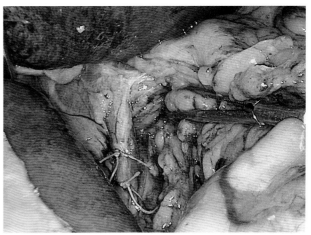

图 5-4-12　缝合完成后评估食管裂孔大小（①食管裂孔可容无损伤钳钳尖通过；② 36 Fr 的胃校正管可以通过食管下段进入胃腔）

六、总结

经后壁缝合行食管裂孔疝修补是目前最常用的手术方式，一般食管裂孔缺陷小于 5 cm 都可以通过缝合加强得到满意的治疗效果。当缺陷大于 5 cm，则需要选择防粘连补片或生物补片进行加强。

在暴露食管裂孔的操作过程中，一般首先切断肝胃韧带来暴露右侧膈肌脚。在肥胖患者中，该韧带可能包含较多脂肪组织，需要仔细分离，贴此韧带的肝侧游离相对比较方便，且需注意辨认并保护异位副肝动脉。切断后，牵开胃小弯，打开右膈肌脚前方的腹膜，逐步向上向左游离，向前方牵拉食管，即可充分暴露左右膈肌脚的 "V" 形或扇形结合部。缝合操作即从该结合部逐步向上进行。

（管蔚）

第五章　内镜下袖状胃成形术修正为袖状胃切除术

Conversion of Endoscopic Gastroplasty to Sleeve Gastrectomy

一、手术适应证和禁忌证

适应证：

内镜袖状胃成型术后减重不足或复胖。

禁忌证：

同袖状胃手术禁忌证。

二、手术站位

患者取平卧位，呈头高脚低倾斜 20°～30°。头下置一软枕；两侧上肢外展，固定于托手板上，外展角度需小于 90°，避免神经损伤。腘窝处用半圆形硅凝胶垫垫高 20°；双脚踝用硅凝胶垫垫高；在膝关节上 5 cm 处用 10～15 cm 的约束带固定。

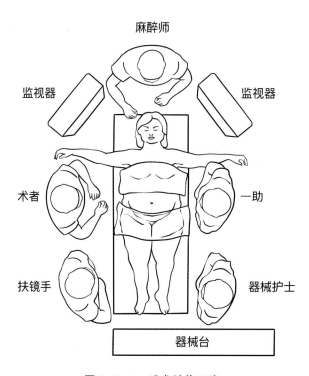

图 5-5-1　手术站位示意

228

三、准备物品和耗材

1. 敷料：剖腹包、剖腹被、手术衣、微创用锁边小纱布。

2. 器械：常规手术器械 1 套，常规腹腔镜器械 1 套，肠钳和无损伤钳各 2 把，分离钳、针持、电凝钩和吸引器各 1 把、加长气腹针 1 根。

3. 仪器：腹腔镜系统、结扎速血管闭合系统（LigaSure）、电刀、手术高清录像设备。

4. 一次性用物：11# 刀片、3M 抗菌粘贴巾（60 cm×40 cm）、吸引管、保护套 2 个、导尿包、10 mm 一次性穿刺器 1 个、5 mm 一次性穿刺器 3 个（其中 1 个备用）、12 mm 一次性穿刺器 1 个、加长 12 mm 一次性穿刺器 1 个（备用）、3-0 带针可吸收缝线若干、3-0 倒刺缝线 2 根、扁形引流管 1 根、LigaSure 腔镜手控器械 1 把。

5. 特殊用物：腹腔镜下切割闭合器 1 把、60 mm 黑钉仓（成钉高度 2.3 mm）1 个、60 mm 绿钉仓（成钉高度 2.0 mm）1 个、60 mm 蓝钉仓（成钉高度 1.5 mm）3 ~ 5 个、36 Fr 矫正棒 1 根。

四、手术步骤

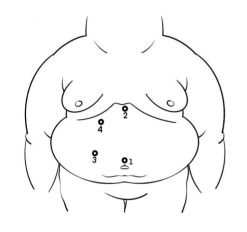

穿刺孔位置示意

T1：脐部或脐上偏左切口作为镜头孔。

T2：剑突下偏左切口作为挡肝操作孔。

T3：右锁骨中线肋缘下 6~7 cm、腹直肌外缘作为主操作孔。

T4：右肋下肝缘与肝圆韧带夹角处作为辅助操作孔。

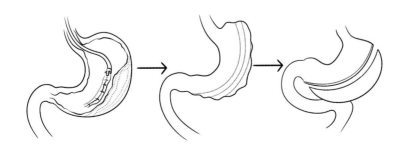

手术示意图

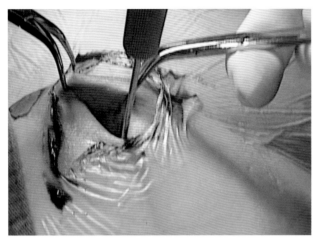

图 5-5-1 气腹建立，经脐建立气腹，在脐部置入 10 mm 穿刺器作为观察孔

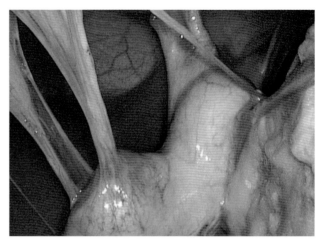

图 5-5-2 腹腔探查，可见原缝合线在腹腔内多处形成粘连，而且缝合的钉固定在腹壁以及大网膜，多处胃壁浆膜面可以看到缝合的钉子

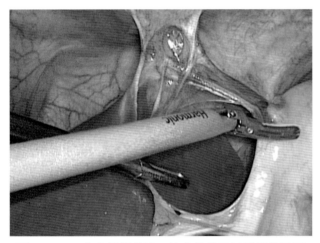

图 5-5-3 分离松解粘连。注意缝线可以引导找寻到可能的钉子

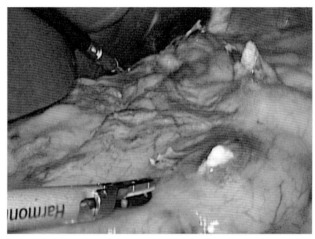

图 5-5-4 粘连完全游离以后，可以看到胃表面的缝针，有金属或者合成材料的会影响切割闭合器的成形，另外部分可能导致胃黏膜的溃疡等

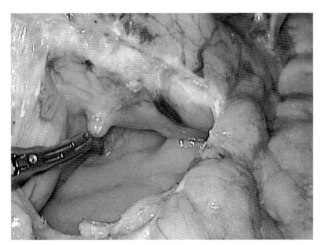

图 5-5-5 按照袖状胃切除的步骤首先游离大网膜。在胃后壁可以见到内镜下缝钉

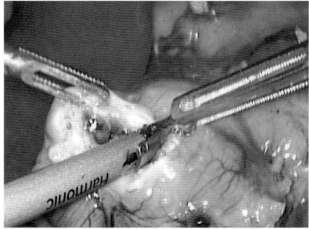

图 5-5-6 完全游离胃大弯以及胃胰之间的粘连，在胃大弯处切开，吸净胃内容物

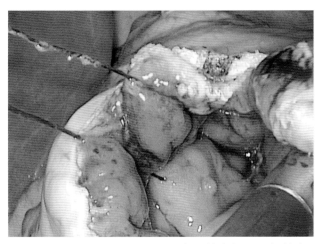

图 5-5-7　在胃内可以探及游离的缝合钉，切断缝合线，取出缝合钉

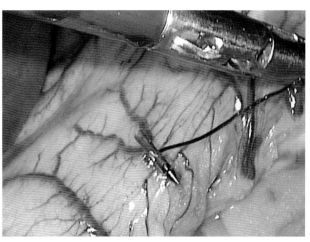

图 5-5-8　胃内可以探及缝合线，分别予以去除，注意缝合线是通过缝合针固定在胃壁上的

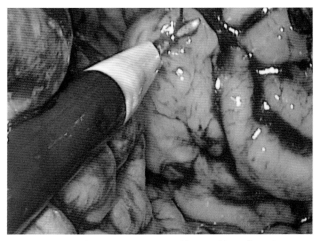

图 5-5-9　该患者做过两次内镜下袖状胃成形术，可见一种金属的缝合针

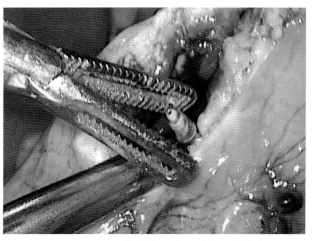

图 5-5-10　沿缝合线去除胃壁内的缝合钉（要注意是否在切除范围内，或是否会穿孔，有的可以从黏膜面取出，有的可从浆膜面取出）

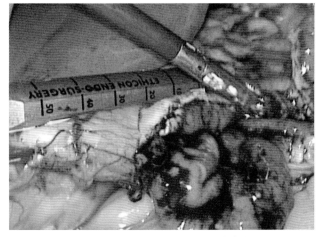

图 5-5-11　完全去除胃内的缝线和缝合钉以后，直视引导放入 38 Fr 支撑胃管。胃窦部选用黑钉仓或者绿钉仓予以切割

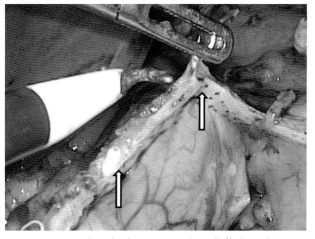

图 5-5-12　在切割线上仍可以发现潜藏在胃壁中的内镜缝合钉（白色箭头所指为两枚缝合钉）。要仔细辨别取出，切缘需要予以全层加固缝合

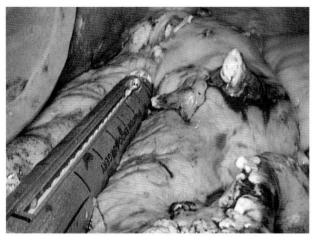

图 5-5-13　在切除胃的同时在大弯前后壁切除范围内的缝钉同时切除

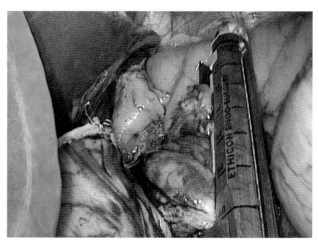

图 5-5-14　在靠近 His 角处没有探及缝合线，注意切除的范围同标准袖状胃，距食管胃结合部约 1.5 cm 左右

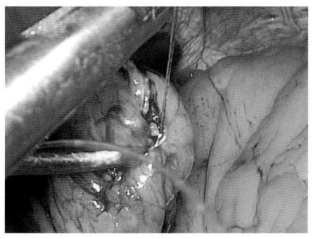

图 5-5-15　切缘最高处予以荷包缝合，切缘予以浆肌层加强缝合

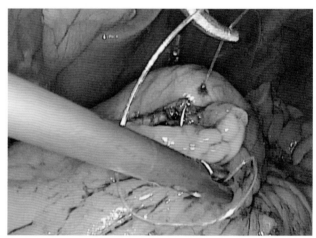

图 5-5-16　至胃角处切缘与大网膜固定缝合。采用杂交缝合的方式处理袖状胃的切缘，可以减少出血和漏的发生

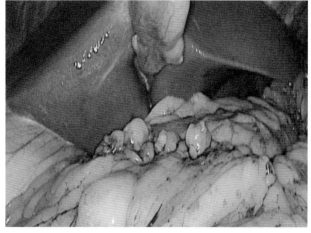

图 5-5-17　缝合完成。标本放置标本袋内取出

五、总结

目前国内的内镜下袖状胃成形术病例还比较少，其长期效果有限，相信需要修正手术的比例较高。该类手术术中需要去除缝合钉以及缝合线，采取开放探查的方式仔细取出，需要注意的是可能引起胃壁穿孔。在预估切除范围内的缝合钉可以一并随胃切除，对于胃外残余的缝钉以及缝线尽量去除。

注意胃开放情况下尽量减少污染。

（梁辉）

附 录

▶▶▶

附录 I

ASMBS / IFSO 减重代谢外科手术适应证（2022）

2022 American Society for Metabolic and Bariatric Surgery (ASMBS) and International Federation for the Surgery of Obesity and Metabolic Disorders (IFSO): Indications for Metabolic and Bariatric Surgery

Dan Eisenberg, M.D. *, Scott A. Shikora, M.D. , Edo Aarts, M.D., Ph.D. ,
Ali Aminian, M.D. , Luigi Angrisani, M.D. , Ricardo V. Cohen, M.D., Ph.D. ,
Maurizio De Luca, M.D. , Silvia L. Faria, Ph.D. , Kasey P. S. Goodpaster, Ph.D. ,
Ashraf Haddad, M.D. , Jacques M. Himpens, M.D., Ph.D. , Lilian Kow, B.M.B.S., Ph.D. ,
Marina Kurian, M.D. , Ken Loi, M.B.B.S., B.Sc. (Med) ,
Kamal Mahawar, M.B.B.S., M.Sc. , Abdelrahman Nimeri, M.D., M.B.B.Ch. ,
Mary O'Kane, M.Sc., R.D. , Pavlos K. Papasavas, M.D. , Jaime Ponce, M.D. ,
Janey S. A. Pratt, M.D. *, Ann M. Rogers, M.D. , Kimberley E. Steele, M.D., Ph.D. ,
Michel Suter, M.D. *, Shanu N. Kothari, M.D.

Major updates to 1991 National Institutes of Health guidelines for bariatric surgery

- Metabolic and bariatric surgery (MBS) is recommended for individuals with a body mass index (BMI) $\geq$35 kg/m^2, regardless of presence, absence, or severity of co-morbidities.
- MBS should be considered for individuals with metabolic disease and BMI of 30-34.9 kg/m^2.
- BMI thresholds should be adjusted in the Asian population such that a BMI $\geq$25 kg/m^2 suggests clinical obesity, and individuals with BMI $\geq$27.5 kg/m^2 should be offered MBS.
- Long-term results of MBS consistently demonstrate safety and efficacy.
- Appropriately selected children and adolescents should be considered for MBS.

(Surg Obes Relat Dis 2022;18:1345–1356.) © 2022 The Author(s) Published by Elsevier Inc on behalf of American Society for Metabolic & Bariatric Surgery (ASMBS) and Springer Nature on behalf of International Federation for the Surgery of Obesity and Metabolic Disorders (IFSO). All rights reserved. This is an open access article under the CC BY-NC-ND license (http://creativecommons.org/licenses/by-nc-nd/4.0/).
Keywords: Obesity; Metabolic and bariatric surgery; IFSO; ASMBS; Criteria; Indications

---

Thirty years ago, the National Institutes of Health (NIH) convened a Consensus Development Conference that published a Statement on gastrointestinal surgery for severe obesity, reflecting expert assessment of the medical knowledge available at the time [1]. Specifically, it sought to address "the surgical treatments for severe obesity and the criteria for selection, the efficacy and risks of surgical treatments for severe obesity, and the need for future research on and epidemiological evaluation of these therapies," and included specific recommendations for practice. Among these are that nonsurgical programs should be initial therapy for severe obesity; that patients should be carefully selected for surgery after evaluation by a multidisciplinary team; and that lifelong medical surveillance continue after surgery. The 1991 NIH Consensus Statement has been used by providers, hospitals, and insurers, as a standard for selection criteria for bariatric surgery. A body mass index (BMI) $\geq$40 kg/m^2, or BMI $\geq$35 kg/m^2 with co-morbidities, is a threshold for surgery that is applied universally.

Since its publication, hundreds of studies have been published on the worldwide obesity epidemic and global experience with metabolic and bariatric surgery (MBS), which has greatly enhanced the understanding of obesity and its treatment [2,3]. Now recognized as a chronic disease, obesity is associated with a chronic low-grade inflammatory state and immune dysfunction [4,5]. It is suspected that the prolonged state of inflammation leads to a disruption of homeostatic mechanisms and consequently to metabolic disorders commonly associated with obesity, mediated by incompletely elucidated pathways involving cytokine production, adipokines, hormones, and acute-phase reactants [5–8].

With an increasing global MBS experience, long-term studies have proven it an effective and durable treatment of severe obesity and its co-morbidities. Studies with long-term follow up, published in the decades following the 1991 NIH Consensus Statement, have consistently demonstrated that MBS produces superior weight loss outcomes compared with nonoperative treatments [9–14]. After surgery, the significant improvement of metabolic disease, as well as the decrease in overall mortality, has been reported in multiple studies further supporting the importance of this treatment modality [15–19]. Concurrently, the safety of bariatric surgery has been studied and reported extensively [20–23]. Perioperative mortality is very low, ranging between .03% and .2% [24]. Thus, it is not surprising that MBS has become one of the most commonly performed operations in general surgery [25].

The operations commonly performed have evolved as well. Older surgical operations have been replaced with safer and more effective operations. The 1991 NIH Consensus Statement described the vertical banded gastroplasty (VBG) and Roux-en-Y gastric bypass (RYGB) as the dominant procedures in clinical practice at the time. Currently, the dominant procedures are sleeve gastrectomy and RYGB, together accounting for approximately 90% of all operations performed worldwide [26], and each has well-studied mid- and long-term outcomes. Other operations performed include adjustable gastric banding (AGB), biliopancreatic diversion with duodenal switch, and one-anastomosis gastric bypass. The VBG is of historical interest and no longer performed, and the popularity of the AGB has diminished significantly over the past decade. MBS is now preferably performed using minimally invasive surgical approaches (laparoscopic or robotic assisted).

In light of significant advances in the understanding of the disease of obesity, its management in general, and metabolic and bariatric surgery specifically, the leaderships of the American Society for Metabolic and Bariatric Surgery (ASMBS) and the International Federation for the Surgery of Obesity and Metabolic Disorders (IFSO) have convened to produce this joint statement on the current available scientific information on metabolic and bariatric surgery and its indications.

Criteria for surgery

BMI

Despite limitations of BMI to accurately risk stratify patients with obesity for their future health risk, it is the most feasible and widely used criteria to identify and classify patients with overweight or obesity. MBS is currently the most effective evidence-based treatment for obesity across all BMI classes.

BMI 30–34.9 kg/m^2. Class I obesity (BMI 30–34.9 kg/m^2) is a well-defined disease that causes or exacerbates multiple medical and psychological co-morbidities, decreases longevity, and impairs quality of life. Prospective and large retrospective studies support the notion that MBS should be considered a treatment option for patients with class I obesity who do not achieve substantial or durable weight loss or co-morbidity improvement with nonsurgical methods, and early findings prompted international diabetes organizations to publish a joint statement supporting the consideration of MBS for patients with BMI <35 kg/m^2 and type 2 diabetes (T2D) [27]. Aminian et al. [28] summarize the available data from randomized controlled trials (RCT's), meta-analyses, and observational studies that also include individuals with BMI <35 kg/m^2. These data consistently demonstrate the weight loss and metabolic benefits of MBS in individuals with class I obesity [28]. Noun et al. [29] reported on >500 consecutive patients with BMI <35 kg/m^2 who had MBS and demonstrated significant weight loss at 5 years and improvement or remission of diabetes, hypertension, and dyslipidemia. In a cohort study of more than 1000 patients, MBS in individuals with BMI <35 kg/m^2 produced high rates of co-morbidity remission and was more likely than MBS in BMI ≥35 kg/m^2 to achieve BMI ≤25 kg/m^2 [30]. Ikramuddin et al. [31] and Schauer et al. [32] demonstrated superior diabetes improvement and weight loss following MBS in randomized controlled trials that include the subset of patients with BMI <35 kg/m^2. A 3-arm randomized controlled trial that had 43% of its subjects with class I obesity, demonstrated that MBS is superior to lifestyle intervention for remission of T2D, 3 years after surgery [33].

Furthermore, randomized trials designed specifically to study the population with BMI <35 kg/m^2 also demonstrate significant benefits of MBS in individuals with class I obesity compared with other treatment. O'Brien et al. [34], in a randomized controlled trial of 80 patients with BMI 30–35 kg/m^2 assigned to nonsurgical treatment or MBS, demonstrated that patients undergoing MBS had superior long-term weight reduction and improvement of metabolic disease. A short-term follow-up randomized trial examining patients with T2D demonstrated significantly improved remission of diabetes and weight loss in those individuals undergoing MBS compared with medical weight management [35]. In a study of 51 patients with class I

obesity diabetes randomized to either medical therapy or medical therapy plus MBS, the cohort who underwent surgery has superior diabetes control up to 2 years postoperatively [36].

Medical weight loss is considered to have greater durability in individuals with BMI <35 kg/m^2 than individuals with BMI ≥35 kg/m^2, and thus it is recommended that a trial of nonsurgical therapy is attempted before considering surgical treatment. However, if attempts at treating obesity and obesity-related co-morbidities such as T2D, hypertension, dyslipidemia, obstructive sleep apnea, cardiovascular disease (e.g., coronary artery disease, heart failure, atrial fibrillation), asthma, fatty liver disease and nonalcoholic steatohepatitis, chronic kidney disease, polycystic ovarian syndrome, infertility, gastroesophageal reflux disease, pseudotumor cerebri, and bone and joint diseases have not been effective, MBS should be considered for suitable individuals with class I obesity [27,28,37,38].

BMI ≥35 kg/m^2. Given the presence of high-quality scientific data on safety, efficacy, and cost-effectiveness of MBS in improving survival and quality of life in patients with BMI ≥35 kg/m^2, MBS should be strongly recommended in these patients regardless of presence or absence of evident obesity-related co-morbidities. Current nonsurgical treatment options for patients with BMI ≥35 kg/m^2 are ineffective in achieving a substantial and sustained weight reduction necessary to significantly improve their general health. Physical problems related to excess body weight, undiagnosed obesity-related co-morbidities, risk of developing obesity-related co-morbidities in the future, and impaired quality of life related to physical and mental consequences of obesity threaten the general health of individuals with moderate to severe obesity even in the absence of diagnosed obesity-related co-morbidities [27,28]. Thus, MBS is recommended in this population.

BMI thresholds in the Asian population

The World Health Organization defines the terms *overweight* and *obesity* based on BMI thresholds [39]. In its consensus panel statement of 1991, the NIH stated that the "risk for morbidity linked with obesity is proportional to the degree of overweight." However, BMI does not account for an individual's sex, age, ethnicity, or fat distribution, and is recognized as only an approximation of adiposity. The health risk in a patient with BMI 30 kg/m^2 with visceral and ectopic fat accumulation and subsequent metabolic and cardiovascular disease would be significantly higher than a patient with BMI 40 kg/m^2 whose adipose tissue is mainly accumulated in the lower extremity. In the Asian population the prevalence of diabetes and cardiovascular disease is higher at a lower BMI than in the non-Asian population. Thus, BMI risk zones should be adjusted to define obesity at a BMI threshold of 25–27.5 kg/m^2 in this population. Therefore, in certain populations access to MBS should not be denied solely based on traditional BMI thresholds [28,37,40–44].

Extremes of age

Older population

Coincident with the demonstrated safety of MBS, surgery has been performed successfully in increasingly older patients over the past few decades, including individuals >70 years of age [45,46]. In septuagenarians MBS is associated with slightly higher rates of postoperative complications compared with a younger population, but still provides substantial benefits of weight loss and remission of co-morbid disease [46]. In fact, the presence of obesity co-morbid disease and the choice of operation are more predictive of 30-day adverse outcomes than age alone [47]. Similar to other operations, the question of whether there should be an upper chronologic age limit is complex. The physiologic changes that occur with aging may have an impact on the efficacy of MBS, the incidence of postoperative complications, and the ability of older patients to recover from surgery. However, it appears that factors other than age, such as frailty, cognitive capacity, smoking status, and end-organ function have an important role [48].

Frailty, rather than age alone, is independently associated with higher rates of postoperative complications following MBS [49]. Furthermore, when considering MBS in older patients, the risk of surgery should be evaluated against the morbidity risk of obesity-related diseases. Thus, there is no evidence to support an age limit on patients seeking MBS, but careful selection that includes assessment of frailty is recommended.

Pediatrics and adolescents

Children and adolescents with obesity carry the burden of the disease and its co-morbidities into adulthood, increasing the individual risk for premature mortality and complications from obesity co-morbidities [50].

MBS is safe in the population younger than 18 years and produces durable weight loss and improvement in co-morbid conditions. Adolescents with severe obesity undergoing RYGB have significantly greater weight loss and improvement of cardiovascular co-morbidities compared with adolescents undergoing medical management [51]. Furthermore, improvement in hypertension and dyslipidemia has been demonstrated up to 8 years after surgery [52]. Additional studies from the prospective Teen-Longitudinal Assessment of Bariatric Surgery database (Teen-LABS) demonstrated significant weight loss and durable improvement in cardiovascular risk factors and T2D in adolescents undergoing MBS. Furthermore, data suggest that the benefits of RYGB on T2D and hypertension are greater in adolescents than adults [52–55]. Prospective

data shows durable weight loss and maintained co-morbidity remission in patients as young as 5 years old [56].

The American Academy of Pediatrics and the ASMBS recommend consideration of MBS in children/adolescents with BMI >120% of the 95th percentile (class II obesity) and major co-morbidity, or a BMI >140% of the 95th percentile (class III obesity) [57,58]. In addition, MBS does not negatively impact pubertal development or linear growth, and therefore a specific Tanner stage and bone age should not be considered a requirement for surgery [56]. Increasingly, syndromic obesity, developmental delay, autism spectrum, or history of trauma is not considered a contraindication to MBS in adolescents [59].

Bridge to other treatment

Joint arthroplasty

Poorer outcomes after total joint arthroplasty have been associated with obesity, such that some orthopedic surgical societies discourage hip and knee replacement in individuals with BMI >40 kg/m^2 [60–62]. In addition to the technical challenge of performing orthopedic surgery in individuals with severe obesity, patients with obesity undergoing joint arthroplasty are at increased risk of hospital readmission and surgical complications, such as wound infection and deep vein thrombosis [63–67].

There are reports to suggest that MBS may be effective as a bridge to total joint arthroplasty in individuals with class II/III obesity when performed ≥2 years prior to joint surgery [68,69]. A study of veterans with osteoarthritis demonstrated that an average of 35 months elapsed between MBS and joint arthroplasty or lumbar spine surgery in patients with known osteoarthritis [70]. MBS prior to total knee and hip arthroplasty has been shown to decrease operative time, hospital length-of-stay, and early postoperative complications [66,71,72]. Long-term joint-related complications rates were not significantly different.

In a randomized clinical trial on 82 patients with obesity and osteoarthritis, 41 were randomized to AGB 12-months prior to total knee arthroplasty (TKA) and 41 were randomized to receive usual nonoperative weight management prior to TKA. In a median follow-up of 2 years after TKA, 14.6% of patients in the MBS group incurred the primary outcome of composite complications, compared with 36.6% in the control (non-MBS) group (difference 22.0%, P = .02). Interestingly, TKA was declined by 29.3% of subjects in the MBS group because of symptom improvement following weight loss, compared with only 4.9% in the control group [73].

Abdominal wall hernia repair

Obesity is a risk factor for the development of ventral hernia. It increases the risk for impaired wound healing, local and systemic infections, and other complications following hernia repair, and increases the risk for recurrence [74–76]. In addition to a larger volume of subcutaneous soft tissue, abdominal wall hernias in the population with obesity tend to be larger, adding to the complexity of repair in these patients. While the timing of MBS relative to hernia repair remains controversial, evidence suggests that patients with large, chronic abdominal wall hernia may benefit from significant weight loss initially as staged procedure to definitive hernia repair [75,77]. Thus, in patients with severe obesity and an abdominal wall hernia requiring elective repair, MBS should be considered first to induce significant weight loss, and consequently reduce the rate of complications associated with hernia repair and increase durability of the repair.

Organ transplantation

Class III obesity is associated with end-stage organ disease and may limit the access to transplantation of the patient with obesity, since it is a relative contraindication for solid organ transplantation and poses specific technical challenges during surgery. Conversely, MBS may be overlooked as an option in patients with severe end-stage organ disease. Nonetheless, MBS has been described in patients with end-stage organ disease as a way to improve their candidacy for transplantation. Patients with end-stage organ disease can achieve meaningful weight loss and improve their eligibility to receive an organ transplant [78]. Studies suggest that more than 50% of patients with end-stage renal disease (ESRD) and morbid obesity are able to be listed for kidney transplant within 5 years after MBS [79]. Similarly, MBS is shown to be safe and effective as a bridge to liver transplantation in selected patients who would otherwise be ineligible [80,81]. Heart transplant candidacy can also be improved by MBS, and reports in some patients demonstrate significant improvement in left ventricular ejection fraction after surgery to remove the requirement for transplantation [82,83]. MBS has been shown to be safe and effective in patients with heart failure and a left ventricular assist device (LVAD). McElderry et al. [84] demonstrated in a study of 2798 patients who underwent LVAD implantation that a history of prior MBS was associated with a 3-fold higher probability of heart transplantation in follow-up, compared with patients who did not have MBS. In addition, limited data suggest that patients with obesity and end-stage lung disease may lose sufficient weight after MBS to achieve listing for transplantation [85].

MBS in the high-risk patient

BMI >60 kg/m²

There is no consensus concerning the best procedure for individuals with especially high BMI, but the efficacy and safety of MBS have been demonstrated in this population [86,87]. In general, mortality risk increases with increasing BMI, and BMI >50 kg/m² has been implicated in increasing surgical risk in older studies [88–90]. Individuals with BMI >60 kg/m² are considered to be at especially high risk for surgery since these patients have greater obesity-associated disease burden and more challenging surgical anatomy, resulting in longer operative times, higher rates of perioperative morbidity, and longer hospital lengths of stay in some studies [91,92]. Others, however, failed to demonstrate a significant difference in perioperative complications, length of stay, 30-day mortality, or long-term outcomes after MBS when individuals with BMI >60 kg/m² were compared with those with BMI <60 kg/m². Furthermore, studies have shown that MBS can be performed safely in patients with BMI >70 kg/m² [93]. Therefore, MBS should be considered as a preferred method to achieve clinically significant weight loss in patients with extreme BMI.

Cirrhosis

Obesity is a significant risk factor for nonalcoholic fatty liver disease (NAFLD), nonalcoholic steatohepatitis (NASH), and consequent cirrhosis. At the same time, obesity conveys a 3-fold increase in the risk of liver decompensation in patients with known cirrhosis [94]. In addition to inducing significant and durable weight loss, MBS has been association with histologic improvement of NASH and regression of fibrosis in early cases, leading to a reduced risk of hepatocellular carcinoma [94,95]. Furthermore, MBS is associated with an 88% risk reduction of progression of NASH to cirrhosis [18].

The patient with obesity and compensated cirrhosis is at higher risk for perioperative mortality following MBS, but the risk remains small (<1%) and the benefits significant [94,96,97]. There is a paucity of data on surgical outcomes in patients with clinically significant portal hypertension [98]. Careful patient selection and consideration of choice of surgical procedure are important to ensure best outcomes.

Heart failure

There are increasing data to suggest that MBS can be a useful adjunct to treatment in patients with obesity and heart failure before heart transplantation or placement of a left ventricular assist device (LVAD), and performed with low morbidity and mortality [82,84,99]. The consequent improvement in obesity and associated co-morbidities improves overall health and can reduce the future risk associated with cardiac therapies. Furthermore, limited studies have shown that MBS in individuals with heart failure was associated with a significant improvement of left ventricular ejection fraction (LVEF), improvement of functional capacity, and higher chances for receiving heart transplantation [84,100–102].

Patient evaluation

The 1991 NIH Consensus Statement recommends that patients who are candidates for MBS should be evaluated by a "multidisciplinary team with access to medical, surgical, psychiatric, and nutritional expertise" [1]. The value of assessments by such a team has since been reiterated [103–105], reflecting the recognition of the complexity of the disease of obesity, and the ability to provide a comprehensive risk/benefit analysis when considering MBS. This may also facilitate the patient's ability to comprehend the life-long changes that can be expected after surgery, benefitting from the expertise of different healthcare providers [106]. Studies have suggested that the addition of a multidisciplinary team to the perioperative care of the patient may decrease rates of complications [107,108].

While there has been initial enthusiasm for weight loss prior to surgery, there are no data to support the practice of insurance-mandated preoperative weight loss; this practice is understood to be discriminatory, arbitrary, and scientifically unfounded, contributing to patient attrition, unnecessary delay of lifesaving treatment, and progression of life-threatening co-morbid conditions [109]. A multidisciplinary team can help assess and manage the patient's modifiable risk factors with a goal of reducing risk of perioperative complications and improving outcomes; the decision for surgical readiness should be primarily determined by the surgeon.

The nutritional status of patients seeking MBS is important [104,110]. A nutritional assessment by a registered dietitian with expertise in MBS can help obtain a comprehensive weight history, identify maladaptive eating behaviors or patterns, and correct any micronutrient deficiencies prior to surgery. A registered dietitian can also provide preoperative nutrition education and prepare the patient for expected dietary changes after MBS [103,104]. In addition, a registered dietitian with expertise in MBS can assist in the management of postoperative patients who may be experiencing food intolerances, malabsorption issues and micronutrient deficiencies, and weight regain.

Mental health conditions such as depression and binge eating disorders, as well as substance abuse, are found at higher rates among candidates for MBS than in the general population. The pre-surgical evaluation process is designed to optimize surgical outcomes and implement interventions that can address disordered eating, severe uncontrolled mental illness, or active substance abuse. Licensed mental health providers with specialty knowledge and experience in MBS behavioral health are important to assess patients for psychopathology, and determine the candidate's ability to cope with the adversity of surgery, changing body image, and life-style changes required after MBS. In addition, stressors that may affect long-term outcomes such as financial, housing and food insecurity should be identified [104,111].

Outcomes

Weight loss and co-morbidity improvement

The ASMBS established standard guidelines for reporting on outcomes of MBS, including weight loss, co-morbidity remission, surgical complications, and quality of life [112]. Mid- and long-term outcomes of MBS, confirming the safety, efficacy and durability of surgery are extensively studied and reported in the literature [24,113].

Overall weight loss outcomes for MBS that are durable for years after surgery are consistently reported at greater than 60% percent excess weight loss (%EWL), with some variation depending on the specific operation performed [14,114,115]. MBS is proven superior to diet, exercise, and other lifestyle interventions in attaining significant and durable weight loss, and improving obesity-related co-morbid conditions in multiple observational and prospective studies [9,32,116]. Durability of weight loss at 5, 10, and 20 years after surgery has been consistently demonstrated in multiple studies [10,11,14,32,117].

Obesity is associated with diseases affecting nearly every organ system. They include the cardiovascular system (hypertension, dyslipidemia, coronary artery disease, heart failure, stroke), respiratory system (obstructive sleep apnea, asthma), digestive system (gastroesophageal reflux disease, gallbladder disease, pancreatitis), endocrine system (insulin resistance, T2D), reproductive system (polycystic ovary syndrome, infertility), liver (NAFLD, NASH), kidneys (nephrolithiasis, chronic kidney disease), musculoskeletal system (osteoarthritis) and mental health [118]. Nearly all of these conditions have demonstrated improvement, and in some cases remission, after weight loss associated with MBS. There is substantial evidence demonstrating the significant and durable clinical improvement of metabolic syndrome following surgery. In a large cohort study of >180,000 Medicare beneficiaries, patients who underwent MBS had significantly lower risk of new-onset heart failure, myocardial infarction, and stroke, compared with matched controls at 4 years after surgery [119]. The long-term reduction in cardiovascular risk after MBS has been shown by others, especially in individuals with concurrent T2D [19,120].

Greater weight loss and improvement in T2D, hypertension, and dyslipidemia has been demonstrated beyond 10 years after MBS, compared with nonsurgical controls [10,121]. Sustained weight loss of at least 15% is recognized as having a significant effect on inducing marked improvement of metabolic derangement in most patients, with individuals undergoing MBS demonstrating a consistent and durable benefit [122]. In the randomized controlled

STAMPEDE trial, medical therapy with RYGB or sleeve gastrectomy were shown to be superior to medical therapy alone in the long-term treatment of T2D [32]. Similarly, Mingrone et al. [123] demonstrated in a randomized controlled trial the superiority of MBS to medical therapy in the management of type 2 diabetes 5 years after surgery. Others have shown that microvascular complications of diabetes are decreased after MBS with up to 20 years follow up [116], and that the risk for, and markers of diabetic nephropathy improve after MBS in retrospective and randomized prospective studies [124–127].

Cancer risk

Obesity is associated with an elevated risk of multiple cancers, including esophagus, breast, colorectal, endometrial, gallbladder, stomach, kidney, ovary, pancreas, liver, thyroid, multiple myeloma, and meningioma [128–133]. There is evidence to suggest that MBS can lead to a significant reduction in incidence of obesity-associated cancer and cancer-related mortality, compared with obese individuals who did not undergo surgery. Multiple studies have shown that MBS reduces the risk of developing cancer in the population with class II/III obesity, ranging from 11% to 50% for all cancer types [130,134–137]. Benefits were also documented for the incidence of specific cancers, such as gastrointestinal and hepatobiliary cancers, genitourinary cancers, and gynecological cancers.

Furthermore, MBS may significantly reduce overall cancer mortality compared with nonsurgical obese controls [134,137]. There is some evidence to suggest that the risk-reduction attenuates as time from surgery increases, although it is unclear to what extent type of operation, type of cancer, health behaviors, and presence of co-morbidities confound these findings [138]. Nonetheless, a recent retrospective cohort study of >30,000 patients with a median follow-up of 6 years found that adults with obesity who underwent MBS had a 32% lower risk of developing cancer and 48% lower risk of cancer-related death compared with a matched cohort who did not have surgery [137].

Mortality

Large prospective and retrospective studies have consistently reported the lower mortality and improved survival benefit of MBS. Representative studies include the Swedish Obese Subjects study demonstrated an adjusted decreased overall mortality by 30.7% in the group of 2010 surgical patients compared with nonsurgical controls, at an average of 10 years after surgery [17]. Similar results were demonstrated in a large retrospective study comparing 9949 individuals who had undergone RYGB compared with nonsurgical controls [139]. With a mean follow-up of 7 years, adjusted overall mortality decreased by 40% in the MBS group. In a retrospective cohort study of 2500 mostly male patients, all-cause mortality was significantly lower at

5-10 years after MBS compared to controls [16]. In a large meta-analysis with an overall >170,000 subjects, median life-expectancy was increased by 6.1 years after MBS compared with usual care [140]. In this study, the median life-expectancy is increased further in the population with diabetes. A study of Medicare beneficiaries comparing >94,000 individuals who had MBS to matched controls demonstrated a significantly lower risk of mortality [119]. Thus, the durable benefits of MBS for individuals with class II/III obesity are reflected in an overall lower mortality years after surgery in multiple populations.

Revisional surgery

With the rise in the number of metabolic and bariatric operations performed worldwide, and with the recognition of obesity as a chronic, relapsing, multifactorial disease, comes a rise in the need for revisional surgery. Indications for revisional MBS vary among individual patients, but may include weight regain, insufficient weight loss, insufficient improvement of co-morbidities, and managing complications (e.g., gastroesophageal reflux) [141–144].

Surgical revision can take the form of converting from one kind of MBS operation to another, enhancing the effect of a specific operation (e.g., distalization after RYGB), treating possible complications of the index operation, or restoring normal anatomy if possible [144,145]. Furthermore, with the understanding of severe obesity to be a chronic disease there has been a growing recognition of the requirement for long-term management of excess weight and obesity co-morbidities. This often takes the form of multimodal therapy that could include additional or "revisional" surgery, to achieve optimal outcomes. Thus, revisional surgery may also serve as escalation therapy for those individuals who are deemed poor responders to the initial operation.

The complexity of revisional surgery is higher than primary MBS, and is associated with increased hospital length of stay, and higher rates of complications [146]. Nonetheless, revisional MBS is effective in achieving additional weight loss and co-morbidity reduction after the primary operation in selected patients, with acceptable complication rates, and low mortality rates [145,147,148].

Conclusion

- Since the NIH published its statement on gastrointestinal surgery for severe obesity in 1991, the understanding of obesity and MBS has significantly grown based on a large body of clinical experience and research.
- Long-term data consistently demonstrate the safety, efficacy, and durability of MBS in the treatment of clinically severe obesity and its co-morbidities, with a resultant decreased mortality compared with nonoperative treatment methods.

- MBS is recommended for individuals with BMI ≥35 kg/m^2, regardless of presence, absence, or severity of co-morbidities.
- MBS is recommended in patients with T2D and BMI ≥30 kg/m^2.
- MBS should be considered in individuals with BMI of 30–34.9 kg/m^2 who do not achieve substantial or durable weight loss or co-morbidity improvement using nonsurgical methods.
- Obesity definitions using BMI thresholds do not apply similarly to all populations. Clinical obesity in the Asian population is recognized in individuals with BMI >25 kg/m^2. Access to MBS should not be denied solely based on traditional BMI risk zones.
- There is no upper patient-age limit to MBS. Older individuals who could benefit from MBS should be considered for surgery after careful assessment of co-morbidities and frailty.
- Carefully selected individuals considered higher risk for general surgery may benefit from MBS.
- Children and adolescents with BMI >120% of the 95th percentile and a major co-morbidity, or a BMI >140% of the 95th percentile, should be considered for MBS after evaluation by a multidisciplinary team in a specialty center.
- MBS is an effective treatment of clinically severe obesity in patients who need other specialty surgery, such as joint arthroplasty, abdominal wall hernia repair, or organ transplantation.
- Consultation with a multidisciplinary team can help manage the patient's modifiable risk factors with a goal of reducing risk of perioperative complications and improving outcomes. The ultimate decision for surgical readiness should be determined by the surgeon.
- Severe obesity is a chronic disease requiring long-term management after primary MBS. This may include revisional surgery or other adjuvant therapy to achieve desired treatment effect.

参考文献（略）

腹腔镜袖状胃切除术操作指南（2018版）

中国医师协会外科医师分会肥胖和糖尿病外科医师委员会

【摘要】 中国肥胖症患病率逐年增加,越来越多的临床证据表明"腹腔镜袖状胃切除术"能明显减轻单纯性肥胖症患者的体重,并缓解肥胖相关代谢性疾病。对于腹腔镜袖状胃切除术,我国仍缺少相应的规范手术操作指南。因此,"中国医师协会外科医师分会肥胖和糖尿病外科医师委员会"组织编写首版《腹腔镜袖状胃切除术操作指南》,旨在对国内减重代谢领域的腹腔镜袖状胃切除术操作进行规范化和标准化,为该领域的临床外科医生们提供标准规范手术操作步骤。

【关键词】 减重代谢外科; 腹腔镜袖状胃切除术; 肥胖症; 手术操作; 指南

The clinical guideline for laparoscopic sleeve gastrectomy procedure (2018 Edition). *Chinese Society for Metabolic and Bariatric Surgery.*

Corresponding author: Wang Cunchuan, twcc@jnu.edu.cn

【**Abstract**】 The prevalence of obesity in China is escalating year by year. A great deal of clinical evidences indicate that laparoscopic sleeve gastrectomy is able to significantly reduce the body weight and improve related metabolic syndrome in obese population. However, there is still no standardized surgical operation guidelines for laparoscopic sleeve gastrectomy in China. For this reason, Chinese Society for Metabolic and Bariatric Surgery initiated to draft the first edition of *The clinical guideline for laparoscopic sleeve gastrectomy procedure* for the purposes of specifying and standardizing the laparoscopic sleeve gastrectomy procedure, so as to provide a clinical guidance for the metabolic and bariatric surgery practice in China.

【**Key words**】 Metabolic and bariatric surgery; Laparoscopic sleeve gastrectomy; Obesity; Surgical procedure; Guideline

背 景

中国肥胖症患病率逐年增加,肥胖症可以引发2型糖尿病、高血压病、高脂血症、高尿酸血症、多囊卵巢综合征及睡眠呼吸暂停综合征等一系列代谢紊乱性疾病[1,2]。饮食控制、体育锻炼与药物治疗等方法对部分肥胖症的治疗效果并不理想,越来越多的临床证据表明,腹腔镜袖状胃切除术（laparoscopic sleeve gastrectomy, LSG）可以明显减轻肥胖症患者的体重以及改善肥胖相关代谢综合征[3-5]。其手术方式是通过沿胃小弯侧制作一个袖状或管状胃,利用其容量限制作用和胃的内分泌调节机制达到减重、缓解或治疗肥胖相关合并症的效果。腹腔镜袖状胃切除术最先是胆胰分流并十二指肠转位术（biliopancreatic diversion with duodenal switch, BPD-DS）的一部分,作为BPD-DS的一期手术以降低手术风险。后临床证据表明,大部分患者无需二期手术,也能达到良好的减重和缓解合并症的效果,且袖状胃切除术操作简单、手术时间短、并发症少等一系列优点,逐渐发展成为一种独立的减重术式[6]。

我国大陆地区腹腔镜袖状胃切除术于2006年底至2007年初陆续开展[7-10],目前开展腹腔镜袖状胃切除术的医院逐年增加,例数也逐年增多,目前例数已超过腹腔镜胃旁,占国内减重手术总量的60%左右,但仍缺少相应的规范手术操作指南[11]。因此,中国医师协会外科医师分会肥胖和糖尿病外科医师委员会（Chinese Society for Metabolic and Bariatric Surgery, CSMBS）于2018年9月组织编写首版《腹腔镜袖状胃切除术操作指南（2018版）》,旨在对国内减重代谢领域的腹腔镜袖状胃手术操作进行规范化和标准化,为该领域的临床医生们提供标准规范手术操作步骤。

一、腹腔镜袖状胃切除术步骤

第一步:体位布局、套管穿刺

体位布局:患者仰卧,根据医生习惯,可采取分腿位或并腿仰卧位,术者站在相应不同的位置。如果采用分腿"大字位",术者站立于患者两腿之间,扶镜手站立于患者右侧,另一助手站立于患者左侧,器械护士位于左下肢外前方,主监视器置于患者头侧,另一监视器置于患者右侧(非必备)。如果采用并腿仰卧位,术者站立于患者右侧,助手和扶镜手站立于患者左侧,为符合人体工程学,建议至少两台监视器,均置于患者头侧,一台偏左侧供主刀术者用,另一台偏右侧供助手及扶镜手用。摆好体位后,双下肢使用间歇加压泵或者弹力袜/弹力绷带加压包扎,预防双下肢静脉血栓(图1)。

套管穿刺:根据患者实际情况,包括身高、腹壁厚度、术者站位和操作习惯等情况、腹腔镜管的长度等,可在脐部用尖刀切开一1 cm纵切口,两位助手用两把巾钳在切口两侧提起腹壁,穿刺置入气腹针,确保气腹针进入腹腔,开始向腹腔注入CO_2,气腹压力

调节为12-15 mmHg,后置入10-12 mm套管作为观察镜通道,观察孔建议使用可视Trocar,在观察镜引导下置入,以避免盲插所带来的副损伤。若置入气腹针时有明显的落空感但气腹机显示进气不畅,可轻拍气腹针旁腹壁,使可能使嵌入气腹针孔的组织脱离,保证进气通畅。

四孔法布局:脐下1 cm置10 mm套管作为观察孔,左侧锁骨中线肋缘下3-5 cm置5 mm套管作为主操作孔,右锁骨中线平脐上方置12 mm套管作为辅助操作孔和用于切割吻合器进行胃的切割,剑突下置5 mm套管作为辅助操作孔,用于牵引肝脏和协助显露(图2A)。对于体质量指数(body mass index,BMI)过高,腹型肥胖腹腔内脏脂肪堆积造成空间狭小,操作困难的患者,可在左侧锁骨中线肋缘下3-5 cm置一5 mm套管作为辅助操作孔,协助显露,根据术者习惯及助手人员配备,也可安置第五孔于右侧相应的位置(五孔法)(图2B)。

三孔法布局:脐下1 cm置10 mm套管作为观察孔,左侧锁骨中线肋缘下3-5 cm置5 mm套管作为主操作孔,右锁骨中线平脐上方置12 mm套管作为辅助操作孔和用于置入切割吻合器进行胃的切割(图2C)。另对于年轻女性患者等有较高美容需求的,可考虑采用"比基尼线下三孔法"。脐下1 cm置12 mm套管作为30°镜通道,双侧锁骨中线与髂前上棘连线分别置5 mm套管作为主操作和辅助操作孔,行胃切割前更换5 mm观察镜自右侧5 mm套管置入,切割吻合器自脐下12 mm套管置入行胃的切割,胃袖状切割完成后再次更换常规30°镜。

单孔法(图2D):对于轻中度肥胖、无腹壁陈旧性疤痕的年轻患者,有严重疤痕体质或有较高美容要求时,可考虑单孔法。单孔法手术操作较困难,手术精细度受到一定程度影响,应慎重选择。对于BMI特别高、腹腔脂肪堆积明显和既往有上腹部手术史的患者,不建议行单孔法手术。

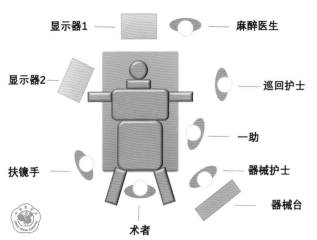

图1 腹腔镜袖状胃切除术体位布局(分腿位)

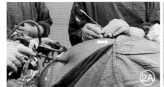 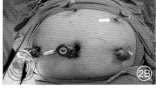 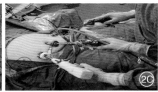 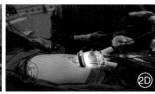

图2 2A为四孔法(箭头示:剑突下置5 mm套管作为辅助操作孔,用于牵引肝脏和协助显露);2B为五孔法(箭头示:左侧锁骨中线肋缘下3-5 cm置一5 mm套管作为辅助操作孔);2C为三孔法;2D为单孔法。

所有套管安置妥当后调整患者体位为头高脚低30°-50°，左高右低10°-15°，或者术者习惯操作的舒适体位。

第二步：确认幽门、分离大网膜

进入腹腔后首先全面探查腹腔有无粘连及气腹针损伤；巡回护士或者麻醉师协助经口置入36-40 Fr胃校正管（Bougie）并排空胃（图3A），量取自幽门距离确定离断大网膜的标界线（非必需），即过幽门3-6 cm开始切割胃（图3B）。使用超声刀或能量器械在胃结肠韧带中间无血管区打开一个窗口，进入网膜囊后使用超声刀或能量器械在胃网膜血管弓内沿胃壁向幽门侧继续离断胃结肠韧带（图3C），注意离断胃网膜血管操作过程中不要进入幽门上平面或进入幽门2 cm以内，避免损伤胃网膜右动脉。

第三步：游离胃底、显露左膈肌脚

在脾门处，胃结肠韧带延续为胃脾韧带，其为覆被胃前后壁的腹膜于胃大弯左上部处两层贴合形成，其内有胃短动脉和胃网膜左动脉及其伴行静脉，分别安全凝断胃短血管（图4A）；在靠近左侧膈肌角处，通常有一支胃短血管通过胃底后方靠近小弯侧进入胃，操作时应切断此血管以保证胃底完全游离。接近脾上极部位胃和脾脏间距小，超声刀分离该处时应靠近但不贴紧胃壁进行（图4B），以避免操作方向偏离进入脾门，造成损伤或出血，如贴紧胃壁，超声刀或能量器械的热损伤可能导致胃壁缺血，增加术后漏的风险。继续向上游离胃膈韧带（图4C）；暴露胃食管结合部和左膈肌脚。左膈肌角的彻底显露，标志着胃底完全游离，膈肌脚处通常有一支膈血管走行，一般不切断此血管（图4D）。

在行胃切除前完全游离胃底非常重要，否则有可能遗漏食道裂孔疝并且造成因胃底切除不够导致手术的限制作用减弱。此时助手将胃提起并向右前方牵拉以协助显露左膈肌脚，再次仔细探查有无食管裂孔疝。完成胃袖状切除术后，若有膈肌缺损的修补须在胃校正管在位下进行。

第四步：游离胃后壁

自幽门侧胃后壁开始从右向左依次游离胃后壁（图5A-5B），打开胃后壁与胰腺体间膜性结构（图5C）；保证胃袖状切除术期间的正确暴露，否则胃袖状切除时可能会因粘连牵扯造成胃前后壁切割

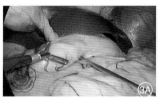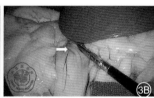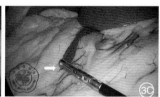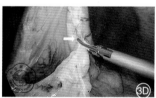

图3 确认幽门、分离大网膜。3A：置入36-40Fr胃校正管，排空胃；3B：确认幽门（箭头示：幽门前静脉）；3C：量取大网膜右切缘界标（非必需）；3D在胃网膜血管弓内向两侧离断胃结肠韧带（箭头示：胃大弯）

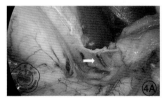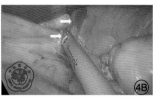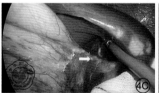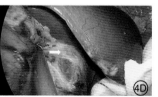

图4 游离胃底、显露左膈肌脚。4A：凝断胃短血管（箭头示：胃短血管）；4B：分离脾胃韧带（上箭头示：脾脏，下箭头示：脾胃韧带）；4C：分离胃膈韧带（箭头示：胃膈韧带）；4D：显露左侧膈肌脚（箭头示：左侧膈肌脚）

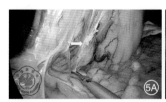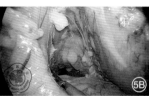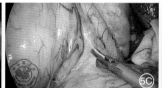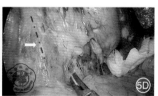

图5 游离胃后壁。5A：游离幽门侧胃后壁（箭头示：胃后壁）；5B：完成幽门侧胃后壁游离；5C：打开胃后壁与胰腺表面的间隙；5D：完成胃后壁游离（箭头示：胃左血管影）

不均匀。操作时左手用抓钳将胃壁向前上牵拉协助显露，注意开始此步操作时勿在胃左淋巴结水平进行，否则有造成淋巴结出血及止血过程中误凝切胃左动脉的风险。注意操作平面勿过深（图5D），若胃左动脉被离断，袖状胃囊有可能血供不足，可能导致需要行近全胃切除术[12]。

第五步：切割胃大弯、制作袖状胃

巡回护士或麻醉师与主刀医生配合，摆放胃校正管，将其置入十二指肠球部或固定于胃窦部作为袖状胃切割引导；切割起始点与幽门的距离需考虑在降低幽门窦容量的同时保留幽门功能。通常选取距离幽门2-6 cm作为切割起始点（图6A）。胃角切迹处为术后狭窄的主要部位，切割时适当远离胃角切迹避免术后狭窄（图6B）。切除时胃的牵引：切割吻合器行胃切除时需保持胃匀称的侧向牵引（图6C），避免胃前后壁的旋转，以减少狭窄的发生率（图6D）。最后一枪建议距离His角0.5-1.0 cm（胃食管结合部脂肪垫外侧）进行（图6E-6F），即须离胃食管结合部一定距离[13,14]；胃食管结合部血供差[15]，损伤后可能造成缺血及增加吻合口漏风险。

"第五届国际袖状胃切除术专家共识"中，全球120位手术例数超过1000例的专家就腹腔镜袖状胃切除术的问卷调查汇总，其中有42.2%的专家选择距离幽门3-4 cm开始行胃切除，37.9%的专家选择距离幽门5-6 cm开始行胃切除，19.8%的专家选择距离幽门2-3 cm开始行胃切除[13]。McGlone ER等[16]在重度肥胖患者接受袖状胃切除是否保留胃窦的Meta分析中，纳入6个随机对照实验和2个队列研究，将切割起始点距离幽门2-3 cm定义为胃窦切除组，切割起始点距离幽门大于5 cm定义为保留胃窦组。研究显示，切除胃窦组术后24个月随访明显更高的多余体重减少百分比（percentage of excess weight loss，%EWL）（70% vs. 61%）；两组之间在围手术期出血、漏、胃食管反流性疾病发生率方面没有统计学差异。但该研究也提到，此为中期随访数据，尚需更多长期随访数据和随机对照实验来验证该结论。

钉仓选择：以胃角切迹为界，从幽门上起始切除处到胃角切迹处应选择成钉高度不低于绿钉（2 mm）的钉仓；从胃角切迹到His角之间，应选择成钉高度不低于蓝钉（1.5 mm）的钉仓[14]；若为修正手术，跨越既往手术操作后增厚区域的最后一枪应选

择绿钉或更高成钉高度钉仓[13]。钉仓激发前保持组织压榨至少15秒，如果用的是手动切割闭合器，两次激发之间需保持压榨5秒。

第六步：加固胃切缘、复位大网膜

袖状胃切除术是否需要加固缝合胃切缘和复位大网膜，现在仍有争议。中国医师协会外科医师分会肥胖和糖尿病外科医师委员会专家们认为：加固胃切缘，可以减少术后迟发性出血和漏的发生；大网膜复位，可以减少术后袖状胃扭转和向胸腔移位的发生。

可吸收线连续浆肌层缝合包埋加固，将胃大弯切割线内翻包埋（图7A）或者进行全层缝合加固，达到止血的作用；胃切割线与已被离断的网膜行间断缝合（图7B）。缝合时需保持胃支撑管在位（减少术后狭窄概率）；建议使用可吸收线进行胃切缘加固缝合，不可吸收线缝合切缘可能造成肉芽肿或瘘[13]。

第七步：取出标本、冲洗、缝合戳孔

标本取出过程中应避免切除胃大弯标本破损污染切口，可通过观察孔或12 mm切割器的穿刺孔进行。术中也可进行必要的冲洗，有条件的情况下，胃镜即可检查胃腔内有无出血、狭窄等，并注气进行测漏。标本取出后，直视下拔除12 mm套管，检查有无出血，根据术者经验以及术中具体情况，可选择是否留置腹腔引流管。腹腔镜观察镜监视下用疝修补器带线缝合关闭12 mm套管穿刺孔，防止Trocar疝发生。同样步骤拔除余套管，排尽腹腔气体，缝合各穿刺口，手术结束[12,13]。

二、预防手术并发症的操作注意事项

1. 胃漏

胃切缘漏分为近端漏和远端漏，漏的发生可能与多种机制相关，包括切缘成钉不良、术中对胃壁的副损伤、局部组织供血不足、远端梗阻等。急性漏发生在术后1周内，早期漏发生在术后1-6周，迟发性漏发生在术后6-12周，而慢性漏定义为漏持续时间超过12周。

预防漏的术中操作有3个特别注意点：首先，行胃切割吻合时避免在胃角切迹处造成生理的狭窄（导致袖胃压力升高）；其次，贲门处的切割避免太靠近食管，操作中可保留食管周脂肪垫在位，作为操作指引可视化切割在离His角1 cm外侧进行（图6F）；再者，根据胃壁组织厚度选择适宜成钉高度钉仓，操

作中钉仓激发前保持组织压榨15秒,如果用的是手动切割闭合器,两次激发之间需保持压榨5秒,可最大限度保证钉仓良好成型。

胃校正管尺寸选择:最适宜的胃校正管为32-40 Fr,目前一般认为胃校正管越小,袖状胃内压力越高,狭窄的发生概率越高,漏的发生率也相应增高;而胃校正管大于40 Fr则可能导致袖状胃切除的限制作用减小,以及袖胃的扩张造成近期的体重降低不明显和远期的复胖[14]。"第五届国际袖状胃切除专家共识"中39.2%的专家选择36-37 Fr的胃支撑管,21.7%的专家选择35-36 Fr的胃支撑管[13]。

2. 胃狭窄

早期术后狭窄在术后6周内出现症状。胃校正管越小,袖状胃越紧,术后狭窄概率越大,关于校正管大小选择同前面论述。胃角切迹处为术后狭窄的潜在部位,切割时应适当远离胃角切迹并且需保持校正管在位。切缘行锁边缝合时须保持校正管在位;应使用可吸收线进行胃切缘加固缝合[14];在行胃切割时保持对称的适度侧向牵引和避免胃前后壁的旋

转可降低术后狭窄发生率。

3. 出血

腹腔镜袖状胃切除术后出血的预防应涵盖整个围手术期,术前需仔细评估出血风险,与手术出血相关的药物有:非甾体类消炎药(NSAIDs)、华法林、氯吡格雷、银杏叶片等,上述药物须在术前1周以上停用以降低其抗凝或血小板抑制作用[12]。患者因自身合并症而导致围手术期出血风险增加的有:肾功能衰竭、脂肪肝/肝功能不全、既往上腹部手术史(粘连)以及既往减重手术史。肾功能衰竭所致难以处理的出血可以通过充分透析、血小板输注、去氨加压素、重组活化因子Ⅶ等治疗;脂肪肝本身并不会造成出血风险增加,但会增加术中撑开肝脏时肝脏破裂风险,可通过术前减重或术前2周低热量饮食来减轻脂肪肝程度。

腹腔镜袖状胃切除术后出血部位主要有:胃切缘出血,血管断端出血(胃网膜血管、胃短血管等),套管穿刺孔出血。如上文所述,应根据胃不同部位选择不同成钉高度钉仓,以减少成钉不良、切割线分

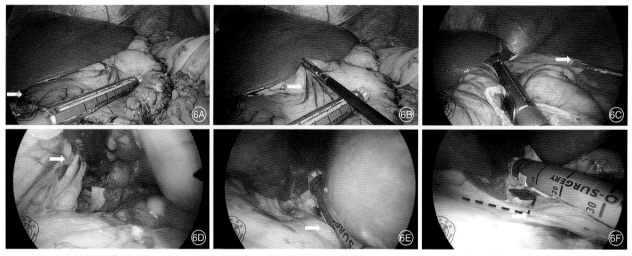

图6 切割胃大弯、制作袖状胃。6A:距离幽门3-4 cm作为切割起始点(箭头示:幽门);6B:适当远离胃角切迹(箭头示:胃角切迹);6C:侧向牵拉胃大弯,展平胃壁(箭头示:侧向牵拉操作钳);6D:观察胃后壁是否展平(箭头示:胃后壁);6E:在胃食管结合部脂肪垫外侧进行切割(箭头示:胃食管结合部脂肪垫);6F:离His角1 cm完成切割(箭头示:His角)

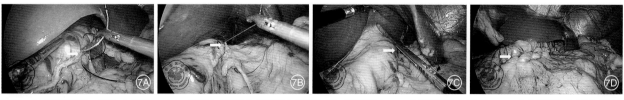

图7 加固胃切缘、复位大网膜。7A:连续加固缝合浆肌层(箭头示:胃切缘);7B:大网膜缝合复位;7C:大网膜缝合复位后的上缘;7D:大网膜缝合复位后的下缘(箭头示:胃切缘-大网膜缝合后)

离等造成的胃切缘出血;胃切缘的全段缝合加固是减少该类出血的较好方法;另需注意,在移除胃校正管后胃切缘张力降低,可能再次出现出血,故需在胃校正管移除后重复检查胃切缘,若有出血予以相应处理。对于术后血管断端出血更多见于合并高血压、肾功能衰竭患者、抗凝或抗血小板药物使用者,围手术期积极处理相应合并症及术中确切凝闭血管对于预防该类出血非常重要。

袖状胃切除术不涉及基于浆膜的切割线(如空肠-空肠吻合),故术后胃腔内出血较为罕见,但需警惕因安置、调整胃校正管过程中口咽部、食管或胃小弯侧粘膜损伤造成的出血,此类出血一般为术后早期轻微出血,其形成阻塞上述部位的血凝块可通过内镜吸引等方式处理[12]。拔出穿刺套管时均应在腹腔镜监视下进行,穿刺孔出血可根据情况予以电凝或使用腹壁缝合止血。

小　　结

近年来,腹腔镜袖状胃切除术已成为在全球范围内施行最多最广泛的减重手术方式。术后近期并发症的发生、术后30日内非计划再次入院或再次手术,与手术操作密切相关,采取规范的腹腔镜袖状胃切除术,可以在减少并发症和获得良好减重效果、缓解肥胖相关合并症之间获得一个较好平衡。此外,为达到最优的近、远期临床结局,开展此手术的单位及手术团队,需要建立多学科团队,进行规范的术前诊断、术前评估及多学科综合治疗、以及术后综合管理、随访[10,17,18]。

(王存川　张鹏　执笔)

(赵玉沛　审校)

参考文献(略)

腹腔镜 Roux-en-Y 胃旁路术规范化手术操作指南（2019 版）

中国医师协会外科医师分会肥胖和糖尿病外科医师委员会
中国成人教育协会医学继续教育专业委员会肥胖代谢委员会

【摘要】 目前中国肥胖症和2型糖尿病（T2DM）的患病人数已居全球首位,大量的循证医学证据表明腹腔镜Roux-en-Y胃旁路手术（LRYGB）可显著减轻病态肥胖症患者体重,并有效改善T2DM等一系列肥胖相关合并症。尽管LRYGB手术在国内已有超过14年历史,然而仍缺少规范化的手术操作指南,因此,中国医师协会外科医师分会肥胖和糖尿病外科医师委员会（CSMBS）发起编写首版《腹腔镜Roux-en-Y胃旁路术规范化手术操作指南》,旨在推荐标准化的LRYGB手术操作,为肥胖与代谢病外科领域的临床医生提供规范化手术操作的参考。

【关键词】 肥胖与代谢病外科； 腹腔镜Roux-en-Y胃旁路术； 肥胖症； 手术操作； 指南

一、背景

据2016年《柳叶刀》杂志的一项流行病学调查以及世界卫生组织（World Health Organization, WHO）发布的《全球糖尿病报告》显示,我国肥胖症和2型糖尿病（type 2 diabetes mellitus, T2DM）总患病人数已经跃居全球首位,每年因肥胖症和T2DM直接造成死亡的人数分别是22.47万和10万人,给患者带来了极大的痛苦,也给国家造成了巨大的负担[1-3]。

1966年,美国Mason和Ito医生开展了第一例胃旁路手术治疗肥胖症[4];1977年Griffen医生将其改良定型为Roux-en-Y胃旁路手术[5];1993年,美国Wittgrove医生开展了第一例腹腔镜Roux-en-Y胃旁路手术[6];2004年,王存川医生在中国开展了第一例腹腔镜Roux-en-Y胃旁路手术[7]。越来越多证据显示,腹腔镜Roux-en-Y胃旁路手术（laparoscopic Roux-en-Y gastric bypass, LRYGB）不仅可以有效控制病态肥胖症患者的体重,还能明显改善肥胖相关合并症,包括T2DM、心脑血管疾病、睡眠呼吸暂停综合征、高血压、多囊卵巢综合征等一系列合并症，已成为治疗病态肥胖症患者的金标准术式[8-11]，其机制是通过缩小胃容积和改变食物通道，达到限制食物摄入量和小肠吸收减少的作用，并改变营养物质代谢和胃肠道激素调节，而获得体重减轻、胰岛素抵抗改善等临床效果[12,13]。

但针对LRYGB标准术式，目前仍缺少相应的规范手术操作指南。为此，中国医师协会外科医师分会肥胖和糖尿病外科医师委员会（Chinese Society for Metabolic and Bariatric Surgery，CSMBS）于2018年9月发起编写国内首版《腹腔镜胃旁路手术规范化操作指南》，旨在规范化、标准化肥胖与代谢病外科领域LRYGB手术操作，以期为该领域的临床医生提供规范的手术操作参考，以便更好地推广和普及肥胖与代谢病和LRYGB手术。

二、LRYGB手术推荐适应证

LRYGB手术的适应证及禁忌证参照"中国肥胖和2型糖尿病外科治疗指南（2019）"[14]中所描述的适应证与禁忌证，但以下情况，优先推荐LRYGB：

（1）合并有胃食管反流症，尤其是在应用抑酸剂后症状不缓解或者缓解不明显者；

（2）合并有T2DM，尤其是病史较长或者胰岛功能较差的肥胖症患者；

（3）以治疗T2DM为首要目的的患者；

（4）重度或者极重度肥胖症患者，为获得更多和更持久的减重效果；

（5）袖状胃切除术后复胖，拟行修正手术者[15]；

（6）年龄较大的患者；

（7）其他不适宜于接受腹腔镜袖状胃切除术的患者。

三、LRYGB手术操作步骤

特殊手术器械的准备：除了常规腹腔镜胃肠手术器械以外，还需要配备加长的腹腔镜器械，包括：30°腹腔镜、超声刀、持针器、套管穿刺器、无损伤抓钳、分离钳、直线切割吻合器及钉仓。

第一步：体位布局，套管穿刺

1. 体位布局

患者置分腿"大"字仰卧位后双下肢弹力绷带加压，术者站于患者两腿之间，扶镜手站于患者右侧，第一助手站于患者右上侧，第二助手站于患者左上侧。也可置患者并腿位，术者站立患者右侧，助手与扶镜手站于患者左侧。

2. 套管穿刺

根据术者习惯及手术细节决定。通常建议采用五孔法，如果采用分腿位，则脐部置一个10 mm套管作为观察孔（根据患者情况该观察孔可上移或左移10 cm），左锁骨中线平脐处置一个5 mm套管作为术者右手主操作孔，右腋前线平脐处置一个12 mm套管作为术者左手主操作孔，剑突下3~5 cm、左锁骨中线肋缘下3~5 cm分别置一个5 mm套管作为辅助操作孔，气腹压力调节为12~15 mmHg，将患者体位调整头高脚底30°位，左侧调高10°~15°。如果采用两侧站位，操作孔位置进行相应调整（注气约5 mmHg时术者手掌轻拍患者腹部可听到气腹的鼓音，确保气体进入腹腔）。

第二步：制作小胃囊

小胃囊体积一般为10~30 ml，过大易发生吻合口溃疡，过小则增加胃–空肠吻合难度。

1. 显露胃食管结合部

采用30°加长腹腔镜探查腹腔，第一助手于剑突下辅助操作孔置入一把弹簧钳或者肝脏牵拉器挑起肝脏左叶显露胃食管结合部，经口置入36~40 Fr胃校正管（Bougie），术者引导下紧贴小弯侧置入，排空胃后暂退至食管处；用超声刀分离His角处的脂肪和腹膜，为制作小胃囊做准备。（图1A）

2. 建立小胃囊

（1）确认建立小胃囊的起点

在距离贲门下方约5 cm处分离胃小弯，即贲门下胃左血管第一、二分支之间，紧贴胃小弯用超声刀切开小网膜，直达胃后间隙，勿损伤迷走神经干及胃壁[16]。（图1B）

（2）建立小胃囊

用超声刀或者能量器械打开胃小网膜囊，建立进入小胃囊的隧道入口（图1C），通过此隧道置入直线型切割吻合器（60 mm蓝色钉仓），朝胃大弯方向切割吻合胃的前后壁（图1D），继续用超声刀向His角方向分离拓展胃后壁隧道为第二枪切割闭合做准备，巡回护士在术者的协助引导下将38 Fr胃管置入胃小弯侧，沿此胃管为指引切割吻合胃的前后壁，完成切割吻合后暂将胃管退至食管处；继续分离拓展小胃囊隧道贯通至His角后方（分离拓展时应避免损伤大血管、胰腺和脾脏），用直线型切割吻合器（60 mm蓝色钉仓）制作完成一个大小约10~30 ml小胃囊[17,18]（图1E）。（此过程需要2~4枚直线切割吻合器，注意最后一枪激发的位置需与胃食管结合部留适当的距离约1~1.5 cm，避免损伤贲门，需注意每一枪切割吻合器压榨的时间需15~30 s）

（3）加固胃切缘断端

直线切割吻合器完成切割吻合后，检查小胃囊和远端胃断端有无出血和成钉不满意处，推荐用2-0可吸收线间断缝合残胃和小胃囊两枚切割钉交界处，加固切缘，防止出血（也可用电凝止血，功率小于30 w）[19]，超声刀剔除小胃囊壁前后多余的脂肪组织，以备胃肠吻合。（图1F）

第三步：制作胆胰支（biliopancreatic limb，BP襻）

胆胰支和营养支标准总长度一般为131~200 cm，大于201 cm为长襻胃旁路术。共同通道不应少于200 cm[20]。

1. 确认Treitz韧带（图2A）

助手用无创钳将大网膜和横结肠上翻，协助扇形提拉横结肠系膜，确认Treitz韧带起点，测量Treitz韧带起始至远侧25~50 cm，结肠前吻合方法测量肠管50~100 cm，做为胆胰支长度[21]。

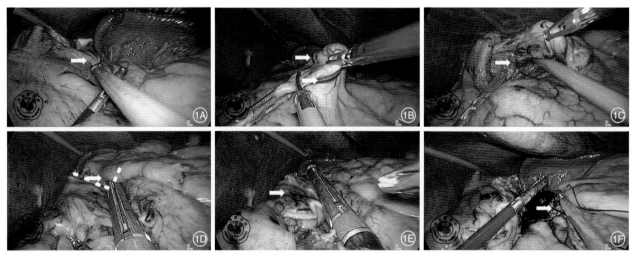

图1　制作小胃囊。1A:显露胃食管结合部，箭头示胃食管贲门处脂肪；1B:确认建立小胃囊的起点，上下箭头分别示胃左血管第一和第二分支；1C:建立小胃囊隧道，箭头示小胃囊隧道；1D:朝His角方向建立小胃囊，箭头示His角；图1E:胃管引导继续建立小胃囊，箭头示胃管为指引；图1F:加固残余胃切缘，箭头示切缘

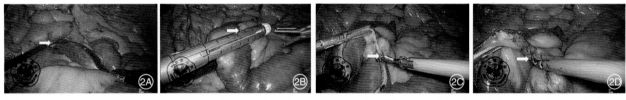

图2　制作胆胰支（BP襻）。2A:确认Treitz韧带，箭头示Treitz韧带起点；2B:制作胆胰支，箭头示吻合器切割小肠位置；2C:检查小肠断端有无出血，箭头示断端出血处；2D:劈开部分小肠系膜，箭头示小肠系膜

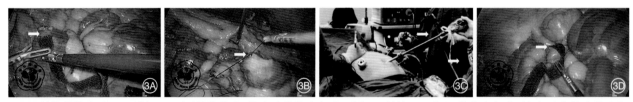

图3　制作营养支（Roux襻）。3A:测量营养支，箭头示营养支起点，小肠远断端；3B:标记营养支长度，箭头示营养支终点标记处；3C:调整患者体位，术者和扶镜手更换位置，上箭头为主刀更换后的体位，下箭头为扶镜手更换为原来主刀的位置；3D:逆向测量小肠长度，箭头示回肠末端

2. 制作胆胰支

在Treitz韧带起始至远侧25~50 cm处,用直线型切割吻合器（60 mm白色钉仓）切割吻合小肠（图2B）,检查小肠断端有无出血,若有出血,可用超声刀、电凝棒或电钩等止血处理（图2C）,用超声刀劈开小肠断端之间的系膜约2~3 cm,以减少胃肠吻合口的张力,便于远端小肠上提行结肠后吻合（图2D）,也可先劈开小肠系膜侧,再行切割吻合。

第四步:制作营养支（alimenfary limb,Roux袢）

1. 测量营养支/胃支（Roux袢）（图3A）

从小肠远断端测量Roux袢,该长度取决于患者BMI值及有无合并T2DM（推荐BMI:27.5~50 kg/m²,Roux袢125 cm;BMI:50~60 kg/m²,Roux袢150 cm;BMI＞60 kg/m²,Roux袢175 cm;若同时合并T2DM,Roux袢增加25 cm;合并严重T2DM,Roux袢增加25 cm）[22]。对于结肠前吻合方法,更多术者的做法为保留Roux袢100~150 cm。

2. 标记营养支长度

确定Roux袢长度后,在小肠对系膜缘处,用1#丝线在该处做标记。（图3B）

3. 测量小肠长度（推荐）

成人小肠长度平均6 m,但个体差异很大,文献报道在3.02~11.4 m之间,术中测量小肠长度再决定旷置小肠长度使手术更精准,提高减重效果,减少营养并发症。

巡回护士将患者调整至头低脚高30°,右侧抬高20°~30°,术者及扶镜手更换至患者左侧（术中位置如图3C）,用肠钳和无损伤钳找到回盲部,以回肠末端为起点,用25 cm蓝色布条向近心端方向测量小肠,计算全小肠长度,根据全小肠长度,按照比例制定营养支长度（图3D）。如果小肠总长度小于5 m,Roux袢减少50 cm;小肠总长度大于8 m,Roux袢则增加50 cm。

第五步:小肠–小肠侧侧吻合

1. 小肠–小肠侧侧吻合的准备

在营养支标记处及小肠远断端对系膜缘侧分别用电钩做小切口,用分离钳撑开小切口间隙,建立小肠–小肠侧侧吻合的通道（注意电钩勿过深以免损伤对侧肠壁）。（图4A）

2. 小肠与小肠侧侧吻合

从术者左手操作孔置入直线型切割吻合器（60 mm白色钉仓）,分离钳协助吻合器置入小肠,行小肠与小肠侧侧吻合,吻合口直径约4~6 cm,切割吻合前需检查小肠系膜,切割吻合后需检查吻合口有无出血。（图4B）

3. 关闭小肠–小肠侧侧吻合口的共同开口

用2-0可吸收线连续缝合关闭共同开口,也可用直线切割吻合器（60 mm白色钉仓）关闭共同开口,继续用该线缝合共同开口的浆肌层（此过程需要第二助手提拉小肠协助主刀操作）。（图4C）

4. 关闭小肠–小肠系膜裂孔

连续缝合关闭小肠–小肠系膜裂孔防止内疝发

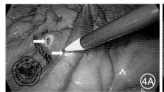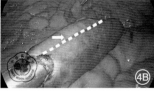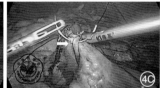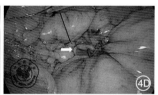

图4 小肠–小肠侧侧吻合。4A:建立小肠–小肠切割吻合通道,箭头示两小肠小切口;4B:小肠与小肠侧侧吻合,箭头示小肠–小肠侧侧吻合的距离（划线）;4C:关闭小肠–小肠侧侧吻合口的共同开口,箭头示吻合后的共同开口;4D:关闭小肠–小肠系膜裂孔,箭头示小肠系膜裂孔

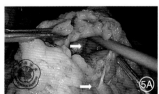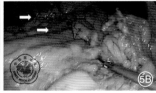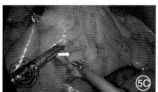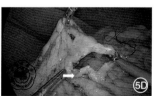

图5 制作营养支结肠前吻合通道或结肠后吻合入口和出口。5A:结肠前胃空肠吻合通道建立,上箭头示大网膜切开起始部,下箭头示横结肠中右侧;5B:显露胃小囊和残胃,上箭头示胃小囊,下箭头示残胃。5C:建立制作营养支结肠后吻合入口,箭头示营养支入口处;5D:制作营养支结肠后吻合出口,箭头示营养支出口处

生,建议使用不可吸收缝线。(图4-D)

第六步:胃–空肠吻合

目前胃–空肠吻合分为结肠前和结肠后两种吻合方式,结肠后的吻合可减轻胃–空肠吻合口的张力,完成胃肠吻合后,需将横结肠裂孔和Peterson孔关闭,防止内疝发生;结肠前吻合的操作更简便,手术时间更短,内疝的发生率较低。但完全关闭Peterson孔相对困难,一旦发生Peterson孔疝,容易疝入大段小肠。胃–空肠吻合分为胃前壁和胃后壁吻合,胃前壁吻合更容易在腹腔镜下完成共同开口的缝合操作,结肠前吻合和结肠后吻合两种吻合方式各有优缺点,可根据术者的习惯和熟练程度来选择术式,目前临床上以结肠前较为多见[23]。

1. 制作营养支结肠前吻合通道或结肠后吻合入口和出口

结肠前胃–空肠吻合通道建立:将大网膜前页置于横结肠上区,分开大网膜,直至胃大弯,保留胃网膜血管不切断。(图5A,5B)

结肠后胃–空肠吻合入口和出口建立:在Treitz韧带起点上方约3 cm横结肠系膜辨别出结肠中血管,于无血管区制作一个恰能容纳营养支的小口,作为营养支结肠后入口,大小约3cm×3cm,显露胃后壁,制作完成后将小肠远断端从该入口送至胃后壁后方,之后将大网膜下翻(图5C)。在胃大弯侧打开胃大网膜囊制作一个恰能容纳营养支的小口,作为营养支结肠后吻合出口,大小约3cm×3cm(图5D)。以下步骤结肠前吻合与结肠前吻合大致相同。

2. 固定胃肠吻合口后壁浆肌层

将小肠远断端从营养支结肠后吻合口出口提出,用2-0可吸收线将小胃囊右侧与上提小肠远断端行小胃囊断端与小肠对系膜侧浆肌层连续缝合,约3~5 cm,以减少胃–空肠吻合口的张力,缝合固定拟行胃小肠前吻合的断端,留取胃右侧约5 cm长的缝合线作为牵拉线,协助直线切割吻合器置入及调整切割吻合的距离。(图6A)

3. 胃–空肠吻合过程

胃–空肠吻合可以通过线形切割器纯手工缝合,或用圆形吻合器完成。常用线形切割器完成。用电钩在小肠对系膜侧和小胃囊右侧第一枪断端前壁分别开一个小口,分离钳拓宽间隙,置入直线型切割吻合器(60 mm蓝色钉仓)在小胃囊前壁行胃–空肠吻合,吻合口直径大小约1.0~1.5 cm(此步骤需注意不同型号吻合器压榨和切割的实际距离),切割吻合前需用胃右侧的留置的牵引线协助切割吻合器的置入和调整切割吻合的距离,切割吻合后需检查吻合口有无出血及狭窄。(图6B)

4. 关闭胃肠吻合口的共同开口

将胃管(38 Fr)置入共同吻合口至小肠远端约1 cm作为支撑管,2-0可吸收缝线连续内翻缝合关闭胃–空肠吻合口的共同开口,保证吻合约1.2~1.5 cm继续用该线缝合加固共同开口的浆肌层。(图6C)

5. 大网膜包绕胃肠吻合口

继续用该线将大网膜缝合覆盖于胃肠吻合口前方[24],行测漏试验(可以胃镜注气或注入美蓝),

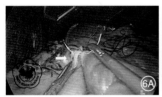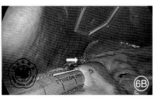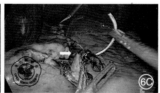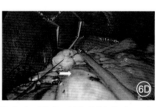

图6 结肠后胃肠前吻合。6A:固定胃小肠前吻合的两断端,箭头示胃小肠固定端;6B:胃小肠前吻合,箭头示胃小肠吻合口大小;6C:关闭胃肠吻合口的共同开口,箭头示胃管为指引;6D:大网膜覆盖胃肠吻合口,箭头示大网膜

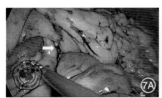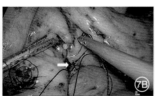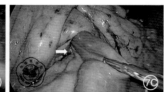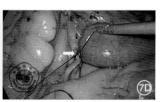

图7 关闭横结肠系膜裂孔和Peterson孔。7A:显露横结肠系膜裂孔,如箭头示;7B:关闭横结肠系膜裂孔,如箭头示;7C:显露Peterson孔,如箭头示;7D:关闭Peterson孔,如箭头示

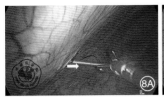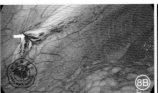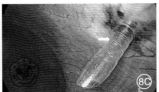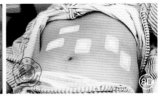

图8 关闭腹腔。8A:置入带线疝修补器,箭头示疝修补器;8B:关闭12 mm套管穿刺孔,如箭头示;8C:拔除剩余套管,如箭头示;8D:贴上伤口敷贴

若无漏则拔除胃管。(图6D)

第七步:关闭横结肠小肠系膜裂孔或横结肠系膜缺损和Peterson孔

若为结肠前胃肠吻合,则两个助手协助扇形展开横结肠系膜,显露横结肠与小肠系膜之间形成的系膜裂孔,用不可吸收缝线连续缝合关闭系膜裂孔(图7A);若为结肠后胃肠吻合,则需要显露横结肠系膜裂孔,用不可吸收缝线连续缝合关闭横结肠系膜裂孔(图7B),显露Peterson孔(图7C),继续用不可吸收缝线连续缝合关闭Peterson孔[25](图7D),可根据实际情况(术中出血多少、是否糖尿病、是否低蛋白、是否张力过大以及手术时间长短等),放置一条腹腔引流管于胃肠吻合口旁。

第八步:关闭腹腔

检查腹腔各脏器及吻合口有无出血,腹腔镜直视下拔除12 mm套管,置入用带线疝修补器(图8A),关闭12 mm套管穿刺孔(图8B),防止Trocar疝发生,在腹腔镜直视下拔除其余套管(图8C),检查Trocar孔有无出血,清点手术器械,排尽气腹,缝合各穿刺口,贴上无菌敷贴(图8D),手术结束。

小　结

LRYGB包括摆放体位,套管穿刺(第一步)、制作小胃囊(第二步)、制作胆胰支(第三步)、制作营养支(第四步)、小肠–小肠侧侧吻合(第五步)、胃–空肠吻合(第六步)、关闭横结肠系膜裂孔/Peterson孔(第七步)和关闭腹腔(第八步)的规范化操作步骤。LRYGB相对于胃肠恶性肿瘤手术,手术创面较小,无需进行淋巴结清扫,患者围手术期应激小,术后恢复快。该手术的难点在于制作与把握小胃囊大小和确定胆胰支、营养支的长度,确切的胃–空肠吻合、空肠空肠吻合,以及对于横结肠系膜缺损和Peterson裂孔的关闭。

要达到娴熟规范的LRYGB手术操作,肥胖与代谢病外科医生不仅需要熟悉手术操作步骤,还要掌握肥胖与代谢病外科基本理论和手术原理,缩短学习曲线,从而减少因手术操作引起的并发症,保障患者围手术期安全及临床疗效。如果要达到规范化的手术操作和良好的手术效果,还要遵循标准的诊断、精准解剖、循证医学、多学科综合治疗、加速康复外科理念、术后综合管理的原则。本操作指南旨在推广和普及标准化的LRYGB手术操作步骤,减少手术相关并发症,使患者获益最大化。除此之外,肥胖与代谢病外科的专科培训体系,包括手术基本理论和手术原理讲解、实体动物手术操作培训、导师制巡回手术教学演示等一系列活动,以及可视化的模拟系统对缩短肥胖与代谢病外科医生LRYGB手术的学习曲线、促进我国肥胖与代谢病外科事业的健康发展尤为重要。

参考文献(略)

腹腔镜单吻合口胃旁路术规范化手术操作指南(2022版)

中国医师协会外科医师分会肥胖和糖尿病外科医师委员会(CSMBS)

通信作者:王存川 , Email:twcc@jnu.edu.cn

【摘要】 目前,我国肥胖症和2型糖尿病等代谢疾病和肥胖相关疾病的患病人数逐年增加,总患病人数及年新增患病人数均已居全球首位。大量循证医学证据表明,减重手术可有效减轻病理性肥胖症患者的多余体质量,并有效改善2型糖尿病等一系列肥胖相关代谢合并症。腹腔镜单吻合口胃旁路手术(OAGB)是最常见的减重手术术式之一,尽管 OAGB 在国内开展已有超过15年的历史,然而,针对OAGB的规范手术操作,国内仍缺少相关指南或共识。为此,中国医师协会外科医师分会肥胖和糖尿病外科医师委员会(CSMBS)发起编写首版《腹腔镜单吻合口胃旁路术规范化手术操作指南(2022版)》,旨在规范腹腔镜OAGB操作流程,为肥胖代谢外科领域的临床医生提供规范化手术操作参考,以减少或避免因手术不规范导致发生相关并发症,从而使得更多患者获益。

【关键词】 肥胖症; 单吻合口胃旁路手术,腹腔镜; 手术操作; 肥胖代谢外科; 临床指南

Procedural guideline for laparoscopic one anastomosis gastric bypass (OAGB) (2022 edition)
Chinese Society for Metabolic and Bariatric Surgery(CSMBS)
Corresponding author: Wang Cunchuan,Email: twcc@jnu.edu.cn

【Abstract】 The quantity of cases of metabolic and obesity-related diseases including obesity and type 2 diabetes in China are increasing each year. The total numbers of both existing patients and new patients each year are rated as the highest in the world. A large amount of evidence-based medical reports have shown that bariatric surgery can effectively reduce excessive body weight in patients with morbid obesity, and alleviate the effects of a series of obesity-related metabolic comorbidities, including type 2 diabetes. Laparoscopic one anastomosis gastric bypass (OAGB) is currently one of the most widely practiced bariatric surgeries procedures in the world. Although this procedure has been carried out on patients in China for more than 15 years, the standard surgical operation for OAGB has not been subject to relevant guidelines or consensus. In light of this, Chinese Society for Metabolic & Bariatric Surgery (CSMBS) recently initiated the compilation of the first edition of the "Procedural guideline for laparoscopic one anastomosis gastric bypass (2022 Edition)", aiming to provide a unified specifications for this procedure. It will provide a reference for surgical operating standards for clinicians in the field of obesity-related metabolic surgery to reduce or avoid complications caused by irregular surgery, and will ultimately benefit more patients.

【Key words】 Obesity; One anastomosis gastric bypass, laparoscopic; Operation procedure; Obesity metabolic surgery; Clinical guidelines

越来越多的循证医学证据证实,减重手术不仅可以有效减轻病理肥胖症患者的多余体质量,还能改善肥胖相关疾病,包括2型糖尿病、高血压病、高脂血症、非酒精性脂肪性肝病、阻塞性睡眠呼吸暂停综合征、肥胖型多囊卵巢综合征等[1-2]。根据国际肥胖与代谢外科联盟(International Federation for the Surgery of Obesity and Metabolic Disorders，IFSO)2014—2018年全球手术数据量注册登记，腹腔镜单吻合口胃旁路术(laparoscopic one anastomosis gastric bypass，OAGB)作为肥胖代谢外科的主流术式之一，手术量位列袖状胃切除术(sleeve gastrectomy，SG)和Roux-en-Y胃旁路术（Roux-en-Y gastric bypass，RYGB）之后的第三位[3]。OAGB最早由Rutledge于1997年提出，最初被命名为迷你胃旁路术（mini-gastric bypass，MGB)[4]；而后Carbajo等[5]对该手术的胃空肠吻合方式进行了改进，试图减少胆汁反流入胃的发生，并重新命名为OAGB。经过全球范围内约20年的探索和经验积累，2018年3月，被IFSO认可并建议作为肥胖代谢外科主流手术方式之一[6]。根据文献检索，中国台湾李威杰医生于2001年10月开展首例MBG手术[7]；随后，上海的郑成竹手术团队和广州的王存川手术团队于2007年开展了大陆地区最早的MGB手术[8-9]。中国肥胖代谢外科数据库2020年度统计报告，我国大陆地区2020年度OAGB数量位列代谢外科手术量的第5位[10]。

OAGB手术是制作一个细长的约60 ml的小胃囊，在Treitz韧带远端150~200 cm处将空肠与小胃囊吻合。其机制是通过缩小胃容积和改变食物通路，达到限制食物摄入量和造成吸收减少的作用，并改变胃肠内分泌状态而获得体质量减轻和2型糖尿病等肥胖相关疾病缓解的目的[11]。OAGB除了简化RYGB复杂技术难度、缩短手术时间及减少一个吻合口等优点外，其手术相关并发症发生率和病死率也较RYGB低[12-13]。此外，临床随访证据也显示，OAGB在体质量减轻和血糖降低方面，效果不差于RYGB[14-15]。然而，尽管OAGB有诸多临床优势，但任何减重手术都有其自身与设计相关的并发症，如胆胰袢与胃直接吻合，从解剖学角度来看，更易出现胆汁反流的风险[16]。

手术的标准化及规范化对于手术临床质量的控制和提高尤为重要。然而，目前仍缺少OAGB的手术操作规范。为了更好地推广和普及肥胖代谢外科以及OAGB手术，惠及更多患者，保护患者利益，中国医师协会外科医师分会肥胖和糖尿病外科医师委员会（Chinese Society for Metabolic and Bariatric Surgery，CSMBS)于2021年8月发起组织，通过针对性临床实践，参阅大量国内外文献和视频，经国内众多该领域专家的共同讨论并反复修改，编写了国内首版《腹腔镜单吻合口胃旁路规范化手术操作指南》，旨在规范化、标准化肥胖代谢外科领域腹腔镜OAGB手术操作流程，以期为该领域临床医生提供相对标准规范的手术操作依据，从而保证手术效果，降低手术并发症发生率。

一、OAGB的适应证和禁忌证

参照《中国肥胖和2型糖尿病外科治疗指南(2019)》中所描述的RYGB适应证与禁忌证[17]。

二、特殊手术器械和设备

OAGB所需要的手术器械和设备，在一般胃肠道手术的器械和设备基础上，需具备"加长"的腹腔镜器械，其中至少包括：腔镜(30°或者45°)，外科超声刀或其他能量器械、Veress气腹针、腔镜下持针器、无损伤抓钳、分离钳和吸引器各一把，同时需要备有若干5~12 mm的加长套管穿刺器，切割吻合器手柄应为加长版，同时备有不同型号的钉仓。推荐使用减重患者专用手术床及转移床，术中应用间歇式下肢静脉抗血栓气泵或弹力绷带以预防静脉血栓栓塞。

三、体位布局和穿刺孔位置

1.体位布局：根据主刀医生习惯，患者可采取分腿位或并腿仰卧位，术者站在相应不同的位置。如果采用分腿"大"字平卧位，术者站立于患者两大腿间，扶镜手站于患者右下方，第一助手站于患者左侧，见图1A。如果采用并腿仰卧位，术者站立于患者右侧，助手和扶镜手站立于患者左侧，见图1B。为符合人体工程学，建议至少两台监视器，均置于患者头侧，一台偏左侧供主刀术者用，另一台偏右侧供助手及扶镜手用。摆好体位后，双下肢使用间歇加压泵或者弹力袜（或弹力绷带）加压包扎，预防双下肢静脉血栓。

2.穿刺口位置：建立气腹和进入腹腔，建议应用Veress气腹针在脐部或者Palmer点（左侧腋前线肋缘下2~3 cm处)建立气腹，气腹压设置为12~15 mmHg（1 mmHg=0.133 kPa）。气腹建立确切后，自脐部放置一个10 mm的Trocar(建议应用可视Trocar)作为观察孔，左锁骨中线平脐处置一个5 mm的Trocar作为主刀右手主操作孔，右锁骨中线平脐处置一个12 mm的Trocar作为主刀左手主操作孔和切割吻合器置入孔，左锁骨中线肋缘下3 cm放置一个5 mm的Trocar作为第一助手辅助操作孔；见图2A。或者患者取并腿仰卧位，主刀站立于患者右侧位，患者脐部放置一个10 mm的Trocar作为观察孔，右侧肋下约5 cm平右锁骨中线处置一个5 mm的Trocar作

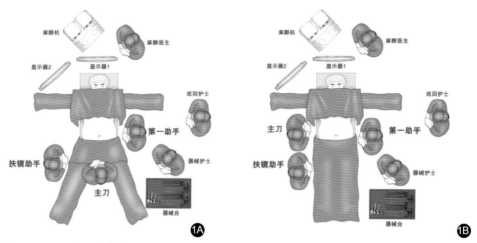

图1 体位布局(董志勇设计,梁彩倩绘制) 1A.患者取"大"字平卧位,头高脚底30°~45°,左侧抬高10°~15°;1B.患者取并腿仰卧位

为主刀者的左手主操作孔,患者脐部右外上方放置一个12 mm的Trocar作为主刀者左手主操作孔和吻合器置入孔,左锁骨中线肋缘下10 cm放置一个5 mm的Trocar作为第一助手辅助操作孔。见图2B。可以根据实际操作需要,多置1~2个孔。气腹压力调节为12~15 mmHg,将患者体位调整头高脚底位30°~45°,患者左侧抬高10°~15°。

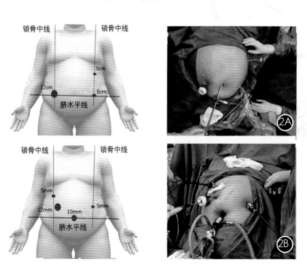

图2 Trocar位置(图2A和2B分别由董志勇和毛忠琦提供) 2A.第1种Trocar位置,左为示意图,右为实景图;2B.第2种Trocar位置,左为示意图,右为实景图

四、腹腔探查及术野显露

1.腹腔探查:进入腹腔后,探查肝、胆、脾、腹盆腔、大网膜、Treitz韧带和回盲部等,重点探查有无肿瘤或小肠粘连情况,是否有影响胃空肠吻合或有可能无法测量小肠总长度的情况,若发现粘连,可用超声刀充分松解。

2.排空胃内容物:有经验的巡回护士或者麻醉医生经口置入36~38 Fr Bougie管,在腔镜的直视下,将胃内容物或气体排空后,退至食管胃结合部之上。见图3A。

3.悬吊肝脏:通常需要悬吊肝脏以便于胃底部更好的暴露和手术操作,可采用多种方式进行肝脏悬吊,包括缝线悬吊和应用专用肝脏拉钩等。缝线悬吊方式如下:显露食管胃结合部,用倒刺线在左肝外叶中部上方的腹壁处缝第1针,把针拉到食管胃结合部的膈膜,再缝第2针,穿过左肝外叶下方,在近肝圆韧带处的腹膜上再缝一针打结,形成一个"三角形支架"把肝脏撑起来(吊肝方法之一,仅供参考)。也可以再置入一个5 mm Trocar于剑突下5~10 cm处,第2助手于该辅助操作孔置入一把弹簧钳或者无损伤钳挑起肝脏。也可用其他悬吊肝脏的方法。此步骤主要目的是充分显露食管胃结合部或胃底,以便后续手术操作。见图3B和图3C。

4.切除食管胃结合部脂肪:建议用超声刀切除食管胃结合部的脂肪垫,以便显露His角,作为切割终点的标记和最后一枪切割吻合的指示。见图3D。目前并没有证据要求一定要切除脂肪垫,可根据实际情况来决定。

五、创建小胃囊

1.创建小胃囊:确认小胃囊的起点在胃角切迹下放2~3 cm处分离胃小弯,紧贴胃小弯用超声刀切开小网膜,直达胃后间隙,注意勿损伤迷走神经主干和胃左血管及胃壁。见图4A。通过此胃后间隙,朝胃大弯方向置入直线型切割吻合器(按胃壁

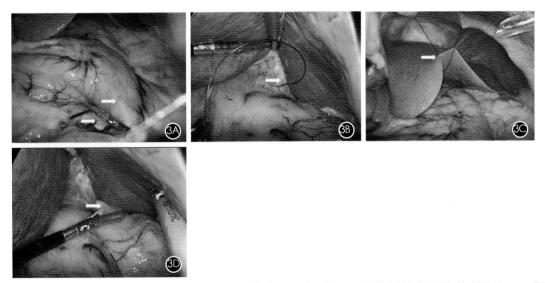

图3 术野暴露图(王存川手术团队提供) 3A.排空胃:主刀协助下巡回护士用Bougie管排空胃内容物或气体,箭头示Bougie管影;
3B.悬吊肝脏:箭头所示食管胃结合部,倒刺线吊肝脏的位置;3C.用倒刺线在肝脏上方的腹膜、His角附近和肝圆韧带三点悬吊肝脏,
箭头示悬吊肝脏后的状态;3D.切除食管胃结合部脂肪,箭头示贲门处脂肪垫

厚度选择钉仓),切割吻合完成第1枪,注意此处胃的前后壁要展平。在36或38 Fr Bougie管的引导下,继续向His角方向分离拓展胃后壁空间,分离拓展时应避免食管胃后壁、胃短血管、胰腺和脾脏及周围血管损伤,用切割吻合器完成第2枪、第3枪以及最后一枪的切割吻合,制作完成一个大小为60~80 ml、12~15 cm细长的小胃囊。见图4B、图4C、图4D和图4E。根据胃壁实际厚度选择钉仓颜

色,注意最后一枪的位置需与食管胃结合部距离1.0~1.5 cm,避免损伤贲门和食管。

2.加固残胃切缘:完成切割吻合后,用超声刀修剪远端切缘旁或小胃囊后壁多余的脂肪组织或裸化血管,以便胃空肠吻合。必要时,检查小胃囊切缘和残胃切缘有无出血及成钉不良,用3-0可吸收线间断缝合或浆肌层包埋等方法,加固两切缘切割钉交界处,防止出血或漏。见图4F。

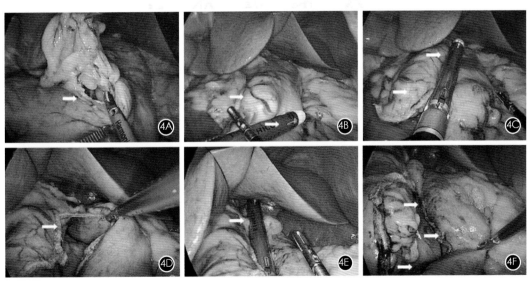

图4 创建小胃囊图(王存川手术团队提供) 4A.打开网膜囊:从胃角切迹处靠近胃壁用超声刀打开胃网膜囊(箭头所示为胃角切迹);4B.切割吻合第1枪:用钉仓朝胃大弯方向切割吻合(第1箭头示Bougie管影,第2箭头示钉仓);4C.切割吻合第2枪:胃管引导下沿His角方向继续切割吻合(箭头Bougie管为指引);4D.切割吻合第3枪:Bougie管引导下沿His角方向继续切割吻合(箭头示切缘);4E.切割吻合第4枪:Bougie管引导下沿His角方向继续切割吻合(箭头示最后一枪距离His角1.0~1.5 cm处);4F.加固两钉交界处:根据实际情况,必要时用可吸收线加固残胃切缘的两切割钉交接处(箭头所示两钉交界处)

六、测量小肠总长度(体位)

1.从 Treitz 韧带起始点开始测量小肠:测量小肠的方法有多种多样。由于小肠收缩蠕动的特性,各种测量方法可能都会存在一定的误差,也没有证据表明某一个方法测量更准确。主要根据每个医生各自的经验、习惯或方法来测量,没有统一标准。方法之一:体位布局以主刀医生图 1A 所示中间位为例,第一助手用无创抓钳将大网膜和横结肠上翻,辨认 Treitz 韧带起点,用 25 cm 的蓝色布带测量 Treitz 韧带起始点至远端 175 cm,用 1 号丝线在小肠对系膜缘处缝合一针做标记,拟作为胆胰支的长度,最后根据小肠总长度再做调整。见图 5A 和图 5B。

2.从回盲部逆向测量小肠:将患者调整至头低脚高 30°,右侧抬高 20°~30°,主刀更换为第一助手位置。见图 5C。扶镜手更换为中间位,主刀医生用肠钳和无损伤钳找到回盲部,以回肠末端为起点。见图 5D。用 25 cm 蓝色布条向近心端方向测量小肠,计算全小肠长度=回盲部至标记点位置长度+175 cm,根据小肠总长度、体质指数、有无糖尿病和血糖控制等情况,可适度调整旷置胆胰支长度,但至少保证远端食物通道≥300 cm。若不测小肠总长度,可直接测量旷置胆胰支的长度为 150~200 cm。目前,旷置胆胰支和(或)共同肠袢的长度仍有争议,建议保持一致,便于进行大宗病例的横向比较。

七、小胃囊-空肠吻合(结肠前)

1.小胃囊-空肠吻合准备:在横结肠中部切开横结肠上方的大网膜,建立小胃囊空肠吻合的位置,见图 6A。在已确定好位置的空肠对系膜缘侧,用电钩做一小孔,用分离钳稍撑大该小孔,见图 6B。再用电钩在小胃囊第 1 枪的近切缘后壁开一个小孔,切记注意用 Bougie 管顶住,确保进入胃腔内,用分离钳稍撑大小孔,以免置入切割吻合器后形成假道,见图 6C。吻合口应位于小胃囊第 1 枪与第 2 枪交界处的右上方 1~2 cm 处。

2.小胃囊-空肠吻合口制作:从术者左手操作孔置入切割吻合器,分离钳协助吻合器置入小胃囊和空肠两小口,调整好直线切割闭合器长度 4.5~5.0 cm(吻合口直径约 3 cm),激发吻合器完成小胃囊与空肠吻合,腹腔镜直视下检查腔内吻合口有无出血及狭窄。见图 6D。此处操作需注意的细节:吻合器的粗端置入空肠,若为细端,在调整吻合口大小时,容易穿破空肠,或可根据术者的习惯和经验来操作。胃-空肠吻合建议采用直线切割吻合器进行。

八、关闭胃肠吻合口共同开口并固定输入袢

1.关闭小胃囊-空肠吻合口的共同开口:将 36 或 38 Fr Bougie 管置入共同吻合口至空肠远端约 1 cm 作为支撑管,用 30 cm 3-0 可吸收倒刺线"一线法"连续内翻缝合关闭小胃囊-空肠吻合口的共同开口,继续用该线缝合加固共同开口浆肌层。见图 7A。或用切割吻合器关闭共同开口,但注意避免切除过多造成狭窄。缝合完毕可采用胃镜、注气或注入亚甲蓝等方法进行测漏试验,若无漏则拔除 Bougie 管。

2.固定输入袢空肠:在距离吻合口 4~5 cm 处,将输入袢空肠对系膜缘缝合一针,上提固定于小胃囊外侧切缘处。见图 7B。必要时将输出袢对系膜缘同残胃的胃窦处做一固定,预防输出袢发生扭转。

九、关闭系膜裂孔

所形成的系膜裂孔是否关闭,目前依然有争议[18-19]。如需要关闭,第一助手用无创抓钳将大网膜和横结肠系膜往右外侧牵拉,显露横结肠系膜与小肠系膜之间的系膜裂孔,用不可吸收缝线间断或连续缝合,关闭横结肠系膜与小肠系膜之间的裂孔。见图 8A 和图 8B。

十、缝合穿刺口和皮肤切口

在腹腔镜直视下,再次检查腹腔各脏器有无损伤及吻合口有无出血,直视下拔除 12 mm 套管,用带可吸收线疝修补器或者腔镜下腹壁缝合器关闭 12 mm Trocar,以防止 Trocar 疝的发生。见图 9A 和图 9B。最后,根据实际情况(术中出血量、是否糖尿病、是否低蛋白、年龄大小、是否张力过大以及手术时间长短等),可选择放置一条腹腔引流管于胃肠吻合口旁。直视下拔除其余套管,检查各 Trocar 有无出血,排尽气腹,缝合脐部等 Trocar,贴上无菌敷贴,手术结束。

综上所述,标准化腹腔镜 OAGB 步骤清晰,可操作性和推广性强,有利于初学者的学习,缩短学习曲线,既不易出错,也可以减少多余动作或步骤,缩短手术时间,减少或避免因为不规范、不标准的手术操作导致的相关并发症的发生,保障患者围手术期安全及临床疗效。

参考文献(略)

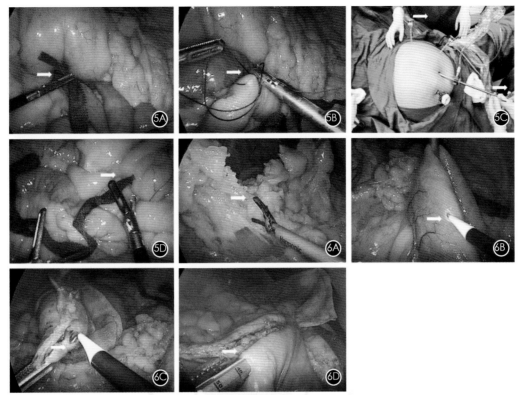

图5 小肠测量图(王存川手术团队提供) 5A.确认 Treitz 韧带(箭头示 Treitz 韧带起点);用25 cm的布带测量;5B.测量到175 cm时用1#线做标记(箭头示标记处);5C.主刀更换体位,调整患者体位,术者和扶镜手更换位置,上箭头为主刀更换后的体位,下箭头为扶镜手更换为原来主刀的位置;5D.逆向从回盲部开始测量小肠长度(箭头示回肠末端) **图6** 小胃囊空肠吻合图(王存川手术团队提供) 6A.建立小胃囊空肠吻合的位置:在横结肠中部分开横结肠上方的大网膜(箭头所示横结肠中部);6B.空肠处打孔:计算旷置小肠的长度,一般150~200 cm(或按照1/3的比例设置胆胰支的长度),用电钩在该处打一个小孔,用分离钳撑开确保打通(箭头示空肠处小孔);6C.小胃囊后壁处打孔:用电钩在小胃囊第1枪切缘后壁做一个小孔,胃导引管指引下确保打通(箭头示小胃囊后壁小孔);6D.切割吻合:置入切割吻合器做一约3 cm小胃囊空肠吻合口(箭头示吻合口位置)

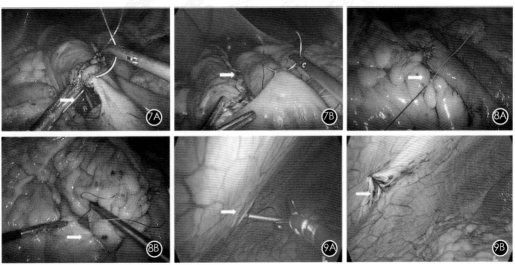

图7 关闭共同开口并固定输入袢图(王存川手术团队提供) 7A.用倒刺线关闭小胃囊空肠吻合口的共同开口(箭头示共同开口);7B.将输入袢近吻合口4~5 cm处缝合上提固定于小胃囊外侧切缘处(箭头示固定位置) **图8** 关闭系膜裂孔图(王存川手术团队提供) 8A.缝合横结肠系膜与小肠系膜之间的系膜裂孔(箭头示横结肠小肠间系膜裂孔);8B.间断缝合横结肠系膜与小肠系膜之间的系膜裂孔(箭头示横结肠小肠间系膜裂孔) **图9** 关闭穿刺口和皮肤切口(王存川手术团队提供) 9A.置入带线疝修补器(箭头示疝修补器);9B.关闭12 mm Trocar(箭头示12 mm腹膜Trocar)

减重代谢外科常用术式名称中英对照表

中文	英文	缩写
空回肠旁路	Jejunoileal Bypass	JIB
胆胰转流术	Biliopancreatic Diversion	BPD
袖状胃切除术	Sleeve Gastrectomy	SG
胆胰转流十二指肠转位术	Biliopancreatic Diversion with Duodenal Swith	BPD/DS
Roux-en-Y 胃旁路术	Roux-en-Y Gastric Bypass	RYGB
迷你胃旁路	Mini Gastric Bypass	MGB
单吻合口胃旁路手术	One Anastomosis Gastric Bypass	OAGB
胃袖状切除加十二指肠空肠旁路术 袖状胃切除加十二指肠空肠转流术	Duodenojejunal Bypass with Sleeve Gastrectomy	SG-DJB
单吻合口十二指肠回肠旁路并袖状胃切除术	Single Anastomosis Duodeno-ileal Bypass with Sleeve Gastrectomy	SADI-S
袖状胃切除加双通道吻合	Sleeve Gastrectomy with Transit Bipartition	SG+TB
袖状胃切除并回肠间置术	Diverted Sleeve Gastrectomy with Ileal Transposition	DSIT
袖状胃切除加空肠旷置术	Sleeve Gastrectomy plus Proximal Jejunal Bypass	SG+PJB
	Sleeve Gastrectomy plus Jejunojejunal Bypass	SG+JJB
	Sleeve Gastrectomy plus Jejuno Ileal Bypass	SG+JIB
腹腔镜可调节胃束带术	Laparoscopic Adjustable Gastric Banding	LAGB